Reinhardts Gerontologische Reihe
Band 32

Maria Langfeldt-Nagel

Gesprächsführung in der Altenpflege

Lehrbuch

2., aktualisierte Auflage

Mit 20 Abbildungen, 7 Tabellen und 137 Übungsaufgaben

Ernst Reinhardt Verlag München Basel

Dr. paed. *Maria Langfeldt-Nagel*, Frankfurt/Main, ist Diplom-Psychologin und Krankenschwester und lehrte an Fachseminaren für Altenpflege und an der Fachhochschule Köln für den Studiengang Sozialpädagogik u. a. in den Fächern „Psychologie des Alters", „Gesprächsführung", „Supervision".

Bibliografische Information der Deutschen Nationalbibliothek

Die Deutsche Nationalbibliothek verzeichnet diese Publikation in der Deutschen Nationalbibliografie; detaillierte bibliografische Daten sind im Internet über <http://dnb.d-nb.de> abrufbar.
ISBN 978-3-497-02232-8
ISSN 0939-558X
2., aktualisierte Auflage

© 2011 by Ernst Reinhardt, GmbH & Co KG, Verlag, München

Dieses Werk, einschließlich aller seiner Teile, ist urheberrechtlich geschützt. Jede Verwertung außerhalb der engen Grenzen des Urheberrechtsgesetzes ist ohne schriftliche Zustimmung der Ernst Reinhardt GmbH & Co KG, München, unzulässig und strafbar. Das gilt insbesondere für Vervielfältigungen, Übersetzungen in andere Sprachen, Mikroverfilmungen und für die Einspeicherung und Verarbeitung in elektronischen Systemen.

Printed in Germany
Reihenkonzeption Umschlag: Oliver Linke, Augsburg
Covermotiv: © Andre B. – Fotolia.com
Zeichnungen: Julia Langfeldt
Satz: FELSBERG Satz & Layout, Göttingen

Ernst Reinhardt Verlag, Kemnatenstr. 46, D-80639 München
Net: www.reinhardt-verlag.de E-Mail: info@reinhardt-verlag.de

Inhalt

Vorwort 9

1 Altenpflege: Unterstützung bei der Bewältigung des Alters 12
1.1 Alltägliche Gespräche und alltägliche Probleme 12
1.2 Menschenbilder 13
1.3 Das Alter leben 18
1.4 Aufgaben der Altenpflege 21
1.5 Psychologie als wissenschaftliche Grundlage 25

2 Der Mensch in seiner sozialen Umwelt 27
2.1 Verhalten verändern 27
2.2 Verhalten erklären 36
2.3 Personen wahrnehmen 40

3 Miteinander in Beziehung treten: Kommunikation .. 46
3.1 Die Gestaltung der Welt durch die Sprache 46
3.2 Die Sprache der Pflegenden 48
3.3 Sprache und Gesprächsthemen alter Menschen 52
3.4 Nonverbale Kommunikation 54

4 Gespräche analysieren 58
4.1 Der Kommunikationsprozess 58
4.2 Modell einer Kommunikationsanalyse 60
4.3 Wie Gespräche behindert werden können 76

5 Basiskompetenzen 84
5.1 Zuhören 84
5.2 Verstehen 88
5.3 Humor 93

5.4	Sich mitteilen	97
5.5	Argumentieren	100

6	**Probleme bearbeiten**	**106**
6.1	Problem beschreiben	106
6.2	Ziele festlegen	109
6.3	Ursachen klären	110
6.4	Lösungen entwickeln	111
6.5	Umsetzen in die Praxis	112
6.6	Bewerten	113
6.7	Der Problemlöseprozess im Überblick	115

7	**Konflikte bewältigen**	**116**
7.1	Konfliktarten	116
7.2	Effektive und ineffektive Konfliktlösungsstrategien	118
7.3	Konflikte auf die Sachebene bringen	127

8	**Unterstützung geben**	**132**
8.1	Informieren	132
8.2	Rückmeldung geben	135
8.3	Anleiten	138
8.4	Beraten	144
8.5	In Krisen beistehen	148

9	**Gespräche mit alten Menschen**	**154**
9.1	Informieren	154
9.2	Aufnahme in eine Einrichtung der Altenpflege	156
9.3	Biografiearbeit	160
9.4	Umgang mit dementen alten Menschen	163
9.5	Umgang mit depressiven alten Menschen	177
9.6	Umgang mit aggressivem Verhalten	184

10 Gespräche mit Angehörigen ... 189
10.1 Angehörige und professionelle Pflegekräfte ... 189
10.2 Informieren ... 191
10.3 Anleiten ... 193
10.4 Emotionale Unterstützung ... 195
10.5 Familienbeziehungen ... 199
10.6 Gewalt durch Angehörige ... 202

11 Gespräche im Team ... 208
11.1 Miteinander im Team ... 208
11.2 Informieren ... 215
11.3 Anleiten ... 219
11.4 Teambesprechungen ... 224
11.5 Gewalt in der Altenpflege ... 230
11.6 Supervision ... 235

12 Grenzen der Machbarkeit ... 238
12.1 Die Persönlichkeit des alten Menschen ... 238
12.2 Altern, Sterben und Tod ... 241
12.3 Reflexion des beruflichen Handelns: Die eigenen Grenzen ... 242

Literatur ... 248
Sachverzeichnis ... 254

Vorwort

„Ich möchte lernen, alte Menschen zu verstehen." Das ist eine Erwartung, die Schüler und Schülerinnen an den Unterricht haben. Jeder, der die Altenpflege kennt, weiß, welche Bedeutung das Gespräch mit alten Menschen sowie deren Angehörigen für eine befriedigende Arbeit hat. Auch das Arbeitsklima wird davon bestimmt, wie Kollegen miteinander reden und wie sie versuchen, gemeinsam Probleme zu bearbeiten und Konflikte zu lösen. Zur professionellen Pflege gehört daher die bewusste Gestaltung der Kommunikation. Häufig wird eingewendet, dazu sei keine Zeit. Mein Ziel ist es, Hilfestellungen für die Gestaltung der Kommunikation so zu geben, dass sie auch in der Hektik des Alltags anwendbar sind.

Das vorliegende Buch ist aus meinem Unterricht an den Fachseminaren für Altenpflege des Deutschen Roten Kreuzes in Meckenheim und des Frankfurter Verbandes in Frankfurt/Main entstanden. Meine Schüler und Schülerinnen haben daran mitgewirkt. Sie haben gefragt, problematisiert, kritisiert, gefordert und viele Probleme und Fallbeispiele aus der Praxis beigetragen. Der Unterrichtsstoff wurde durch die intensiven Diskussionen um die Anwendung wissenschaftlicher Erkenntnisse und den daraus abgeleiteten Methoden immer wieder neu gestaltet. So basiert das Buch auf dem Handlungswissen, das die Psychologie bereitstellt, auf den produktiven Auseinandersetzungen im Unterricht und meinen eigenen Erfahrungen in der Praxis der Altenpflege.

Die Lernfelder „Anleiten, Beraten, Gespräche führen" und „Mit Krisen und schwierigen sozialen Situationen umgehen" des Curriculums für die Altenpflegeausbildung in Deutschland werden vollständig und weitere teilweise abgedeckt. Das Buch ist für den Unterricht gedacht; es richtet sich aber auch an alle, die schon in der Altenpflege tätig sind.

Praktische pflegerische Arbeit ist immer durch Annahmen über das Menschsein, über das Alter und eine gute Altenpflege bestimmt. So beginnt das Buch mit der Klärung der Aufgaben und Ziele der Altenpflege (Kapitel 1) und endet mit den Grenzen, die durch die Persönlichkeit der Pflegenden auf der einen Seite und der der alten Menschen auf der anderen sowie durch Alter, Krankheit und Tod gegeben sind (Kapitel 12). Die notwendigen psychologischen Grundlagen werden an Beispielen aus dem Altenpflegealltag erarbeitet. Das gilt auch für das „Handwerkszeug" wie Kommunikations- und Problemlösemodelle und Basiskompetenzen (Kapitel 2–6). Für verschiedene Gesprächssituationen des Altenpflegealltags werden konkrete Vorschläge erarbeitet (Kapitel 7 und 8). Die speziellen Bedürfnisse und die damit verbundenen Probleme der alten Menschen und deren Angehörigen sowie der Teammitglieder werden gesondert behandelt (Kapitel 9–11). An Fallbeispielen wird gezeigt, wie sich unterschiedliches Gesprächsverhalten auswirkt.

Jedem Kapitel ist eine Einführung vorangestellt, in der Probleme und Fragen, die sich aus dem Pflegealltag ergeben, vorgestellt werden. Nach jedem Abschnitt werden Aufgaben angeboten, die allein oder in der Gruppe bearbeitet werden können. Sie dienen dazu, das Gelernte zu vertiefen und anzuwenden. Anregungen zu Gruppendiskussionen und zur Selbstreflexion sollen helfen, eigene Werte und eigenes Handeln zu bedenken. Am Ende jedes Kapitels werden Literaturempfehlungen gegeben.

Die geschlechtsspezifische Benennung ist ein Problem geblieben. Ich habe der Lesbarkeit wegen auf Formen wie AltenpflegerInnen sowie auf die Nennung beider Bezeichnungen (Altenpfleger und Altenpflegerinnen) verzichtet. Bei den Pflegenden habe ich die weibliche Form gewählt, es heißt also immer „Altenpflegerinnen" und die Altenpfleger sind mitgemeint. Ebenso rede ich von „Bewohnerinnen". Im Gegenzug dazu verwende ich für andere Gruppen die männliche Form.

Das Buch wäre ohne meine Schülerinnen und Schüler nicht zustande gekommen. Ich denke an viele interessante, manchmal auch schwierige, aber immer fruchtbare Diskussionen. Allen, die an meinem Unterricht teilgenommen haben, möchte ich danken; namentlich nenne ich Sylvia Schmiedel und Barbara Scholz, die mich auch noch nach ihrer Ausbildung mit Fallbeispielen und der Möglichkeit, an ihrem Altenpflegealltag teilzunehmen, unterstützt haben. Ich danke auch dem Pflegedienstleiter Herrn Peter, der zu Gesprächen bereit war und mir Zugang zum Wiesenhüttenstift in Frankfurt gewährt hat. Elfriede Fleischer, Herma Stuhrmann und Irene Stuck, mit denen ich die Ausbildung zur Krankenschwester absolviert habe, haben Beispiele beigetragen. Ich konnte auch Erfahrungen meiner Tochter Katharina Langfeldt, die sie als Altenpflegehelferin gemacht hat, in diesem Buch aufnehmen. Meine Tochter Julia Langfeldt hat Zeichnungen angefertigt, die einen anderen Blick auf Situationen in der Altenpflege ermöglichen. Frau Ulrike Landersdorfer, Lektorin des Reinhardt Verlages, hat mit ihren Vorschlägen zur Gestaltung und der überaus freundlichen Begleitung ganz wesentlich zum Gelingen beigetragen, auch ihr meinen herzlichen Dank.

Frankfurt/Main, im April 2004   Maria Langfeldt-Nagel

1 Altenpflege: Unterstützung bei der Bewältigung des Alters

Im Alltag der Altenpflege sind die Anlässe, miteinander zu reden, sehr vielfältig. Alte Menschen sollen informiert, aufgemuntert oder getröstet werden, Angehörige beschweren sich, brauchen Anleitung und Unterstützung, im Arbeitsteam sollen Interessen geklärt und Konflikte bearbeitet werden. Meistens verlaufen solche Gespräche ohne besondere Schwierigkeiten.

Manchmal gibt es jedoch Augenblicke, in denen man nicht weiter weiß. Man versteht das Gegenüber nicht, fühlt sich selbst unverstanden oder weiß nicht, was man sagen soll. Wer weiß schon eine befriedigende Antwort, wenn ein betreuter alter Mensch fragt: „Warum lässt mich der liebe Gott so leiden?" Es wäre schön, wenn man einfache Rezepte zur Hand hätte. Aber diese kann es bei einem so komplexen Sachverhalt wie der Kommunikation nicht geben. Um Gespräche zu gestalten, sind vorab einige Fragen zu klären. Wie stellt man sich eine gelungene Altenpflege vor? Welche Ziele werden angestrebt? Was braucht ein alter Mensch? Wie stellt man sich die Beziehung zwischen Pflegenden und hilfsbedürftigen alten Menschen vor? Wie glaubt man, mit Menschen umgehen zu müssen? Von den Antworten auf diese Fragen hängt die Gestaltung des miteinander Redens ab.

1.1 Alltägliche Gespräche und alltägliche Probleme

Altenpflegerinnen müssen in sehr unterschiedlichen Situationen reagieren. Sie kündigen die Körperpflege an und begleiten sie mit Worten. Sie reagieren auf Widerstände. Sie helfen dem neu aufgenommenen Bewohner beim Einleben. Sie versuchen, demente alte Menschen zu verstehen und ihre Ängste zu mindern. Sie regen depressive Bewohner an. Sie stehen in Krisen bei. Sie informieren, beraten, trösten, beruhigen, klären; sie freuen sich mit den alten Menschen und nehmen Anteil an dem, was sie bewegt.

Es sind jedoch nicht nur die alten Menschen, mit denen geredet wird. Angehörige werden informiert und angeleitet, ihre Beschwerden werden angehört. Oft sind pflegende Angehörige mit ihrer Aufgabe überlastet und die professionell Pflegenden die Einzigen, die ihnen Hilfe bieten können.

Auch im Team wird miteinander geredet. Man kann sich gegenseitig unterstützen oder sich das Leben schwer machen. Teamgespräche können gelingen oder als unangenehm und überflüssig erlebt werden. Beschlüsse können in die Tat umgesetzt oder ignoriert werden. Pflegeziele können miteinander diskutiert werden oder unausgesprochen bleiben. Konflikte können bearbeitet oder unter den Teppich gekehrt werden. Im Team können unterschiedliche Interessen aufeinander prallen, die verhandelt werden müssen. Wie solche Probleme besprochen werden, ist ausschlaggebend für das Arbeitsklima.

Das Wohlbefinden der alten Menschen zu fördern darf nicht auf Kosten des Wohlbefindens der Pflegenden geschehen. Es sind auch Fragen zu klären wie: Was wird für mich zur Belastung? Wo muss ich Grenzen setzen? Nur eine gemeinsame Klärung im Team kann zu einer Balance zwischen den Bedürfnissen der alten Menschen und denen der Pflegenden führen.

Eine angemessene sprachliche Formulierung der Aufgaben und Probleme in der Altenpflege ist eine Voraussetzung für deren Bearbeitung. Die alltäglichen Probleme können nur bewältigt werden, wenn darüber geredet wird. Ein Austausch kann Klärung bringen und als Unterstützung erlebt werden.

1. **Anregung zur Gruppenarbeit:** Sammeln Sie Gesprächsanlässe aus dem Altenpflegealltag.

2. **Anregung zur Selbstreflexion:** In welchen Situationen verlaufen Gespräche nicht so, wie Sie es sich wünschen?

1.2 Menschenbilder

Wie die Altenpflege ausgeübt wird, hängt vom Menschenbild ab, das dem Handeln zugrunde liegt. Was ist der Mensch für ein Wesen? Soll man sich ihn als ein von Natur aus wildes Wesen denken, das erst durch den Druck der Gesellschaft zu einem anständigen Mitbürger wird? Soll man ihn als Produkt seiner Gene oder seiner Umwelt sehen? Oder soll man ihn als den Gestalter seines Schicksals sehen?

Der Mensch als ein zu formendes Wesen. Um die Entwicklung des Kindes zu einem „rechtschaffenen" Menschen zu beschreiben, wird manchmal folgendes Bild gebraucht: Das Kind wird mit einem unbehauenen Stein verglichen, der durch Bearbeitung zu einer schönen Skulptur wird. Der Mensch muss aus einem Rohling geformt werden, dazu ist eine (strenge) Erziehung erforderlich. Früher waren die Methoden dazu Kontrolle, Druck, auch Erzeugung von Angst oder Androhung und Verhängung von Strafen. In jedem Lebensalter wurde erwartet, dass der Einzelne sich den Institutionen, in denen er lebte, anpasste. Individuelle Bedürfnisse galten als weniger wichtig.

Inzwischen wird von einem hilfsbedürftigen Menschen nicht mehr verlangt, dass er sich unterordnen muss. Es wird jedoch festgelegt, was gut für ihn ist und wie man ihn dazu „motivieren" kann. Dabei wird zweierlei unterstellt:

- Man weiß, was für den anderen gut ist.
- Die Betroffenen wollen von sich aus nicht das tun, was gut für sie ist.

Für die Altenpflege werden Ziele wie „optimale körperliche, seelisch-geistige und soziale Anpassung des (hilfsbedürftigen alten Menschen) an seine Umwelt" formuliert (Mötzing/Wurlitzer 2006, 2). Alte Menschen sollen dazu gebracht werden, aktiv zu sein, gesundheitsschädigendes Verhalten aufzugeben, sich in den Wohnbereich zu integrieren oder an Veranstaltungen teilzunehmen. Als Diagnose wird z. B. ein „Beschäftigungsdefizit" genannt und als Pflegeziel wird festgelegt, dass der alte Mensch Freude an der Teilnahme von Angeboten, die die Altenpflegerinnen für ihn aussuchen, empfinden soll (Christiansen 2001). Die Formulierung solcher Ziele setzt die Annahme voraus, dass alte Menschen zu formen sind und die Altenpflegerinnen die Aufgabe haben, sie den vorgegebenen Zielen anzupassen.

Der Mensch als ein lernendes Wesen. Bis etwa zur Mitte des 20. Jahrhunderts nahm man an, dass der Mensch weitgehend durch seine Anlagen, seine Gene, bestimmt sei. Von seiner genetischen Ausstattung hänge es ab, ob jemand z. B. intelligent sei. Die psychologische Forschung zeigte indessen, dass das, was man als Intelligenz bezeichnet, veränderbar und von der Lernumwelt abhängig ist. Was man als unveränderliche Merkmale ansah, stellte sich als Ergebnis von Lernprozessen heraus. Man untersuchte nicht nur was, sondern auch wie gelernt wurde. Dabei bezog sich Lernen nicht nur auf den Wissenserwerb, sondern auf das gesamte Verhalten des Menschen. Aus den Ergebnissen wurde gefolgert:

- Der Mensch wird durch Lernen zu dem, was er ist.
- Was er lernt, hängt von seiner Lernumwelt ab.
- Wenn Veränderungen stattfinden sollen, wenn bestimmte Lernziele erreicht werden sollen, muss die Umwelt so gestaltet werden, dass das erwünschte Verhalten gelernt werden kann.

Die Betonung des Umwelteinflusses führte zu Anstrengungen, die Lernbedingungen zu verändern. Das hatte in der Erziehung und auch in der Altenpflege Folgen. Da Fähigkeiten nicht mehr als angeboren betrachtet wurden, kam es auf geeignete Fördermöglichkeiten an. Der Abbau von Fähigkeiten im Alter wurde nicht mehr als biologisch bedingt angesehen. Er wurde nun damit erklärt, dass an alte Menschen keine Forderungen mehr gestellt würden und diese deshalb nicht mehr aktiv genug seien. Das hieß umgekehrt, dass bei entsprechendem Training ein Abbau im Alter vermeidbar wäre. In der Altenpflege wurde deshalb die Aktivierung alter Menschen zum vorrangigen Ziel (Lehr 2006).

Man war nahezu unbegrenzt optimistisch und glaubte, mit den richtigen Lernprogrammen alles erreichen zu können. Inzwischen hat sich gezeigt, dass Altersabbau und Alterskrankheiten nicht zu verhindern sind. Das heißt aber nicht, dass nichts getan werden kann. Lernen ist immer möglich; die Grenzen müssen jedoch mitbedacht werden.

Die Ergebnisse der Lernpsychologie hatten auch Auswirkungen auf die Sprache. Es wird nicht mehr gesagt, ein Kind sei „dumm" (angeboren), sondern es habe „ungünstige Lernbedingungen" gehabt (die veränderbar sind). Auch in der Altenpflege werden den betreuten Menschen nicht mehr Eigenschaften zugeschrieben, es wird beispielsweise nicht gesagt, jemand sei „aggressiv" (was als Charaktereigenschaft verstanden werden könnte und negativ bewertet würde), sondern es wird das Verhalten beschrieben, z. B. „er schlägt um sich, wenn er beim Waschen festgehalten wird". Die Beschreibung des Verhaltens und der Situation, in der es auftritt, liefert oft schon Hinweise auf Veränderungsmöglichkeiten.

Der Mensch als ein gestaltendes Wesen. Der Auffassung, dass der Mensch weitgehend durch seine Umwelt geformt wird, wurde bald widersprochen. Die „Humanistische Psychologie" entwickelte ein neues Menschenbild. Der Mensch wird nicht mehr nur als Produkt seiner Umwelt gesehen, sondern als aktives Subjekt, das sich selbst Ziele setzt und diese verfolgt, damit seine Umwelt beeinflusst und seine eigene Entwicklung mitsteuert. Die Grundannahme ist, dass jeder Mensch das Bedürfnis hat, sich weiterzuentwickeln, seine Fähigkeiten zu entfalten, Wissen zu erwerben und kreativ zu sein. Die Entwicklung zu einem wissbegierigen, kreativen und einfühlsamen Menschen hängt allerdings von bestimmten Voraussetzungen ab. Grundbedingung ist, dass sich ein Mensch so akzeptiert fühlt, wie er ist, und nicht, wie er sein sollte. Macht er diese Erfahrung, wird er sich selbst akzeptieren, was wiederum als Voraussetzung für seine Weiterentwicklung gesehen wird. Kinder brauchen keine strenge Erziehung oder gar Druck, sondern emotionale Wärme und Wertschätzung, um sich entfalten zu können. Fehlentwicklungen, wie die Tendenz zu Hass und Zerstörung, sind durch fehlende Wärme und fehlende Wertschätzung bedingt.

Die Annahmen der Humanistischen Psychologie hatten Auswirkungen auf viele Bereiche der Praxis. Um 1970 veränderten sich die Erziehungsziele in Westdeutschland; ab diesem Zeitpunkt wurden „Selbstständigkeit", „freier Wille" und „individuelles Glück" am häufigsten genannt, vorher waren es „Gehorsam" und „Unterordnung". Vor allem die Beratung im sozialen Bereich wurde von diesem Menschenbild stark beeinflusst. Es wird angenommen, dass jeder in der Lage ist, seine Probleme zu meistern und dass es die Entwicklung behindere, wenn fertige Lösungen – und seien sie noch so vernünftig – vorgeben werden. Wenn jemand sich akzeptiert fühlt, wenn er Achtung und Wertschätzung erfährt, kann er Energien freisetzen, die ihn befähigen, die ihm angemessene Lösung zu finden. Die Aufgabe der Helfer ist es also nicht, Ziele und Lösungen zu präsentieren, sondern betreute Menschen zu akzeptieren und ihnen Wärme und Wertschätzung zu vermitteln.

Diesem Buch liegen folgende Annahmen zugrunde: Der Mensch hat von sich aus die Tendenz, seine Fähigkeiten zu entfalten, sich in jeder Phase seines Lebens weiterzuentwickeln und nach befriedigenden sozialen Beziehungen zu suchen. Er braucht dazu nicht angetrieben zu werden, er kann aber daran gehindert werden. Eine optimale Entwicklung ist nur möglich, wenn sich Menschen geborgen fühlen können und Achtung und Wertschätzung erfahren. Das gilt für jedes Lebensalter. Die Entwicklung eines Menschen hängt auch von seiner speziellen Lerngeschichte ab. Wie er in der Welt agiert, ist ein Ergebnis vielfältiger Lernprozesse, die auch noch im Alter ablaufen.

3 **Aufgabe:** Benz (1999, 25) schreibt zum Thema „Aufgaben der Pflege", dass Pflegende mehr tun sollen, als für das körperliche Wohlbefinden ihrer Schützlinge zu sorgen. Sie haben ihrer Ansicht nach auch erzieherische Aufgaben. So sollen Pflegende darauf hinwirken, dass z. B. ein betreuter Mensch mit Bewegungseinschränkungen sich darüber freuen soll, was er noch kann, und nicht über seine Einschränkungen klagen soll. Die Pflegenden haben die Aufgabe, Selbstbild und Überzeugungen der betreuten Menschen zu ändern. Welches Menschenbild steht hinter diesem Ziel?

4 **Aufgabe:** Christiansen (2001) formuliert als Pflegediagnose „Verdrängung von Gefühlen" und gibt als Ziel vor, dass sich die betreute Person innerhalb einer Woche über dieses Problem bewusst werden soll. Welches Menschenbild steht hinter diesem Ziel?

5 **Anregung zur Gruppenarbeit:** Sammeln Sie Pflegeziele, wie sie in Ihrer praktischen Arbeit formuliert werden.

- Wer bestimmt die Pflegeziele?
- Welches der beschriebenen Menschenbilder ist jeweils die Grundlage?

6 **Anregung zur Gruppendiskussion:** Die Humanistische Psychologie macht zwei zentrale Annahmen:

- Jeder Mensch hat die Tendenz, sich weiterzuentwickeln.
- Weiterentwickeln kann sich nur, wer sich akzeptiert, wie er ist.

Können Sie diesen Sätzen zustimmen?

7 **Anregung zur Selbstreflexion:** Wenn in der Humanistischen Psychologie angenommen wird, dass jeder Mensch seine Probleme selbst lösen kann, so setzt das viel Vertrauen in andere voraus. Wo fällt es Ihnen schwer, dieses Vertrauen aufzubringen?

1.3 Das Alter leben

Schon immer wurde das menschliche Leben von der Geburt bis zum Tod in Stufen oder Phasen wie Kindheit, Jugend, Erwachsenenalter und Alter eingeteilt. In jeder Stufe oder Phase sind spezielle Aufgaben, *Entwicklungsaufgaben*, zu bewältigen. Jede bewältigte Aufgabe bringt die Entwicklung einen Schritt weiter. Ein Misslingen dagegen kann die weitere Entwicklung hemmen.

Entwicklungsaufgaben und Entwicklungsziele sind Soll-Aussagen, d. h. es wird gesagt, was sein soll oder wie etwas sein soll. Solche Aussagen hängen von den Werten einer Gesellschaft ab. Jeder muss sich selbst damit auseinandersetzen.

Havighurst (1972) formulierte in den vierziger Jahren des letzten Jahrhunderts Entwicklungsaufgaben, wie sie sich in der westlichen Kultur stellen. In der frühen Kindheit lernt das Kind u. a. die Körperausscheidungen zu kontrollieren und zu sprechen. In der mittleren Kindheit lernt es z. B. sich mit Gleichaltrigen zu vertragen und die Kulturtechniken Lesen und Schreiben zu beherrschen. Im Jugendalter geht es u. a. darum, sich von den Eltern zu lösen und Beziehungen zu Gleichaltrigen beiderlei Geschlechts einzugehen. Im frühen Erwachsenenalter steht die Berufsausübung an. Im mittleren Erwachsenenalter ist eine der Aufgaben, den eigenen Kindern zu helfen, verantwortungsbewusste und glückliche Erwachsene zu werden.

Auch im Alter sind Aufgaben zu bewältigen. Man muss sich darauf einstellen, dass

- die Funktion der Sinnesorgane abnimmt, dass die Körperkraft nachlässt, Krankheiten zunehmen und es zu deutlichen Einschränkungen im täglichen Leben kommen kann,
- die sozialen Rollen sich ändern, der Beruf aufgegeben wird, die Kinder aus dem Haus gehen,
- nahestehende Personen sterben und die Einsamkeit zunimmt.

Havighurst versteht das Alter als eine Phase, in der Verluste und Belastungen überwiegen. Die alten Menschen, mit denen professionelle Pflegekräfte zu tun haben, haben besondere Verluste zu verkraften. Sie sind nicht mehr in der Lage, sich selbst zu versorgen. Beim Umzug in eine Institution der Altenpflege müssen sie ihre Wohnung, ihre Umgebung und auch viele soziale Kontakte aufgeben. In einer Phase, in der die Kräfte nachlassen, müssen besonders viele Veränderungen und Einschränkungen bewältigt werden.

In den letzten Jahrzehnten wurde eine Reihe von umfangreichen psychologischen Untersuchungen zum Thema „Alter und Altern" durchgeführt. Ein Aspekt, der untersucht wurde, ist die *Lebenszufriedenheit im Alter.* Dabei hat sich herausgestellt, dass manche alten Menschen gut mit den Belastungen des Alters umgehen können, sich als zufrieden bezeichnen und Freude am Leben haben, während andere sich langweilen, über Belastungen klagen, resignieren, verbittert und einsam sind. Wie kommt es zu diesen Unterschieden? Eine Reihe von Faktoren hat Einfluss auf die Lebenszufriedenheit (Tenzer 2003):

- *das Selbstbild,*
- *der subjektive Gesundheitszustand,*
- *die Biografie,*
- *Familie und Freunde und*
- *soziale Aktivitäten.*

Selbstbild. Das Selbstbild bezieht sich auf Fragen wie: „Wer, wie, was bin ich?" „Was kann ich?" „Was will ich?" „Was will ich noch sein?" Ein Mensch mit einem positiven Selbstbild hat ein Gefühl von Optimismus, er fühlt sich nicht anderen ausgeliefert, sondern ist davon überzeugt, dass sein Handeln etwas bewirkt. Menschen mit einem positiven Selbstbild lehnen Sätze ab wie: „Nun gehöre ich zum alten Eisen." Ein positives Selbstbild hängt nicht so sehr von den aktuellen Möglichkeiten ab. Männer, besonders westdeutsche, haben oft ein positives Selbstbild. Frauen sehen sich nicht so positiv. Auch der Bildungsgrad spielt eine Rolle, weniger gut Ausgebildete haben ein eher negatives Selbstbild.

Subjektiver Gesundheitszustand. Der tatsächliche Gesundheitszustand hat weniger Einfluss auf die Lebenszufriedenheit als das subjektive Gefühl, gesund oder krank zu sein. Wer sich gesund fühlt, ist in besserer Stimmung und aktiver. Wer sich hingegen krank fühlt, ist in schlechter Stimmung, unternimmt weniger und wird leichter depressiv.

Biografie. Ob das Alter als Chance oder als Beschränkung gesehen wird, hängt von den Erfahrungen ab, die ein Mensch im Laufe seines Lebens gemacht hat. Wer in seinem Leben über längere Zeiträume Belastungen zu ertragen hatte, neigt zu Rückzug und Depression. Das gilt besonders dann, wenn er wenig Unterstützung erlebt hat. Hat ein

Mensch in seinem Leben Förderung erfahren, sieht er sein Leben als sinnvoll an.

Familie und Freunde. Für die Lebenszufriedenheit spielt das soziale Netzwerk eine Rolle. Es kommt darauf an, Personen zu haben, mit denen man sich verbunden fühlt, auf die man sich verlassen kann und mit denen man Freuden und Sorgen teilen kann. Erwachsene Kinder zu haben, steigert die Lebenszufriedenheit. Wenn allerdings die Altendienste vorbildlich sind wie in Norwegen, hat Kinderlosigkeit wenig oder keine Bedeutung für die Lebenszufriedenheit (Daatland u. a. 2002).

Soziale Aktivitäten. Die Lebenszufriedenheit wird auch von Kontakten und Beschäftigungen beeinflusst, denen alte Menschen nachgehen (Staudinger u. a. 1999). Die sozialen Aktivitäten im Alter sind eine Fortsetzung dessen, was im früheren Leben unternommen wurde, und hängen daher auch von Ausbildung und Status ab.

Mehr als die Hälfte (63%) der alten Menschen, die an der „Berliner Altersstudie" (Mayer/Baltes 1999) teilnahmen, waren mit ihrem Leben zufrieden und blickten optimistisch in die Zukunft. Im hohen Alter nimmt jedoch das Wohlbefinden ab. Für Hochbetagte (über 85 Jahre) wird das Alter zunehmend zur Belastung (Smith u. a. 1996, Smith/Baltes 1996). Die körperlichen Behinderungen werden mehr und mehr zum Thema. Aber auch die psychischen Veränderungen werden zum Problem. Das ist besonders bei Demenzen der Fall, die im hohen Alter häufiger auftreten.

Altenpflegerinnen kümmern sich vorwiegend um Menschen, bei denen der Altersabbau so gravierend ist, dass sie ihr Wohlbefinden nicht mehr selbst sichern können. Die Pflege kann so gestaltet werden, dass sich alte Menschen trotz aller Einschränkungen nicht hilflos ausgeliefert fühlen. Dies stärkt ihr Selbstbild und erhöht die Zufriedenheit. Pflegende können Familie und Freunde nicht ersetzen, sie können jedoch die Personen sein, auf die man sich verlassen kann und die für Freuden und Sorgen ein offenes Ohr haben.

8 **Aufgabe:** Denken Sie an einen alten Menschen, den Sie betreuen.
- Welche Verluste hat er zu bewältigen?
- Wie geht er damit um?

9 **Anregung zur Selbstreflexion:**
- Denken Sie an einen zufriedenen alten Menschen. Wie erleben Sie ihn?
- Denken Sie an einen resignierten, verbitterten alten Menschen? Wie erleben Sie ihn?

1.4 Aufgaben der Altenpflege

Um die Entwicklungsaufgaben der jeweiligen Phase zu bewältigen, brauchen Kinder und Jugendliche, aber auch erwachsene und alte Menschen, Unterstützung. Es ist die Aufgabe der Altenpflege, den betreuten Menschen bei der Gestaltung des letzten Lebensabschnittes Unterstützung zu bieten.

Zur differenzierten Beschreibung der Aufgaben eignet sich das System der menschlichen Bedürfnisse, das Maslow in den fünfziger Jahren des letzten Jahrhunderts formuliert hat (Maslow 1999). Er schlägt ein hierarchisches Modell in Form einer Pyramide vor. Von der Befriedigung der Bedürfnisse der unteren Stufen hängt die Aktivierung der nächsten Stufe ab.

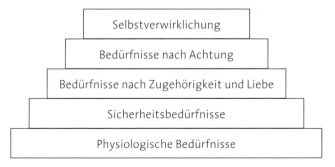

Abb. 1: Bedürfnispyramide nach Maslow (1999)

Physiologische Bedürfnisse wie Hunger und Durst, wie die nach Schlaf, Ruhe und Bewegung sowie Schmerzfreiheit drängen am stärksten nach Befriedigung. Wer in einer extremen Mangelsituation ist, wird erst alle Energie darauf verwenden, Hunger und Durst zu stillen. Erst wenn die physiologischen Bedürfnisse einigermaßen befriedigt sind, werden die der nächsten Stufe bestimmend.

In der Pyramide folgt die Stufe der *Sicherheitsbedürfnisse*. Jeder möchte sich seines Lebens sicher sein und seinen täglichen Aufgaben ohne große Risiken nachkommen können. Ist das Leben in Gefahr, steht das Bedürfnis im Vordergrund, ihr zu entgehen oder sie zu überwinden. Das Sicherheitsbedürfnis drückt sich auch als Suche nach Stabilität, Ordnung und Übersicht aus. Menschen möchten ihre Umwelt als zuverlässig und vorhersehbar erleben.

Für eine gesunde Entwicklung braucht jeder Zuneigung und das Gefühl, zu jemandem oder zu einer Gruppe zu gehören, jeder Mensch hat *Zugehörigkeitsbedürfnisse*. Für das kleine Kind ist es die Familie, zu der es gehört und von der es ein Teil ist. Später kommen Freunde, Partnerschaften, Gruppen und auch das Arbeitsteam dazu.

Alle Menschen haben das Bedürfnis, von anderen als einzigartig wahrgenommen, geschätzt und geachtet zu werden. Jeder möchte sich selbst als stark, leistungsfähig, kompetent, unabhängig und frei erleben. Man kann diese Bedürfnisse als *Geltungsbedürfnisse, Bedürfnisse nach Anerkennung und Wertschätzung* zusammenfassen. Die Befriedigung dieser Bedürfnisse führt zu Selbstvertrauen.

Wenn die Bedürfnisse der unteren Stufen befriedigt sind, entsteht der Drang, seine Fähigkeiten zu entfalten. Jeder möchte das aktualisieren, was er an Möglichkeiten besitzt und sich Aufgaben zuwenden, die für ihn eine Bedeutung haben. Dies wird Bedürfnis nach *Selbstverwirklichung* genannt.

Maslows Bedürfnispyramide ist nicht unumstritten. Es gibt Belege dafür, dass auch in extremen Mangelsituationen (wie etwa in Konzentrationslagern), in denen die Bedürfnisse der Basis nicht befriedigt wurden, sich einige dennoch höheren Dingen und Aufgaben zuwenden konnten. Es stellt sich auch die Frage, wann ein Bedürfnis als befriedigt angesehen werden kann. Trotz solcher Einwände ist die Bedürfnispyramide für die Praxis der Altenpflege hilfreich. Anhand dieses Systems lässt sich beschreiben, was die betreuten Menschen brauchen. So können konkrete Ziele formuliert werden, die das Handeln in der Altenpflege leiten. Wie können die von Maslow genannten Bedürfnisse in der Altenpflege berücksichtigt werden?

Physiologische Bedürfnisse. Die betreuten alten Menschen sind nicht immer in der Lage, ihre physiologischen Bedürfnisse selbstständig zu befriedigen. Die Pflegenden tragen dafür Sorge, dass genügend Nahrung und Flüssigkeit aufgenommen werden, die Temperatur reguliert, dass Bewegung ermöglicht oder durch entsprechende Lagerung das Wohlbefinden erhöht wird. Sie helfen auch, Schmerzen zu reduzieren, denn diese überschatten oder verhindern andere Aktivitäten.

Sicherheitsbedürfnisse. Je mehr Kompetenzen der alte Mensch einbüßt, desto abhängiger wird er von anderen. Sein Gefühl der Sicherheit hängt deshalb von der Hilfe ab, die er erlebt. Ein Umzug ins Altenheim resultiert meistens aus einem Bedürfnis nach Sicherheit. Deshalb ist es eine wichtige Aufgabe der Altenpflege, Sicherheit zu vermitteln. Für betreute alte Menschen bedeutet es viel, wenn ihre Umwelt verlässlich und überschaubar ist. Sie müssen informiert sein über das, was mit ihnen und um sie herum geschieht. Sicherheit hängt auch vom Vertrauen in die Pflegenden ab. Dieses kann sich entwickeln, wenn die Altenpflegerinnen als zuverlässig und kompetent erlebt werden. Ist jemand zur Stelle, wenn Not ist? Tun die Altenpflegerinnen in kritischen Situationen das Richtige? Demente alte Menschen, die Informationen und Verabredungen schnell vergessen, fühlen sich leicht verunsichert. Doch auch sie können die Erfahrung machen, dass immer jemand da ist, auf den sie sich verlassen können.

Zugehörigkeitsbedürfnisse. Alte Menschen verlieren Partner, Verwandte, Freunde. Bei einem Umzug in ein Altenheim ist ein Gefühl der Zugehörigkeit zu den Menschen der neuen Umgebung erst einmal nicht gegeben. Gewöhnlich sind das Personal und die anderen Bewohner fremde Menschen. Der Kontakt wird durch Behinderungen der Informationsaufnahme und -verarbeitung wie Schwerhörigkeit oder Demenz erschwert. Die Einstellung alter Menschen, nur die anderen seien alt und man selbst nicht, trägt nicht dazu bei, sich zugehörig zu fühlen. Die Befriedigung der Bedürfnisse nach Zuwendung und Zugehörigkeit hängt daher weitgehend von den Pflegenden ab. Sie können den betreuten alten Menschen vermitteln, dass sie gemocht werden und zu einer Gemeinschaft gehören.

Geltungsbedürfnisse. Jeder Mensch möchte wahrgenommen und wertgeschätzt werden. Gerade beim Nachlassen von Fähigkeiten befürchten alte Menschen, nicht mehr geachtet zu werden. Besonders für diejenigen, die ihr Selbstwertgefühl vor allem aus ihrer Leistung oder aus ihrer Fürsorge für andere bezogen haben, ist es schwer zu verkraften, wenn sie nichts mehr tun können, sondern selbst auf Hilfe angewiesen sind. So ist es für die betreuten alten Menschen wichtig, sich von den Pflegenden trotz aller Abhängigkeit wertgeschätzt zu fühlen. Die Achtung vor dem Anderen drückt sich im Umgang miteinander aus. Auch „niedrige" Tätigkeiten wie „Po wischen" können so gestaltet werden, dass der Betroffene sich respektiert fühlt. Durch rücksichtsvolle und sorgfältige Körperpflege kann Wertschätzung vermittelt werden. Aufmerksames Zuhören und der Versuch des Verstehens, das Eingehen auf Gedankengänge – auch auf die der dementen alten Menschen – werden als Achtung erlebt.

Selbstverwirklichung. Der Entfaltung von Fähigkeiten werden im Alter mehr und mehr Grenzen gesetzt. Tätigkeiten, die früher Befriedigung schenkten, müssen aufgegeben werden. Selbstverwirklichung kann jetzt heißen, die verbleibenden Fähigkeiten optimal zu nutzen. Es kann aber auch heißen, das Bisherige aufzugeben und in der neuen Situation einen Sinn zu suchen. Die Altenpflegerinnen haben nicht die Aufgabe, den betreuten Menschen Ziele vorzugeben oder sie „zu etwas zu bringen", sie können jedoch zu den Voraussetzungen der Selbstverwirklichung beitragen, nämlich der Befriedigung der Bedürfnisse der unteren Stufen. Sie können außerdem Unterstützung bieten, indem sie informieren, Angebote machen, Gelegenheiten schaffen oder Lernprozesse ermöglichen. Wie ein alter Mensch mit Einbußen und Verlusten umgeht, wie er soziale Kontakte pflegt, ob er an kulturellen Veranstaltungen teilnimmt, ob er aktiv ist oder passiv bleibt, kann nur er selbst bestimmen, und nur er selbst kann dafür die Verantwortung übernehmen.

Die Bedürfnispyramide hilft, systematisch nach den Bedürfnissen der alten Menschen zu fragen. Bei Problemen kann nachgeforscht werden, wo Mängel aufgetreten sein könnten und was zur Befriedigung der aktuellen Bedürfnisse getan werden kann.

| 10 | **Anregungen zur Gruppenarbeit:** Sammeln Sie Situationen, in denen sich alte Menschen unsicher fühlen (auch wenn es Ihrer Meinung nach unbegründet ist). Was können Sie tun, um das Gefühl der Sicherheit zu erhöhen?

11 **Anregungen zur Gruppenarbeit:** Sammeln Sie Vorschläge, wie es Menschen im Heim leichter gemacht werden kann, ein Gefühl der Zugehörigkeit zu entwickeln.

12 **Aufgabe:** Stellen Sie sich einen dementen alten Menschen vor. Wie können Sie ihm vermitteln, dass Sie ihn achten und wertschätzen?

1.5 Psychologie als wissenschaftliche Grundlage

Professionelles Handeln kann nicht mit tradierten Handlungsanweisungen begründet werden. Es muss vielmehr rational begründet und nachvollziehbar sein. Für die Altenpflege werden dazu Erkenntnisse aus den Humanwissenschaften Medizin, Psychologie und Soziologie herangezogen. Die Wissenschaft, die sich mit dem Verhalten und Erleben von Menschen befasst, ist die Psychologie. Sie untersucht u. a. die Entwicklung von der Geburt bis zum Tod. Sie untersucht, wie Menschen miteinander in Beziehung treten, wie sie sich gegenseitig wahrnehmen, wie sie sich beeinflussen, was Gespräche behindert und was unterstützend wirken kann. Andere Forschungsgegenstände der Psychologie sind z.B. Lernen, Gedächtnis und Denken.

Die Psychologie ist eine empirische Wissenschaft, d. h., ihre Aussagen werden an der Realität überprüft. Sie hat folgende Aufgaben:

- *Beschreiben*, was ist.
- *Erklären*, warum es so ist.
- *Vorherzusagen*, wie etwas sein wird.
- *Interventionen* zu entwickeln, wie etwas verändert werden kann.

Beschreiben. Das, was untersucht werden soll, muss zunächst genau beschrieben werden. Betrachtet man den Forschungsgegenstand „Gedächtnis", dann stellen sich Fragen wie: Wie kann man Gedächtnisleistungen erfassen? Welche Gedächtnisleistungen erbringen Kinder, Erwachsene, alte Menschen? Wie verläuft die Entwicklung des Gedächtnisses im Alter? Wann kann man davon sprechen, dass das Gedächtnis nachlässt? Nimmt bei allen alten Menschen das Gedächtnis ab oder gibt es Unterschiede?

Erklären. Nachdem ein psychologisches Phänomen beschrieben worden ist, wird gefragt, warum es so ist. Was sind die Ursachen für einen

Gedächtnisabbau? Wo treten die Probleme auf, beim Einspeichern neuer Informationen oder beim Abrufen aus dem Gedächtnis? Handelt es sich um krankhafte Prozesse? Ist der Abbau auf mangelnde Übung zurückzuführen?

Es wird nach Regeln oder Gesetzen gesucht, mit denen Verhalten und Erleben erklärt werden können. Systeme von Sätzen, die etwas erklären, werden Theorien genannt. Der Begriff „Theorie" wird hier in diesem Sinne gebraucht: *Theorien* sind Aussagensysteme zur Klärung von Ursachen. Eine Theorie in diesem Sinne sagt nicht aus, wie etwas sein sollte. Sie gibt keine Ziele vor. Dafür würde man „Soll-Sätze" formulieren.

Vorhersagen. Wenn man die Ursachen für einen psychologischen Tatbestand kennt, kann man Vorhersagen machen. Wenn eine Ursache des Gedächtnisabbaus im Alter mangelnde Übung wäre, könnte man Folgendes vorhersagen: Wenn ein Mensch sein Gedächtnis nicht übt, nimmt seine Gedächtnisleistung im Alter ab.

Interventionen. Wenn Vorhersagen auf Entwicklungen hinweisen, die nicht gewünscht sind, wird man versuchen, Interventionen zu entwickeln, mit denen man sie verhindern oder wenigstens mildern kann. Da ein Gedächtnisabbau die Lebensqualität beeinträchtigt, haben die meisten Menschen das Ziel, einen solchen Abbau zu verhindern oder zumindest zu verzögern. Deshalb werden auf der Grundlage der Erklärungen von Gedächtnisleistungen Strategien entwickelt, um dieses Ziel zu erreichen. So werden z. B. Gedächtnistrainingsprogramme erstellt. Deren Wirksamkeit muss belegt werden. Führt die Anwendung eines solchen Programms tatsächlich zu einer Verhinderung oder Verzögerung des Abbaus? Das ist keine Frage des Glaubens, sondern der empirischen Überprüfung. Die Psychologie hat für solche Überprüfungen Regeln und Methoden entwickelt.

Aus den Ergebnissen der Forschung kann Handlungswissen für die Praxis abgeleitet werden. Aus einer Wissenschaft wie der Psychologie kann jedoch nicht abgeleitet werden, wie etwas sein soll. Das muss jeder für sich selbst festlegen. Die Psychologie kann jedoch Wissen und Strategien bereitstellen, wie solche Ziele erreicht werden können.

2 Der Mensch in seiner sozialen Umwelt

Auf die Frage, was ein hilfreiches Gespräch ist, wird meistens geantwortet: „Wenn man sich verstanden fühlt." Das Verstehen ist eine wesentliche Voraussetzung für eine gelungene Kommunikation. Dafür brauchen wir Wissen über psychische Prozesse, das uns hilft, den Gesprächspartner zu verstehen und seine Besonderheiten einzuschätzen. Die Psychologie stellt Wissen für eine bewusste Gestaltung unserer Interaktionen bereit.

Die Erkenntnisse der Psychologie machen aber auch unsere Beschränkungen deutlich. Das Wissen darum hilft uns, uns unserer eigenen Subjektivität bewusst zu werden. Das ermöglicht uns wiederum, die Sichtweise des Gegenübers einzunehmen und ihn besser zu verstehen.

2.1 Verhalten verändern

Die Psychologie wird als die Wissenschaft vom Verhalten und Erleben bezeichnet. *Verhalten* ist einer der wichtigsten Begriffe. Jede nach außen gerichtete Aktivität wird Verhalten genannt. Der Mensch verhält sich immer in irgendeiner Weise. Dabei wird keine Aussage darüber gemacht, ob das, was jemand gerade tut, mit Absicht geschieht oder nicht, ob es bewusst geschieht oder nicht. Im Gegensatz dazu wird von *Handlung* gesprochen, wenn eine Aktivität bewusst, zielgerichtet und gesteuert ist.

Verhalten kann sich ändern. Eine Altenpflegeschülerin wird sich am Ende ihrer Ausbildung anders verhalten als am Anfang. Sie wird mehr Wissen haben, sie wird geschickter sein, sie hat möglicherweise Ängste abgebaut oder auch neue entwickelt. Diese Veränderungen sind Ergebnisse von Lernprozessen. In diesem Abschnitt sollen einige Prinzipien der Lernpsychologie beschrieben werden, um Lernprozesse besser verstehen und beeinflussen zu können.

In der Umgangssprache wird unter „Lernen" meistens „Wissen einspeichern" verstanden. Man lernt den Stoff des Unterrichts. Man kann auch kochen lernen oder Ski fahren, Klavier spielen oder Thrombosestrümpfe anziehen. Es wird unendlich viel gelernt. Gewöhnlich denkt man beim Lernen an eine Verbesserung von etwas, man weiß nachher mehr oder kann etwas besser. In der Psychologie wird Lernen umfassender definiert. Unter *Lernen* wird jede Veränderung des Verhaltens verstanden, die durch Erfahrung zustande kommt. Das kann auch Verhalten sein, das nicht erwünscht ist. Gelernt wird das ganze Leben lang, das Neugeborene lernt und der Greis noch immer.

Lernen durch Konsequenzen. Eine Mutter mit Kleinkind wartet an der Supermarktkasse. Dort sind in Augenhöhe des Kindes Süßwaren gestapelt. Das Kind möchte einen Schokoriegel. Die Mutter will keinen kaufen. Das Kind quengelt und fängt an zu schreien. Die entnervte Mutter kauft schließlich den Schokoriegel. Wenn das Kind wieder einen Schokoriegel haben will, was wird es tun? Es wird quengeln und schreien, denn das letzte Mal bekam es auf dieses Verhalten hin einen Schokoriegel. Das war die angenehme Konsequenz des Schreiens.

Lernen durch Konsequenzen ist eine Art des Lernens. Wird die Konsequenz als positiv erlebt, wird das Verhalten häufiger auftreten. Dies wird in der psychologischen Fachsprache „*Verstärkung*" genannt. In der Umgangssprache sagen wir „Belohnung". Belohnt wird ein Verhalten, das als wünschenswert angesehen wird. Belohnungen erfolgen also absichtlich. Von Verstärken wird aber auch dann geredet, wenn gar nicht die Absicht besteht, etwas zu belohnen. Die Mutter hatte in diesem Beispiel keineswegs die Absicht, das Schreien des Kindes zu belohnen. Es kommt aber nicht darauf an, was beabsichtigt wird, sondern wie die Konsequenz erlebt wird. Eine Verstärkung muss nicht immer von außen kommen. Wenn sich jemand eine Aufgabe gestellt hat und sie erfolgreich ausführt, wirkt dieses Gelingen als Verstärkung.

Es gibt noch weitere Arten von Konsequenzen. Eine Konsequenz kann sein, dass ein Mangelzustand beendet wird. Jemand wacht in der Nacht auf und hat Schmerzen in der Schulter. Er macht einige kreisende Bewegungen, die Schmerzen hören auf. Treten erneut Schmerzen auf, wird er wieder die Arme kreisen. Ein unangenehmer Zustand wird durch ein bestimmtes Verhalten beendet. Auch dies ist eine Verstärkung, denn das Verhalten wird in Zukunft häufiger auftreten. Es gibt also zwei Arten von Verstärkung:

- Auf ein Verhalten erfolgt etwas Angenehmes, dies wird *Verstärkung 1* genannt.
- Durch ein bestimmtes Verhalten hört ein unangenehmer Zustand auf. Dies wird *Verstärkung 2* genannt.

Eine Konsequenz kann auch unangenehm sein, dann handelt es sich um eine „*Strafe*". Ein Verhalten, das eine unangenehme Konsequenz zur Folge hat, tritt seltener oder gar nicht mehr auf. Wenn ein Kind auf eine heiße Herdplatte fasst, tut es sich weh. Das Verhalten „auf die Herdplatte fassen" zieht eine unangenehme Konsequenz nach sich, wird also bestraft. Verhalten wird damit gehemmt.

Schließlich kann es vorkommen, dass auf ein Verhalten gar nichts erfolgt, es zieht keine Konsequenz nach sich. Ein Kind hat in der Schule immer etwas vergessen und wird vom Lehrer ermahnt. Als es alles mitbringt, sagt der Lehrer gar nichts, denn für ihn ist es selbstverständlich, dass die Schüler ihre Sachen dabei haben. Auf das Verhalten „alle Sachen dabeihaben" erfolgte gar nichts, es zog keine Konsequenzen nach sich. Verhalten, dem keine Konsequenzen folgen, tritt nicht mehr auf. Dies wird „*Löschung*" genannt. Das Verhalten des Kindes wird gelöscht, obwohl dies keineswegs im Sinne des Lehrers war.

Wir haben also vier Formen des Lernens durch Konsequenzen: Zwei dienen dazu, Verhalten aufzubauen, zwei führen zum Abbau von Verhalten (siehe Tabelle 1).

Manches Verhalten der betreuten alten Menschen lässt sich durch Lernen erklären.

Verstärkung 1: Frau Metzinger kann aufstehen, muss aber zur Toilette gebracht werden. Mit ihren Bemühungen um soziale Kontakte hatte sie bisher wenig Erfolg. Wenn sie eine Altenpflegerin ansprach, war diese gerade in Eile, es war gerade ein ungünstiger Moment; man hat sie auf später vertröstet. Wenn Frau Metzinger jedoch sagte, sie müsse zur Toilette, wurde prompt reagiert. Inzwischen bittet sie jede halbe Stunde, zur Toilette gebracht zu werden. Frau Metzinger erlebt, dass

Tabelle 1: Lernen durch Konsequenzen

Aufbau	Abbau
Verstärkung 1 (angenehme Konsequenz)	Bestrafung (unangenehme Konsequenz)
Verstärkung 2 (unangenehmer Zustand wird beendet)	Löschung (keine Konsequenzen)

die Äußerung „ich muss zur Toilette" eine positive Konsequenz nach sich zieht, sie sagt es also häufiger.

Verstärkung 2: Frau Andresen kann nicht mehr aufstehen. Sie liegt den ganzen Tag im Bett. Sie klingelt und klingelt. Mal soll das Bett höher, mal niedriger gestellt werden, mal soll das Fenster auf-, mal zugemacht werden, mal will sie dieses, mal jenes gereicht bekommen. Alle Mitarbeiter sind gereizt. Es wurde versucht, an Frau Andresens Einsicht zu appellieren, ohne Erfolg. Es wurde mit ihr geschimpft, auch das hat nichts genützt. Die Altenpflegerinnen machen kein freundliches Gesicht mehr, wenn sie das Zimmer betreten. Frau Andresen klingelt weiter. Frau Andresen liegt den ganzen Tag im Bett, es passiert stundenlang nichts. Das ist schwer zu ertragen. Wenn sie aber klingelt, kommt jemand, und gleichgültig, wie sich die Altenpflegerin verhält, der unangenehme Zustand der Langeweile wird unterbrochen. Die Konsequenzen, die auf das Klingeln erfolgen, werden von Frau Andresen als positiv erlebt.

Strafen. Man wird man einwenden, dass in der Altenpflege keine Strafen verhängt werden. Auch hier ist es wieder so, dass es nicht auf die Absichten ankommt, sondern darauf, wie etwas erlebt wird. Eine Bewohnerin sollte nicht allein aufstehen, sie hat es trotzdem getan und ist gestürzt. Die Altenpflegerin, die darüber sehr erschrocken war, hat ihr Vorhaltungen gemacht. Das Verhalten „allein aufstehen" ist doppelt bestraft worden, zum einen durch den Sturz, zum anderen durch die Vorhaltungen. Wenn die Bewohnerin später allein aufstehen soll, wird sie es ungern und nur mit Widerstand tun.

Löschung. Wenn auf ein Verhalten überhaupt nichts erfolgt, wenn es keine Konsequenzen nach sich zieht, tritt es in Zukunft weniger häufig oder gar nicht mehr auf. Frau Gerhardt kam in einem sehr schlechten Zustand in ein Altenheim. Die Altenpflegerinnen kümmerten sich sehr viel um sie, sie erhielt viel Zuwendung. Nach einigen Wochen konnte sie vieles wieder selbst machen. Die Altenpflegerinnen kamen nun seltener zu ihr. Das selbstständige Verhalten wurde – ohne dass es Absicht war – ignoriert, es wurde gelöscht. Frau Gerhardt wurde wieder unselbstständiger.

Beim Lernen durch Konsequenzen wird der Lernende von außen gesteuert. Das Verhalten anderer, ob es gezielt erfolgt oder nicht, hat als Konsequenz einen Einfluss auf das Verhalten des Lernenden. Nicht alles kann von den Pflegekräften beeinflusst werden. Vieles ist schon vor dem Heimeintritt oder vor der Übernahme der ambulanten Pflege gelernt oder verlernt worden. Wenn unerwünschtes, z. B. störendes Verhalten auftritt, kann es in der Vergangenheit verstärkt worden sein. Wenn ein erwünschtes Verhalten nicht auftritt, kann es vielleicht irgendwann bestraft oder gelöscht worden sein.

Erlernte Hilflosigkeit. Wenn neue Bewohner in ein Altenheim aufgenommen werden, wird häufig beobachtet, dass sie ihr Verhalten nach einigen Wochen sehr stark verändert haben. Sie lassen in ihren Aktivitäten nach, werden passiv und manchmal auch depressiv.

In der Psychologie wurde das Konzept der *Erlernten Hilflosigkeit* formuliert (Zusammenfassung bei Edelmann 2000, 88–89). Hilflosigkeit ist nicht einfach gegeben, sondern wird gelernt. Wie kommt es dazu? Ein Mensch, der in einer unangenehmen Situation ist, macht verschiedene Anstrengungen, um diese zu ändern. Hat er damit keinen Erfolg, lernt er, dass seine Anstrengungen nichts nützen. Er kann die Situation nicht kontrollieren. Er wird deshalb weitere Versuche unterlassen. Wenn er in eine neue Situation kommt, die unangenehm ist, die er aber verändern könnte, wird er nichts tun, weil er gelernt hat, dass seine Bemühungen vergebens sind. Er ist hilflos geworden.

Wenn jemand auf eine Pflegestation kommt, dann ja nur, weil er seinen Alltag nicht mehr allein bewältigen konnte. Der alte Mensch hat also schon vor der Heimübersiedlung gelernt, dass seine Anstrengungen nicht mehr zum Erfolg führen. Das Altenheim ist eine Institution mit eigenen Gesetzmäßigkeiten, die aber dem neuen Bewohner erst einmal nicht bekannt sind. Er ist orientierungslos. Er versucht vielleicht, mit seinen alten Strategien sein Leben in der neuen Umgebung zu meistern, sie führen hier aber nicht immer zum Erfolg. Er resigniert und wird passiv. Die Passivität wird noch dadurch gefördert, dass er versorgt wird, dass schon entschieden ist, was gemacht wird, dass alles ohne sein Zutun läuft.

Der Verlust *persönlicher Kontrolle* über eine Situation kann zu Beeinträchtigungen der Gesundheit führen. Die Bewältigung von Entwicklungsaufgaben hängt davon ab, welche Vorstellungen über die Kontrollierbarkeit aufgebaut wurden. Gelingt es, die Überzeugung zu fördern, dass die gegenwärtige Situation zumindest teilweise zu kontrollieren ist, führt dies zu einer Steigerung der Kompetenz der alten Menschen (Baltes/Baltes 1986).

Wenn jemand resigniert und passiv wird, ist also zu fragen, wie er gelernt haben könnte, sich hilflos zu fühlen, und wie die Lernumwelt so verändert werden kann, dass aktives Verhalten wieder gelernt werden kann. Wenn ein alter Mensch in ein Heim kommt, ist darauf zu achten, dass Hilflosigkeit nicht gelernt oder nicht noch weiter verfestigt wird. Der neue Bewohner muss die Erfahrung machen, dass seine Aktivitäten wirksam sind, dass er Kontrolle ausüben kann. Das kann auf verschiedene Weise geschehen:

- Wenn er jemanden vom Personal anspricht, wendet man sich ihm zu.
- Seine Wünsche werden ernst genommen und nach Möglichkeit erfüllt.
- Auf sein Klingeln wird prompt reagiert.
- Er wird in seinen Aktivitäten nicht behindert, sondern unterstützt.
- Fragen werden geduldig beantwortet.
- Bei allen Maßnahmen wird er um sein Einverständnis gebeten, seine Ablehnungen werden akzeptiert.
- Wenn er Protest äußert, werden die Pflegemaßnahmen abgebrochen oder zumindest unterbrochen.

Es wichtig, dass er nur von einer oder wenigen Altenpflegerinnen betreut wird. Wenn im Laufe des Tages mehrere Altenpflegerinnen bei ihm auftauchen, die vielleicht nicht einmal darüber informiert sind, was abgesprochen wurde, verliert er jedes Gefühl der Übersicht. Informationen sind generell sehr wichtig, um das Gefühl zu haben, selbstständig handeln zu können. Es ist daher von großer Bedeutung für das Wohlbefinden und die Gesundheit alter Menschen, dass sie über alles, was sie berührt, ausreichend informiert werden, um Grundlagen für eigene Entscheidungen zu haben und damit Unabhängigkeit zu erleben.

Verhalten beeinflussen. Die Erkenntnisse über das Lernen durch Konsequenzen können zum gezielten Beeinflussen von Verhalten eingesetzt werden. Das wurde schon immer getan; es wird gelobt, wenn ein erwünschtes Verhalten auftritt, es wird bestraft, wenn unerwünschtes Verhalten gezeigt wird. Durch die Ergebnisse der psychologischen Lernforschung kann man das Beeinflussen von Verhalten gezielter und effektiver gestalten. Auf dieser Grundlage wurden Methoden der Psychotherapie entwickelt, die Verhaltenstherapien. Die Klienten lernen, ihr Verhalten zu ändern. Werden diese Methoden im Alltag angewandt, spricht man von *Verhaltensmodifikation*.

Man kann gewünschtes Verhalten erlernen und unerwünschtes verlernen. Wenn ein betreuter alter Mensch eine neue Technik lernen soll, z. B. mit Gehhilfen zu gehen, so wird die betreuende Person ihn loben, wenn er Fortschritte macht. Wenn der alte Mensch dieses Lob als angenehm erlebt, ist es eine Verstärkung, und er wird sich weiter bemühen. Man kann eine allgemeine Regel für die Verhaltensmodifikation ableiten: *Erwünschtes Verhalten sehen und verstärken.*

Was kann als Verstärker eingesetzt werden? Alles ist Verstärkung, was für den Betreffenden angenehm ist. Wenn es um das Erlernen von etwas geht, was der Betreffende selbst als erstrebenswert ansieht, kann schon der Lernerfolg an sich als Verstärker wirken. Gewöhnlich wird ein Lächeln als angenehm erlebt, ebenso Zuwendung, die Freude anderer oder Lob: „Das haben sie gut gemacht." Bei Letzterem handelt es sich allerdings um eine Bewertung. Wer nicht bewerten möchte, kann es so formulieren: „Ich freue mich, dass ihnen das gelungen ist, dass sie

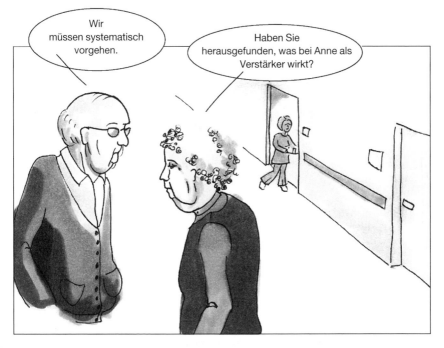

Abb. 2: Angewandte Psychologie: Verstärker für Schülerin Anne

Fortschritte machen, dass es weitergeht …". Verstärker können auch Dinge sein, die der Lernende gerne hätte. Aktivitäten wie spazieren gehen, spielen oder Musik hören können eingesetzt werden. Die Verstärker müssen unmittelbar auf das erwünschte Verhalten folgen, sonst sind sie nicht wirksam.

In mehreren Untersuchungen (Baltes/Zank 1994) konnte gezeigt werden, wie unselbstständiges Verhalten der Bewohner durch Aufmerksamkeit, Zuwendung und körperliche Berührung von den Pflegekräften verstärkt wird, während selbstständiges Verhalten weitgehend ignoriert und damit eventuell gelöscht wird. Um diesem unerwünschten Effekt vorzubeugen, könnte beschlossen werden, generell mehr auf selbstständiges Verhalten achten und es zu verstärken.

Ein angestrebtes Lernziel ist oft nicht auf Anhieb zu erreichen. In solchen Fällen ist es ratsam, in *kleinen Schritten* vorzugehen. Wenn Frau Metzinger jede halbe Stunde zur Toilette gebracht werden will, wird sie nicht auf Anhieb zwei Stunden warten können. Man wählt zuerst eine Zeitspanne, die sie problemlos durchhalten kann, das wäre am Anfang eine halbe Stunde. Die Abstände werden allmählich gesteigert. Nach jedem Gelingen wird verstärkt. Die Schritte sind jeweils so zu wählen, dass sie zu bewältigen sind. Misserfolge sind zu vermeiden, sie würden als Strafe erlebt und den erwünschten Lernprozess stören.

Wenn nach dem Grundsatz „nicht für den alten Menschen, sondern mit ihm" gehandelt wird, sind die Pflegemaßnahmen mit ihm absprechen. Er wird selbst bestimmen, was er ändern möchte, das Lernprogramm wird gemeinsam entwickelt. Es ist günstig, in solchen Fällen *Verträge abzuschließen*. Darin werden das Ziel, die Teilschritte und die Verstärker festgelegt. Man wird mit Frau Metzinger über das Ziel, nämlich weniger Toilettengänge, und die Vorgehensweise sprechen. „Ich komme dann und dann, um mit Ihnen zur Toilette zu gehen. Wenn Sie es geschafft haben, so lange zu warten, habe ich anschließend Zeit für Sie." Die Verstärker werden mit ihr gemeinsam festgelegt. Wichtig ist dabei, dass Frau Metzingers Wünsche nach Kontakt anders befriedigt werden.

Die immer wieder klingelnde Frau Andresen wird allerdings kaum einem Lernprogramm zustimmen, dessen Ziel es ist, dass sie nicht mehr so häufig klingelt. Hier muss anders vorgegangen werden. Man könnte Frau Andresen bitten, dem Personal einen Gefallen zu tun und zu arbeitsintensiven Zeiten nicht zu klingeln. (Es muss ihr dabei gesagt werden, dass sie ein Recht auf die Erfüllung ihrer Wünsche hat, sonst wird sie für Verabredungen und Gefälligkeiten nicht motiviert sein.) Es wird eine Zeitspanne verabredet, die Frau Andresen durchhalten kann. Man könnte so vorgehen, dass eine Altenpflegerin zu Frau Andresen sagt: „Ich komme um 10 Uhr und frage nach Ihren Wünschen. Um 11 Uhr komme ich wieder. Dann habe ich Zeit für Sie. Wir können etwas zusammen machen, was Sie sich wünschen." Es können auch andere Verstärker eingesetzt werden. Die Altenpflegerin kann auf jeden Fall mitteilen, dass sie sich über die Rücksichtnahme freut. Wahrscheinlich wird diese Mitteilung bei Frau Andresen als Verstärker wirken.

Wenn die verabredete Zeit nicht eingehalten wird, muss man natürlich auf das Klingeln reagieren. Die Wünsche werden möglichst kommentarlos erfüllt, die Verstärker fallen jedoch aus.

Einwände gegen die Verhaltensmodifikation: Gegen die Verhaltensmodifikation wird zuweilen eingewandt, dass man die betreuten alten Menschen nicht erziehen will. Wenn man mit dem alten Menschen gemeinsam ein Lernziel beschließt und das Vorgehen abspricht, gilt dieser Einwand nicht. Anders ist es bei störendem Verhalten oder bei dementen alten Menschen, die nicht mehr entscheiden können, was sie verändern wollen. Dann ist abzuwägen, welche Interessen Vorrang haben sollen, und es ist sicherzustellen, dass das Wohlbefinden der betreuten Menschen nicht beeinträchtigt wird.

13 **Aufgabe:** Schülerin Karolin arbeitet auf einer Station mit dementen Bewohnern. Deren Verhalten ist schwer zu beeinflussen. Kaum hat sie ihnen etwas erklärt, ist es schon wieder vergessen. Besonders schlimm erlebt Karolin die Pflege von Herrn Wichterich. Sie muss ihn festhalten, während die Stationsleiterin ihn wäscht. Herr Wichterich wehrt sich, beißt und kratzt. Karolin ist der Meinung, dass das Festhalten alles viel schlimmer mache. Sie macht den Vorschlag, Herrn Wichterich allein zu waschen. Das wird abgelehnt, man habe es schon früher versucht, es ginge nicht. Sie muss ihn weiterhin festhalten und seine Versuche, sich zu wehren, über sich ergehen lassen. Sie würde auch sonst gern neue Methoden ausprobieren, die sie in der Schule gelernt hat, aber ihre Vorschläge werden ignoriert. Sie überlegt, ob sie die Altenpflege aufgeben soll.

- Erklären Sie Karolins Reaktion mit dem Konzept der „Erlernten Hilflosigkeit".
- Machen Sie Vorschläge, wie vermieden werden kann, dass Schülerinnen Hilflosigkeit lernen.

| 14 | **Aufgabe:** Stellen Sie sich eine Bewohnerin vor, von der Sie annehmen, dass sie sich hilflos fühlt. Machen Sie Vorschläge, wie sie zu der Überzeugung gelangen könnte, dass sie etwas bewirken kann. |

| 15 | **Aufgabe:** |

- Sammeln Sie Verstärker, die Sie in der Altenpflegepraxis anwenden können.
- Denken Sie an einen passiven, hilflosen alten Menschen, den Sie kennen. Welche Aktivitäten lassen sich beobachten, die Sie verstärken könnten?
- Denken Sie an einen betreuten alten Menschen, der viel jammert. Gibt es auch optimistische Äußerungen, die verstärkt werden könnten? Wenn ja, wie würden Sie vorgehen?
- Ein betreuter Mensch wird selbstständiger. Überlegen Sie, auf welche Art er Zuwendung bekommen kann, ohne dass seine Selbstständigkeit beeinträchtigt wird.

2.2 Verhalten erklären

Alltagstheorien oder: Antworten auf „Warum–Fragen". Im vorigen Abschnitt wurde beschrieben, wie Verhalten durch Konsequenzen geformt wird. Damit lässt sich aber nicht alles erklären. Der Mensch handelt, das heißt, er setzt sich Ziele, ist sich seiner Handlungen bewusst und steuert sie. Um handeln zu können, muss er Überlegungen anstellen, warum und wozu andere etwas tun, entsprechend plant er seine eigenen Handlungen. Wenn eine Bewohnerin eine Altenpflegerin mit Schimpfwörtern bedenkt, hängt deren Reaktion davon ab, wie sie sich dieses Verhalten erklärt. Handelt die Bewohnerin mit Absicht? Weiß sie, was sie tut? Oder kann sie sich nicht anders mitteilen? Solche Fragen werden gestellt, und je nachdem, wie die Antwort ausfällt, wird die Reaktion darauf ausfallen.

Alle Menschen machen sich Gedanken darüber, warum etwas getan wird. Wenn man die Beweggründe für ein Verhalten kennt, kann man angemessener darauf reagieren. Jeder entwickelt ein System von Erklärungen. Solche Erklärungssysteme von Laien werden *Alltagstheorien* genannt.

Altenpflegeschülerinnen eines Fachseminars für Altenpflege hatten die Aufgabe, die Ursachen für aggressives Verhalten alter Menschen auf Pflegestationen aufzuführen. Im Durchschnitt nannten sie elf Ursachen:

- Krankheit (Behinderungen, Inkontinenz, Schmerzen, Schlaflosigkeit),
- Probleme der Informationsverarbeitung (Behinderungen des Hörens/Sehens, Verwirrtheit usw.),
- Einsamkeit,
- Älterwerden,
- Angst,
- Trauer (Verlust des Partners, der Familie, des Zuhauses),
- Hilflosigkeit,
- Familie (Gefühl des Abgeschoben-Seins, Streit, kein Besuch),
- Mitbewohner,
- mangelndes Verständnis des Personals,
- Verhalten des Personals (Bevormundung, Wünsche werden nicht berücksichtigt, Ungerechtigkeiten, aggressives Verhalten).

Die Schülerinnen wurden nicht nur nach dem Warum befragt, sondern auch nach dem Wozu. Welche Ziele werden mit aggressivem Verhalten verfolgt?

Die Schülerinnen nannten eine Reihe von Zielen, die mit aggressivem Verhalten verfolgt werden können. Es kann der Kommunikation dienen, um auf sich aufmerksam zu machen, Unbehagen zu äußern, Wünsche durchzusetzen, sich Respekt zu verschaffen, sich abzugrenzen, sich einen Freiraum zu verschaffen, sich zu schützen oder auch um Zuwendung zu erhalten. Die Altenpflegeschülerinnen nahmen auch an, dass aggressives Verhalten der Verarbeitung von Frustrationen dient sowie dem Überspielen unangenehmer Gefühle wie Angst, Hilflosigkeit, Einsamkeit oder innerer Leere.

Die befragten Schülerinnen bewerteten aggressives Verhalten nicht nur negativ, sondern auch positiv. Die alten Menschen könnten ihre Stärke fühlen. Es vermittle Informationen über Bewohner, kläre Verhältnisse und zwinge die Pflegekräfte, sich mit der Situation der Bewohner auseinander zu setzen.

Warum ist die Beschäftigung mit den eigenen Erklärungen so wichtig? Dafür gibt es mindestens zwei Gründe. Zuerst geht es um das eigene Handeln. Wie sehen Erklärungen von Verhalten bei mir aus? Eine Altenpflegerin, die aggressives Verhalten als ein Überspielen der inneren Leere ansieht, wird anders handeln als eine, die sich persönlich angegriffen fühlt. Das Nachdenken über die eigenen Erklärungsmuster, die Erweiterung des Selbst-Bewusstseins, ermöglicht eine bessere Gestaltung der Kommunikation. Ein zweiter Grund ist, dass die Auseinandersetzung mit wissenschaftlichen Theorien besser gelingt, wenn die eigenen Alltagstheorien zu dem Thema bewusst gemacht werden und ein Vergleich angestellt wird. Dieser kann zu Erweiterungen oder Korrekturen der eigenen Annahmen führen.

Wie Erfolg und Misserfolg erklärt werden. Wie erklärt sich eine Altenpflegeschülerin, die bei einer Klausur schlecht abgeschnitten hat, ihren Misserfolg? Sie kann dafür ganz unterschiedliche Ursachen finden (Zusammenfassung bei Forgas 1987, Kap. 5):

- „Ich kann das einfach nicht." Bei dieser Erklärung nimmt sie an, dass sie nicht die Fähigkeit hat, sich den Stoff anzueignen.
- „Ich habe nicht genug gelernt." Bei dieser Erklärung glaubt sie, sich nicht genug angestrengt zu haben.
- „Der Dozent hält einen schlechten Unterricht. Er kann nicht gut erklären." Sie glaubt, es habe am Dozenten gelegen, dass es nicht geklappt hat, also an äußeren Umständen.
- „Ich habe einfach Pech gehabt, es kamen die falschen Aufgaben." Wieder lag es an äußeren Umständen. Dieses Mal war es der Zufall.

Die Ursache für Erfolg oder Misserfolg kann in der eigenen Person gesehen werden. Im obigen Beispiel werden Fähigkeiten („Ich kann das einfach nicht.") oder die Anstrengung („Ich habe nicht genug gelernt.") angenommen. Fähigkeiten sind Merkmale der Person, die stabil sind. Dagegen ist die Anstrengung veranderbar. Die Ursache kann auch in äußeren Umständen gesehen werden. Wenn der Dozent verantwortlich gemacht wird, handelt es sich um ein relativ stabiles Merkmal der Situation. Glück oder Pech, also der Zufall, sind veränderlich.

Solche Erklärungen beeinflussen das Verhalten. Wenn wieder eine Klausur ansteht, werden die Vorbereitungen davon abhängen, was als Ursache für das Versagen angenommen wird. Nimmt die Schülerin an, sie habe einfach nicht die Fähigkeit für das Fach oder die gesamte Ausbildung, wird die Angst steigen, je näher die Klausur heranrückt. Sie wird sich überlegen, ob sie überhaupt weitermachen soll. Sieht sie die mangelnde Anstrengung als Grund an, wird sie versuchen, mehr zu lernen. Wenn sie ihr Abschneiden auf den schlechten Unterricht zurückführt, wird sie den Dozenten um weitere Erklärungen bitten. Glaubt sie, dass sie einfach nur Pech gehabt hat, wird sie auf Glück hoffen.

Probleme treten vor allem auf, wenn zwei Personen unterschiedlicher Meinung über die Ursache eines Verhaltens sind. Die Schülerin sagt zum Dozenten, dass er nicht richtig erkläre; der Dozent sagt, dass die Schülerin sich nicht genug anstrenge.

Auch im Pflegealltag kommt es zu solch unterschiedlichen Auffassungen. Einer Bewohnerin verursachen Bewegungen Schmerzen. Damit sich ihr Zustand nicht verschlechtert, soll sie täglich aufstehen und ein Stück gehen. Wenn die Altenpflegerin sie dazu auffordert, sagt die Bewohnerin, dass sie aufgrund ihres Alters und ihrer Krankheit nicht mehr gehen könne. Die Altenpflegerin denkt, dass sie sehr wohl dazu in der Lage sei, wenn sie sich nur ein bisschen anstrengen wolle. Für die Aktivierung alter Menschen wäre es natürlich sehr günstig, wenn diese glauben würden, dass sie durch ihre eigene Anstrengung einiges erreichen könnten. Es nützt aber gewöhnlich nicht viel, wenn gesagt wird: „Wenn Sie sich nur anstrengen würden, könnten Sie sehr wohl."

Was wir als Ursache unseres Verhaltens sehen, hängt von unserer Lerngeschichte ab. Ursachenerklärungen werden geändert, wenn andere Erfahrungen gemacht werden. Wenn alte Menschen erleben, dass ihre Bemühungen positive Konsequenzen nach sich ziehen, also verstärkt werden, und sie manches noch erreichen, werden sie sich eher sagen: „Wenn ich mich anstrenge, schaffe ich das auch noch." Solche Einstellungsänderungen gehen nicht schnell vonstatten. Dazu sind einige Erfahrungen des Gelingens notwendig.

16 **Aufgabe:** Versuchen Sie Ihre Alltagstheorie zu „Arbeitszufriedenheit" darzustellen. Schreiben Sie auf, was Sie als Ursachen für Arbeitszufriedenheit ansehen.

- Vergleichen Sie Ihre Alltagstheorie mit denen der anderen Mitglieder der Gruppe. Welche Ursachen werden am häufigsten genannt?
- Was müsste nach Ihrer Alltagstheorie verändert werden, um die Arbeitszufriedenheit zu steigern?

17 **Aufgabe:** Sammeln Sie Aussagen von alten Menschen, die sich auf Ursachen von Erfolg und Misserfolg beziehen. Ordnen Sie jede Aussage in eine der folgenden Kategorien ein:

- Fähigkeiten,
- Anstrengung,
- äußere Umstände,
- Zufall.

2.3 Personen wahrnehmen

Wahrnehmung ist ein komplexer Prozess, bei dem Sinnesreize zu einem Bewusstseinsinhalt verarbeitet werden. Es ist nicht so, dass die Außenwelt in unserem Bewusstsein gleichsam gespiegelt wird. Die Wahrnehmung einer Person können wir uns wie folgt vorstellen: Auf unser Auge treffen elektromagnetische Wellen, für die es spezifische Rezeptoren gibt. Die Reize werden zu verschiedenen Hirnregionen weitergeleitet. Es gibt spezielle Gehirnzellen für Farbe, Form, Tiefe und Bewegung; es erfolgt also eine Zerlegung des Bildes. Dies geschieht auf verschiedenen Stufen. Die aufgenommenen Informationen werden mit Gedächtnisinhalten verglichen. Am Ende des Prozesses nehmen wir wahr: „Das ist Frau Müller." Dieser Vorgang der Zerlegung und Zusammensetzung in verschiedenen Bereichen des Gehirns läuft in Sekundenbruchteilen ab und ist uns nicht bewusst. Nur das Endergebnis „Das ist Frau Müller" erscheint in unserem Bewusstsein.

Eine unendlich große Zahl an Informationen wird von den Sinnesorganen aufgenommen, aber nur ein kleiner Teil davon gelangt ins Bewusstsein. Wenn wir zum Beispiel jemandem konzentriert zuhören, wird wenig von dem bewusst, was sich in der Umgebung sonst noch abspielt. Es wird zwar von den Ohren aufgenommen, aber von einer bestimmten Stelle aus nicht weitergeleitet. Im Gehirn wird eine Auswahl getroffen, was im Bewusstsein erscheinen soll. Wir nehmen vor allem das wahr, was wir erwarten und was uns wichtig ist.

Wenn wir Personen wahrnehmen, geschieht noch anderes. Frau Müller ist blass und lässt die Schultern hängen. Das lässt uns denken: „Sie fühlt sich nicht wohl." „Sie ist traurig." Es wird vom Aussehen, von der Haltung, dem Gesichtsausdruck, der Kleidung, der Art der Bewegung auf innere Merkmale geschlossen.

In einem Experiment hatten die Teilnehmer die Aufgabe, anhand von Fotos die Intelligenz der Abgebildeten zu schätzen. Das Ergebnis war, dass attraktiv aussehende Personen als intelligenter eingeschätzt wurden. Als man die Versuchsteilnehmer fragte, wie sie zu ihrer Beurteilung gekommen wären, sagten sie voller Überzeugung, das Aussehen habe keine Rolle gespielt (Dion u. a. nach Forgas 1987, 62).

Obwohl sie sich vom Aussehen leiten ließen, glaubten sie, es wäre nicht so gewesen. Es wird also nicht alles bewusst, was sich bei einer Beurteilung abspielt. Der gute Vorsatz, Menschen nicht nach ihrem Äußeren zu beurteilen, wurde unbewusst außer Kraft gesetzt.

Die vielfältigen Reize, die ständig in das Gehirn einströmen, werden überprüft, ob sie sich schon vorhandenem Wissen zuordnen lassen. Unsere *Vorerfahrungen* werden herangezogen. Um die Informationen zu ordnen, wurden im Laufe der Lerngeschichte Systeme gebildet, in die Neues eingeordnet werden kann. *Stereotype*, *Einstellungen* und *Vorurteile* systematisieren die Informationsflut, führen aber auch leicht zu Fehlurteilen.

Vorerfahrungen. Ein Säugling, dem von einem Menschen in einem weißen Kittel schon einmal wehgetan wurde, z. B. von einer Ärztin, die ihm eine Spritze gab, wird zu schreien anfangen, wenn er eine andere Person im weißen Kittel sieht. Er hat gelernt, von weißen Kitteln nichts Gutes zu erwarten. Zwar werden Erwachsene besser differenzieren können, aber auch sie können sich nicht ganz von ihren Erfahrungen frei machen.

Eine Altenpflegerin wurde immer schnell gereizt, wenn sie mit einer bestimmten Bewohnerin sprach. Die Altenpflegerin bemühte sich sehr, mehr Wohlwollen und Geduld aufzubringen, aber es gelang ihr nicht. In der Supervision wurde ihr bewusst, dass die Bewohnerin einen ähnlich anklagenden Tonfall wie ihre Mutter hatte. Das Mutter–Tochter–Verhältnis war sehr gespannt. Wenn die Altenpflegerin die Stimme der Bewohnerin hörte, stellte sich die Gereiztheit ein, die im Umgang mit der Mutter aufkam.

Es müssen nicht nur persönliche Erfahrungen sein, die die Wahrnehmung beeinflussen. Ein alter Mensch hat im Fernsehen Berichte über Altenheime gesehen, in denen Bewohner vernachlässigt oder geschlagen wurden. Mit welchen Erwartungen wird er in ein Altenheim gehen? Wie wird er die Altenpflegerinnen wahrnehmen? Er wird wahrscheinlich misstrauisch sein. Er wird all das registrieren, was auf Misshandlungen hinweisen könnte. Freundlichkeit wird er vielleicht als Täuschung ansehen, als Fassade, hinter der sich Schlimmes verbirgt. Es wird lange dauern, bis er seine Erwartungen korrigiert.

Stereotype, Einstellungen und Vorurteile. Im Laufe des Lebens werden Systeme gebildet, in die neue Informationen eingeordnet werden. Wenn ein solches Ordnungssystem aus einer Art Schubladensystem besteht, in das einzelne Personen sortiert werden, wird von *Stereotypen* gesprochen. Jede Schublade ist mit einem Etikett versehen: „die Alten", „die Jugend", „Türken", „Italiener", „Psychologen" usw. Auf jedem Etikett sind einige Merkmale angegeben. Wenn jemand einem „Alten" begegnet, werden ihm die Merkmale zugeordnet, die auf dem Etikett vermerkt sind. Er wird mehr als Mitglied der Gruppe der Alten denn als Individuum wahrgenommen.

Stereotypen haben die Funktion, die Welt überschaubarer zu machen; die Vielfalt wird geordnet und reduziert. Sie wirken einer Überforderung des Wahrnehmenden entgegen und erleichtern ihm das Handeln. Problematisch werden Stereotype, wenn die Vorstellung im Kopf eine differenzierte Wahrnehmung der Einzelperson und damit die Kommunikation behindert, wenn etwa das Stereotyp „Türkin mit Kopftuch" den Blick auf eine anwesende türkische Frau mit Kopftuch verstellt.

Wenn man bestimmte Erwartungen an das Verhalten eines Menschen hat und auf eine bestimmte Weise auf ihn reagiert, spricht man von *Einstellungen*. Dieser Begriff soll an einem Experiment verdeutlicht werden.

Ein guter Schüler und ein schlechter Schüler trugen vor ihrer Klasse ein Gedicht vor. Jeder der beiden machte 13 Fehler. Die Mitschüler hatten die Aufgabe, die Fehler zu zählen. Beim schlechten Schüler wurden alle 13 Fehler registriert, beim guten jedoch nur 7.

Wie kommt es, dass beim guten Schüler so viele Fehler überhört wurden? Vom guten Schüler werden einfach keine Fehler erwartet. Wenn sie trotzdem auftreten, verarbeitet das Gehirn diesen Widerspruch zwischen den Erwartungen und dem tatsächlichen Geschehen so, dass es einen Teil der Informationen nicht in das Bewusstsein gelangen lässt. Beim schlechten Schüler, bei dem Fehler erwartet werden, gelangen auch alle in das Bewusstsein. Informationen, die mit den Erwartungen nicht übereinstimmen, werden unterdrückt oder auch verändert. Im Experiment wissen wir, wie die Informationen tatsächlich waren. Im Alltag kennen wir die „richtige" Information leider nicht. Einstellungen werden dann *Vorurteile* genannt, wenn sie

- aufgrund unvollständiger Informationen gebildet werden,
- negativ oder ablehnend sind und
- durch widersprechende Informationen nicht verändert werden.

Wie kommt es, dass Vorurteile so resistent sind? Wie bei den Stereotypen ist es auch bei den Vorurteilen so, dass sie die Informationsfülle reduzieren und damit das Handeln erleichtern. Mit einem Vorurteil weiß man Bescheid. Man kann schnell einen Standpunkt beziehen. Gegenteilige Informationen werden entweder gar nicht wahrgenommen oder so verarbeitet, dass der Widerspruch aufgehoben wird. Es kommt manchmal vor, dass alte Menschen Vorurteile gegenüber Ausländern haben, sie trauen ihnen nicht zu, eine Arbeit kompetent auszuführen. Wenn sie nun von einem Ausländer so gepflegt werden, dass sie nicht den geringsten Anlass zum Klagen finden können, sagen sie, dass es sich hier um eine Ausnahme handeln muss. Mit diesem Trick können gegenteilige Informationen wahrgenommen werden, brauchen aber nicht zu einer Korrektur des Vorurteils zu führen.

Einstellungen und Vorurteile sind Teil der Identität jedes Einzelnen. Sie in Frage zu stellen hieße, die eigene Person als nicht stabil anzusehen. Das löst Unsicherheit aus und kann Angst hervorrufen. Da dies unangenehm ist, werden Vorurteile aufrecht erhalten. Sie können auch ein Gefühl der Zusammengehörigkeit schaffen. Eine Gruppe kann gemeinsame Vorurteile haben, um sich damit von anderen abzugrenzen und ein Wir-Gefühl zu schaffen. Ein gemeinsames Feindbild erhöht die Schlagkraft. Wer die Vorurteile teilt, gehört dazu und wird anerkannt. Sie zu bezweifeln hieße, sich aus der Gruppe auszuschließen.

Die Abwertung anderer durch Vorurteile führt zwangsläufig zu einer Erhöhung der eigenen Person. Jahrhundertelang hielt sich das Vorurteil, Frauen könnten nicht logisch denken. Die Vorteile, die die Männer dadurch hatten, liegen auf der Hand. Selbst ein Mann mit bescheidenen geistigen Fähigkeiten konnte sich jeder Frau überlegen fühlen. Damit wurde sein Selbstwertgefühl erhöht. Wer gibt das schon gern auf?

Stimmungen. Die Sprache drückt aus, wie Stimmungen unsere Wahrnehmungen beeinflussen. Wir sagen: „Er sieht alles durch eine rosarote Brille." Oder: „Er sieht nur noch grau in grau." Oder: „Sie war blind vor Wut." Damit wird der Einfluss des inneren Zustandes auf die Wahrnehmung beschrieben. Jeder hat schon erlebt, wie er in einer guten Stimmung anders wahrnimmt als in einer schlechten. Wer gerade in einer Hochstimmung ist, wird beim zehnten Klingeln von Frau Andresen denken: „Ach, die Arme. Sie hat aber auch gar keine Abwechslung." Wer gerade in einer schlechten Stimmung ist, wird schon nach dem dritten Klingeln gereizt sein und Frau Andresen als eine egoistische und rücksichtslose Bewohnerin wahrnehmen.

In Abbildung 3 wird der Prozess der Wahrnehmung zusammengefasst. Ein Beobachter beobachtet eine Person. Er nimmt ihre körperlichen Merkmale wahr, ihren Ausdruck, ihre Bewegungen und ihre Sprache. Diese Merkmale werden mit seinen eigenen Erfahrungen, Erwartungen, Einstellungen, Interessen und Gefühlen usw. verarbeitet. Auf diese Weise wird ein Urteil über Persönlichkeitsmerkmale, Gefühle und Absichten der wahrgenommenen Person gebildet (Secord/Backman 1964).

Die Ergebnisse aus der Psychologie der Personwahrnehmung führen nicht dazu, dass wir Rezepte ableiten können, wie Personen einzuschätzen sind, im Gegenteil, es zeigt sich, dass es keine Maßstäbe dafür gibt, was „richtig" ist. Jede Wahrnehmung ist subjektiv. Objektivität ist eine Illusion. Das Wissen darüber schafft Unsicherheit statt Sicher-

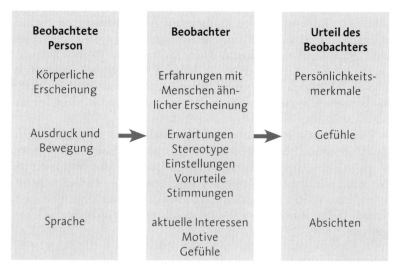

Abb. 3: Prozess der Personwahrnehmung (in Anlehnung an Secord/Backman 1964, 51)

heit. Aber nur diese Unsicherheit kann zu neuen Sichtweisen führen. Das Bewusstsein der eigenen Subjektivität erleichtert das Akzeptieren der Sichtweisen der Gesprächspartner und damit das Verstehen.

18 **Aufgabe:** Sie fahren abends mit der Straßenbahn. Es ist ein Platz bei einer Gruppe junger Männer mit Glatzen, Springerstiefeln und Baseballschlägern und einer neben einer Frau mittleren Alters mit Einkaufstüten frei.

- Zu wem würden Sie sich setzen?
- Welche Erwartungen haben Sie bei den jungen Männern mit Glatzen? Welche Erwartungen haben Sie bei der Frau mit den Einkaufstüten?
- Erklären Sie Ihre Entscheidung anhand der Abbildung des Wahrnehmungsprozesses.

19 **Aufgabe:** *In einem Experiment wurde für einen Kurs ein neuer Dozent eingeführt. Gruppe A der Studenten erhielt die Information, der Dozent sei warmherzig, für Gruppe B wurde der Dozent als kühl beschrieben. Beide Gruppen hatten bei demselben Dozenten Unterricht. Die Studenten der Gruppe A beteiligten sich mehr am Unterricht und waren zufriedener als die der Gruppe B.*

Erklären Sie, warum die Studenten der Gruppe A sich anders verhielten als die der Gruppe B, obwohl doch beide Gruppen ein und denselben Dozenten erlebten.

Edelmann, W. (2000): Lernpsychologie. 6. Aufl. Psychologie Verlags Union, Weinheim, Kapitel 3

Forgas, J. P. (1987): Sozialpsychologie. Eine Einführung in die Psychologie der sozialen Interaktion. Psychologie Verlags Union, Weinheim, Kapitel 1–9

Hirsch, R. D. (1999): Lernen ist immer möglich. Verhaltenstherapie mit Älteren. 2. Aufl. Ernst Reinhardt, München/Basel

3 Miteinander in Beziehung treten: Kommunikation

Kommunikation ist sehr vielgestaltig und vielschichtig. Man kann eine Mitteilung wörtlich auffassen oder zwischen den Zeilen lesen. Das Verstehen hängt auch davon ab, wie etwas gesagt wird, wie etwa die Stimme klingt, was durch die Körpersprache ausgedrückt wird und wie alles zusammenwirkt.

Jeder redet anders. Alte Menschen drücken sich anders aus als ihre jungen Helfer. Durch die Sprache wird deutlich, wie wir die Welt sehen. Jeder Beruf entwickelt eine Sprache, seine Fachsprache. An der Pflegesprache ist abzulesen, wie eine Pflegebeziehung gesehen wird. Eine bewusste Gestaltung der Altenpflege setzt daher eine sorgfältige Analyse der Sprache voraus.

3.1 Die Gestaltung der Welt durch die Sprache

Wenn wir etwas mitteilen, geschieht das meistens durch Sprache: „Frau Müller hat heute nichts zum Frühstück gegessen." „Herr Meyer fühlt sich einsam." Eine Funktion der Sprache ist die Weitergabe von Informationen, es gibt noch weitere. Wir denken mithilfe der Sprache. Man kann sich das Denken auch als ein inneres Sprechen vorstellen.

Wir können Dinge erst begreifen, wenn wir entsprechende Begriffe dafür haben. Begriffe entstehen durch *Kategorienbildung* (Edelmann 2000, 116ff). Die einzelnen Objekte unserer Umwelt werden nach gemeinsamen Merkmalen geordnet, so werden Kategorien gebildet. Schwester Tanja, Schwester Julia und Schwester Angelika werden in die Kategorie „Altenpflegerinnen" eingeordnet. Ihre gemeinsamen Merkmale sind eine bestimmte Ausbildung und eine bestimmte Tätigkeit.

Mit Begriffen können *Systeme* gebildet werden. Altenpflegerinnen, Krankenschwestern und Kinderkrankenschwestern können unter dem Oberbegriff „Pflegekräfte" zusammengefasst werden. „Pflege" kann in die Unterkategorien „Altenpflege", „Krankenpflege" und „Kinderkrankenpflege" ausdifferenziert werden. Man kann den Begriff „Pflege" auch in die Unterkategorien „ambulante" und „stationäre Pflege" unterteilen.

Neue Informationen werden besser aufgenommen, wenn sie in ein vorhandenes System eingeordnet werden können. Wenn ein alter Mensch in ein Altenheim kommt, trifft er auf eine große Anzahl ihm unbekannter Menschen. Er kann die Fülle der Informationen besser bewältigen, wenn er Kategorien parat hat, in die er die einzelnen Personen einordnen kann, z.B. „Altenpflegerinnen", „Bewohner", „Besuchsdienste" ...

Um das Reden über die Pflege zu gestalten, wurden verschiedene Versuche der Systematisierung unternommen. So wurde etwa in „Grund- und Behandlungspflege" unterteilt. Ein anderer Versuch ist es, das Menschsein in verschiedene Funktionen zu unterteilen, wie es beispielsweise bei dem Pflegemodell „Aktivitäten und existentielle Erfahrungen des Lebens, AEDL" geschieht (Krohwinkel 1993). Wie die verschiedenen Pflegemodelle und deren fortwährende Veränderungen zeigen, ist es nicht einfach, befriedigende Kategoriensysteme zu finden.

Durch die Sprache können *abstrakte Konzepte* wie „Gerechtigkeit", „Freiheit" oder „Solidarität" gebildet werden. Auch die Pflegesprache enthält abstrakte Begriffe wie „Patientenorientierung" oder „Ganzheitlichkeit". Mit solchen Bezeichnungen soll die Gestaltung der Pflegebeziehung ausgedrückt werden. So wird z.B. aus dem „Helfen" die „Kundenorientierung". Aber was ist damit gemeint? Bildet dieser Begriff die Pflegebeziehung angemessen ab? Da die Welt durch die Sprache strukturiert wird, ist es wichtig zu klären, was mit den verwendeten Begriffen gemeint ist und ob der tatsächliche Sachverhalt damit angemessen bezeichnet wird.

20 **Aufgabe:** Versuchen Sie, folgende Begriffe konkret und anschaulich zu erklären: „Prozessorientierte Pflege", „Ganzheitlichkeit", „Rehabilitation", „Prävention".

21 **Aufgabe:** Früher wurde in der Pflege der Begriff „Füttern" verwandt, heute wird dieser Vorgang mit „Essen Anreichen oder Eingeben" bezeichnet. Versuchen Sie zu erklären, warum es zu einer solchen Veränderung kam.

3.2 Die Sprache der Pflegenden

Pflegesprache. In jedem Beruf wird eine Fachsprache entwickelt, mit der die speziellen Tätigkeiten des Berufes nach innen und außen dargestellt werden können. Pflegekräfte scheinen jedoch für ihre Arbeit nicht immer über klare Begriffe zu verfügen, es fällt ihnen schwer, ihre pflegerische Arbeit in Worte zu fassen (Bartholomeyczik 1997, Zegelin 1997). Um die Pflege darzustellen, ist es jedoch notwendig, eine angemessene Pflegesprache zu entwickeln. Was nicht benannt werden kann, kann nicht dokumentiert, nicht untersucht, nicht gelehrt und auch nicht bezahlt werden (Lang nach Bartholomeycik 1997).

Am Beispiel der *Biografiearbeit* soll erläutert werden, wie wichtig angemessene Begriffe sind, um Pflege darzustellen. Gegen den Begriff „Biografiearbeit" könnte man einwenden, er sei nicht nötig, weil er etwas bezeichne, was selbstverständlich schon immer getan wurde, nämlich mit alten Menschen über ihre Vergangenheit zu reden. Weil es aber so selbstverständlich ist, wurde dieser Aspekt der Altenpflege gar nicht als professionelle Arbeit bewertet. Der Begriff „Biografiearbeit" weist darauf hin, dass das Reden mit alten Menschen über ihre Vergangenheit ein Teil der pflegerischen Arbeit ist. Mit ihm kann eine wichtige Arbeit benannt und dokumentiert, unterrichtet und weiterentwickelt werden.

Die Sprache legt offen, wie der betreute Mensch gesehen wird. Daher ist es wichtig, sorgfältig zu formulieren. Eine Pflegediagnose wie „Verdrängung von Problemen" und ein Pflegeziel wie „sich innerhalb einer Woche über das Problem bewusst werden" (Christiansen 2001) sagen über die Pflegebeziehung aus:

- Der Pflegende stellt ein Defizit fest, er bewertet den betreuten Menschen.
- Der Pflegende legt fest, dass dieses Defizit innerhalb eines bestimmten Zeitraums behoben sein soll.

Bei solchen Pflegezielen wird den Altenpflegerinnen die Legitimation zugesprochen, die betreuten Menschen zu bewerten und festzulegen, wie diese sich zu verändern haben.

Zu einer angemessenen Fachsprache gehört auch, dass Begriffe aus anderen Fachsprachen nicht naiv übernommen werden. Fachbegriffe beziehen sich jeweils auf Konzepte aus der entsprechenden Disziplin. Sie können nur korrekt angewendet werden werden, wenn die dahinterliegenden fachspezifischen Konzepte bekannt sind.

Kommunikation in Institutionen. Professionelle Altenpflege findet in Institutionen statt. Unter *Institutionen* werden gesellschaftliche Teilbereiche mit bestimmten Strukturen verstanden, in denen Regeln für die Handelnden festgelegt sind und bestimmte Konventionen das Miteinander regeln (Ehlich/Rehbein nach Sachweh 2000, 39).

Altenheime haben eine bestimmte Struktur. Es gibt eine Verwaltung, einen hauswirtschaftlichen Bereich und Pflegebereiche. Zudem sind sie hierarchisch gegliedert, z. B. Pflegedienstleitung, Stationsleitung, Altenpflegerinnen. Es ist spezifisch ausgebildetes Personal erforderlich, für dessen Handeln Regeln festgelegt sind. Es gibt Konventionen, wie miteinander kommuniziert wird. Altenpflegerinnen werden meistens mit Schwester und Vornamen angeredet, Altenpfleger und Zivildienstleistende mit Vornamen, andere Mitarbeiter und Mitarbeiterinnen mit Herr oder Frau und Familiennamen. Es gibt Konventionen, wer mit Du oder Sie angesprochen wird. Bewohner und Bewohnerinnen werden mit Herr oder Frau und Familiennamen angesprochen und gesiezt.

In einer Institution sind Rollen festgelegt. Die Sprache macht deutlich, wie eine Rolle gestaltet wird. Es gibt die Rollen der betreuten alten Menschen und die der Pflegenden. Diese stehen in einer ungleichen Beziehung zueinander, einer ist hilfsbedürftig, der andere hilft. Dadurch entsteht ein Machtgefälle. Die Pflegenden kennen Struktur und Regeln der Institution besser als die betreuten alten Menschen. Sie entscheiden, welche Interessen Vorrang haben. In der Regel sind sie über einige Angelegenheiten der betreuten alten Menschen, wie etwa medizinische Behandlungen, besser informiert als diese selbst. Die Kommunikation zwischen Pflegenden und betreuten Menschen besteht zu einem großen Teil aus Aufforderungen, etwas zu tun, etwa bei der Körperpflege mitzuwirken, aufzustehen, zu essen, ins Bett zu gehen. Wer das Recht hat, etwas zu fordern, hat eine Machtposition dem gegenüber, der den Aufforderungen nachkommen soll.

Das Machtgefälle in Institutionen ist nicht von vornherein festgelegt, sondern wird durch die Ausgestaltung der Beziehungen bestimmt. Werden die Bewohner als Kunden gesehen, die bezahlen und die man nicht verlieren möchte, verschiebt sich das Machtgefälle zugunsten der Bewohner. Wenn eine Altenpflegerin z. B. meint, die tätlichen Angriffe eines Bewohners ertragen zu müssen, weil sie vermutet, dass die Heimleitung zahlende Kunden nicht verärgern will, wird sie sich eher ohnmächtig fühlen.

Besonderheiten der Sprache der Pflegenden. Bei der sprachlichen Gestaltung der Beziehung zu den betreuten alten Menschen entwickeln sich Besonderheiten. Wie reden Altenpflegerinnen mit den betreuten alten Menschen? Bislang liegt in Deutschland nur eine Untersuchung vor, in der dieser Frage nachgegangen wird. Sachweh (2000) registrierte und analysierte in einem Altenheim sechs Wochen lang die Gespräche zwischen Pflegenden und Bewohnern und Bewohnerinnen bei der Morgenpflege. Dieser Untersuchung zufolge eröffnen und beenden die Pflegenden Gespräche und sehen sich verpflichtet, einen Dialog in Gang zu halten. Schweigen der Bewohner wird nicht mit Schweigen beantwortet. Die Altenpflegerinnen reden auch nicht allein, sie versuchen vielmehr, Gespräche anzuregen und in Gang zu halten.

Wenn auch durch die Institution der Rahmen vorgegeben ist, liegt es doch in der Hand der Pflegekräfte, ein kommunikationsfreudiges Klima zu schaffen. Sachweh (2000) beschreibt Pflegestationen, die sich sehr stark darin unterscheiden, wie miteinander geredet wird. Auf einer Station mit schwer pflegebedürftigen Bewohnern wurde versucht, auf die Signale der Bewohner zu hören und Gespräche zu initiieren, auf einer anderen gaben sich die Pflegenden äußerst wortkarg. Dabei hing es sehr stark von der Person der Stationsleitung ab, wie mit den alten Menschen geredet wurde.

Sachweh (2002) beobachtete zwei Merkmale der Sprache von Pflegekräften, die auch in anderen Untersuchungen beschrieben wurden: Das *Krankenschwester-Wir* und die *Baby-Sprache*.

Folgender Witz ist weit verbreitet: Altenpfleger Johann sagt zu Frau Schmitz: „Jetzt gehen wir ins Bett, Frau Schmitz." Frau Schmitz antwortet: „Ins Bett gehe ich, aber bestimmt nicht mit Ihnen, junger Mann." Statt zu sagen „Ich bringe Sie jetzt zu Bett, Frau Schmitz", wird mit dem Krankenschwester-Wir der Anschein einer gemeinsamen Aktion erweckt. Der Altenpfleger will nicht deutlich werden lassen, dass er bestimmt, wann Frau Schmitz zu Bett gebracht wird. Das Krankenschwester-Wir drückt aus, dass man keine direkten Anweisungen geben will, um das Abhängigkeitsverhältnis nicht deutlich werden zu lassen.

Alle Mütter reden mit ihren Säuglingen auf eine ganz bestimmte Art und Weise. Diese *Baby-Sprache* zeichnet sich dadurch aus, dass sie einfacher ist als die sonst gesprochene Sprache. Es werden weniger Wörter gebraucht, die Grammatik wird vereinfacht, es werden Wörter aus Silbenverdopplung gebildet wie Pipi oder Popo, es werden Verkleinerungen gebildet, z. B. Süppchen. Es wird eine höhere Tonlage benutzt, und es gibt eine spezielle Sprachmelodie.

Ist es angebracht, alte Menschen wie kleine Kinder anzureden? In der Untersuchung von Sachweh war es keineswegs so, dass dies von den alten Menschen immer als unangenehm erlebt wurde. Manchen alten Menschen gefiel es, auf diese Art bemuttert zu werden. Sachweh beobachtete zwei Funktionen der Baby-Sprache. Sie wurde eingesetzt, um die Aufmerksamkeit der alten Menschen zu erringen. So versuchte eine Altenpflegerin zu einer Bewohnerin mit „Hallo" und „Frau Lang" und „Kuckuck" in der Tonhöhe und Sprachmelodie der Baby-Sprache Kontakt herzustellen, was auch auf diese Weise gelang. Die zweite Funktion war, Zuneigung, Trost und Schutz zu vermitteln; auch das wurde von den Bewohnerinnen verstanden und akzeptiert. Die Baby-Sprache wurde hauptsächlich von älteren Pflegerinnen gegenüber schwer pflegebedürftigen Frauen angewandt.

In manchen Situationen können Begriffe aus der Baby-Sprache entspannend wirken. Für einige Körperteile sind die Begriffe der Hochsprache im Alltag weniger gebräuchlich, z. B. wird weniger der Begriff „Gesäß" gebraucht, eher wird vom „Hintern" oder vom „Arsch" geredet. In der Pflegesituation wäre „Heben Sie bitte den Hintern" unangemessen und würde als respektlos erlebt. „Heben Sie bitte den Popo" könnte, wenn es sozusagen augenzwinkernd geschieht, bedeuten, dass man sich auf einen Begriff einigt, der positive Erinnerungen weckt, nämlich an die Säuglingspflege. In diesem Sinne ist die Baby-Sprache eine Möglichkeit, unangenehme Situationen mit angenehmen Erinnerungen zu verbinden, etwa so: „Wir als Mütter kennen das." Nacktheit und Intimpflege durch Fremde werden auf diese Weise erträglicher gemacht.

Unangemessen wird die Baby-Sprache, wenn sie als abwertend verstanden wird, wenn etwa mit einer hohen, schrillen Stimme geredet wird, ohne damit Zuwendung auszudrücken oder wenn eine Anrede als herablassend empfunden werden kann. Die Baby-Sprache ist immer falsch, wenn sich alte Menschen nicht respektiert fühlen.

22 **Aufgabe:** Notieren Sie einen Tag lang, wann, was und wie Sie mit den betreuten Menschen reden. Überlegen Sie, welchen Anteil dabei Aufforderungen einnehmen.

23 **Aufgabe:** Beobachten Sie, wann Sie selbst das Krankenschwester-Wir und die Baby-Sprache benutzen.

3.3 Sprache und Gesprächsthemen alter Menschen

Wandel der Sprache. Unsere Welt ändert sich. Es werden Erfindungen gemacht, für die neue Namen gefunden werden müssen, wie Computer, Handy oder Internet. Veränderungen von Normen und Werten werden in der Sprache deutlich. „Sei wie das Veilchen im Moose, sittsam, bescheiden und rein ...", diesen Spruch schrieben sich Mädchen bis in die fünfziger Jahre des vergangenen Jahrhunderts in ihre Poesiealben. Heute sind diese Worte kaum noch im Gebrauch, keine Freundin würde der anderen empfehlen, sittsam und bescheiden zu sein, und den Begriff „rein" kennen wir hauptsächlich aus der Waschmittelwerbung.

Aus der Wissenschaft sickerten Begriffe wie „Frustration" oder „Aggression" in die Umgangssprache ein. Es sind aber nicht nur die Worte, die sich ändern. Alte Menschen sind nicht „gefrustet", nicht nur, weil dieser Begriff in ihrer Jugend unbekannt war, sondern weil man nicht darüber sprach. Sie übten „Selbstbeherrschung" und „bewahrten Haltung", sie „ließen sich nicht einfach gehen", wie man es damals abwertend formuliert hätte. Sie reagierten „tapfer" auf Schicksalsschläge und „ließen sich nichts anmerken". Man tat klaglos seine Pflicht. Es war eine andere Welt mit anderen Werten und anderen Zielen. In den sechziger Jahren des vorigen Jahrhunderts wurden diese Werte in Frage gestellt, und die Sprache veränderte sich.

Vor allem in der Unterschicht war es nicht üblich, über seine Gefühle zu reden, ja sich selbst überhaupt wichtig zu nehmen. Kinder wurden dazu angehalten, sich nicht anmerken zu lassen, wie ihnen zumute war. Vor allem unangenehme Gefühle wie Wut, Zorn oder Ärger wurden nicht toleriert. Auch Angst, Enttäuschung und Trauer mussten verborgen werden. Kindern wurde beigebracht, nicht „ich will" zu sagen. Mädchen wurden dazu erzogen, die eigenen Wünsche zurückzustellen und ganz für andere da zu sein. Sie hatten keine Übung darin, Wünsche zu äußern. „Man muss doch zufrieden sein", das ist eine Forderung, die viele alte Frauen an sich selbst stellen.

Es hängt von der Kultur und der Epoche ab, ob und wie Gefühle ausgedrückt und damit anderen mitgeteilt werden. Zur Zeit der Romantik weinte sich auch der Mann am Busen eines Freundes aus. Danach galt es, sich nichts anmerken zu lassen. In den siebziger Jahren des letzten Jahrhunderts wurde gefordert, „Gefühle rauszulassen", neuerdings ist „cool sein" angesagt.

Die alten Menschen, die heute in der Altenpflege betreut werden, haben auch gelernt, sich „vor einem grauen Haupte zu neigen" und erwarten dies von jüngeren. Sie empfinden es manchmal als Respektlosigkeit, wenn junge Leute von gleich zu gleich mit ihnen reden. Irritationen und Missverständnisse sind durch die unterschiedlichen Werte leicht möglich.

Themen alter Menschen. Im Rahmen der Berliner Altersstudie wurden Menschen im Alter von 70–103 Jahren befragt, welche Themen ihr Denken und Tun beschäftigen (Staudinger u. a. 1999). Im Vordergrund standen die Gesundheit, das Wohlergehen der Angehörigen und die eigene geistige Leistungsfähigkeit. Sie dachten über das Leben nach, Sterben und Tod wurden seltener genannt.

In Untersuchungen, bei denen alte und junge Menschen, die sich nicht kannten, miteinander redeten, fiel auf, dass alte Menschen gern über ihr Alter reden (Zusammenfassung bei Sachweh 2000). Sei es, dass sie gleich nach der Begrüßung ihr Alter nannten, sei es, dass sie auf den Altersunterschied zwischen sich und der Gesprächspartnerin hinwiesen. Auch Rollen, die man hat (z. B. Großmutter) oder Erfahrungen zeigten das Alter an. Es geht um die Selbstdarstellung: „Ich bin so alt und habe diese Erfahrungen gemacht." Die Beziehung wird geklärt: „Wir gehören unterschiedlichen Gruppen an."

Wenn auch die älteren Gesprächsteilnehmerinnen ihre Zugehörigkeit zu einer anderen Generation betonten, so distanzierten sie sich gleichzeitig von den „Alten", zu denen wollten sie nicht gehören. Sie selbst sind Individuen, auf die das ihrer Meinung nach geltende Stereotyp vom alten Menschen nicht zutrifft. In der Berliner Altersstudie hat sich nicht ein einziger befragter alter Mensch, auch nicht einer der über 95-Jährigen, als alt bezeichnet (Mayer/Baltes 1999).

Eine weitere Auffälligkeit in den Gesprächen älterer mit jüngeren Menschen war, dass die älteren dazu neigen, sehr bald über Schicksalsschläge und belastende Lebensereignisse zu sprechen (Zusammenfassung bei Sachweh 2000). Dazu gehören der Tod von Familienangehörigen, Unfälle, schwere Erkrankungen und Probleme innerhalb der Familie.

Frau Jakob erzählte Fremden nach kurzer Bekanntschaft von den Kriegsverletzungen ihrer Tochter, die in den letzten Kriegstagen, als sie 17 Jahre alt war, von Tiefffliegern beschossen wurde. Sie führte aus, wie unter dramatischen Umständen die Splitter aus dem Herzen herausoperiert wurden. Inzwischen ist die Tochter selbst Großmutter und hat ein wenig behindertes Leben geführt.

Diese Selbstdarstellungen beziehen sich nicht auf glückliche Ereignisse, sie betonen die Schwierigkeiten des Lebens, auch wenn sie schon lange zurückliegen und in den äußeren Lebensumständen keine Rolle mehr spielen. Sie sind jedoch Teil der Identität und werden deshalb immer wieder mitgeteilt: Das waren wichtige Ereignisse in meinem Leben, das bin ich.

Probleme der Kommunikation unter alten Menschen in Heimen. Für alte Menschen, die in ein Altenheim übersiedeln, bedeutet dies gewöhnlich eine Einschränkung der Kommunikation. Sie werden von ihrer bisherigen Umwelt isoliert, es stehen weniger Kommunikationspartner zur Verfügung. Zudem wird die Kommunikation durch eine Verschlechterung der Funktion der Sinnesorgane und der Probleme bei der Informationsverarbeitung behindert. Alte Menschen vom Land, die die meiste Zeit ihres Lebens in dem Dorf verbracht haben, in dem sie geboren wurden, haben wenig Übung darin, mit fremden Menschen in Kontakt zu treten. Erschwert wird die Kommunikation auch durch die Einstellung, dass nur die anderen alt sind.

| 24 | **Anregung zur Gruppenarbeit:** |

- Suchen Sie nach Wörtern, die alte Menschen gebrauchen, Sie selbst aber nicht.
- Suchen Sie nach Wörtern, die Sie gebrauchen, alte Menschen jedoch nicht verwenden.
- Welche Themen sind für die von Ihnen betreuten alten Menschen wichtig?

3.4 Nonverbale Kommunikation

Paraverbale Signale. Wenn wir mit jemand kommunizieren, ist die Sprache nur ein kleiner Teil der Information, die wir aufnehmen, manchmal noch nicht einmal der wichtigste. Wir hören eine Stimme, sie kann hell sein oder dunkel, blechern oder melodisch, sie kann schreien oder flüstern. Wie eine Wortfolge verstanden wird, hängt vom Sprechtempo, von Pausen, von der Stimmhöhe, der Lautstärke und der Sprachmelodie ab. Diese Merkmale werden *paraverbale Signale* genannt. Hat jemand Angst, wird dessen Gefühl auch verstanden, wenn man seine Sprache nicht spricht. Sprechtempo und Flachheit der Stimme sagen genügend über seinen Zustand aus. Jeder merkt es an der Art des Sprechens, wenn es dem Partner schwer fällt, ein bestimmtes Thema anzuschneiden. Das Verstehen der paraverbalen Signale erfolgt meistens unmittelbar und nicht immer bewusst. Um ein besseres Verständnis dafür zu entwickeln, ist es hilfreich, sich bewusst zu machen, was diese in uns auslösen und wie wir darauf reagieren.

Nonverbale Signale. Nicht nur die Art des Sprechens vermittelt uns Informationen über einen Gesprächspartner, auch seine Körperhaltung teilt uns etwas mit; wir reden von der *Körpersprache*. Angst entschlüsseln wir auch aus der Körperhaltung. Jemand, der Angst hat, zieht seinen Kopf ein, um sich zu schützen. Diese Körpersprache wird verstanden. Mit dem Gesicht kann ganz gut über die wahren Gefühle hinweggetäuscht werden. Der Körper macht das weniger mit, er kann schlecht lügen.

In einer Reihe von Untersuchungen zeigte sich, dass Empfänger mehr auf den Körper „hören" als auf das, was gesagt wird (Zusammenfassung bei Forgas 1987, Kap. 8 u. 9).

> *In einem Experiment sollte eine Darstellerin „Überlegenheit" vermitteln. Für Gruppe A tat sie es nur mit Worten, während ihr Körper Angst ausdrückte (nervöses Lächeln, gesenkter Kopf, übereifriges Sprechen). Für die Gruppe B stimmten Körpersprache und verbale Nachricht überein. Gruppe A ließ sich durch die Worte nicht beeindrucken, sie schätzten die Darstellerin als ängstlich ein. Ihre Reden konnten nicht überzeugen* (Argyle u. a. nach Forgas 1987, 128).

Es nützt also nichts, sich verbal aufzuspielen, um sich als groß und unangreifbar darzustellen. Es kommt auf den Körper an, ob eine solche Botschaft beim Empfänger ankommt. Die Körpersprache wird intuitiv richtig verstanden.

Auch durch die *Mimik* werden Informationen über Gefühle vermittelt. Sie kann jedoch mehr oder weniger kontrolliert werden.

> *In einem Experiment hatten angehende Krankenschwestern die Aufgabe, sich bei Filmvorführungen über Verbrennungen und Amputationen nichts von ihren Gefühlen anmerken zu lassen. Schließlich wäre es in ähnlichen Situationen im Berufsalltag ihre Aufgabe, den Patienten Mut zu machen. Sie sollten sich daher um einen entspannten Gesichtsausdruck und ein Lächeln bemühen. Tatsächlich gelang es der*

Hälfte der Krankenpflegeschülerinnen, ein überzeugendes Lächeln zu zeigen. Einem Drittel gelang es zwar, die Lippen zu einem Lächeln zu bewegen, gleichzeitig waren aber auch Anzeichen von Furcht und Ekel zu sehen (Ekman u. a. nach Flammer 2001, 30).

Eine vollkommene Kontrolle der Gesichtszüge ist nicht immer möglich. Sie gelingt am ehesten bei der Mundregion, die Augen sind dagegen weniger unserem Willen unterworfen. Gar keinen Einfluss haben wir auf die Reaktion der Pupillen. Diese verändern sich nicht nur bei Lichteinfall, sondern auch bei Erregung, sowohl bei starker Ablehnung als auch bei großer Freude erweitern sie sich.

Ein weiteres nonverbales Signal ist der Umgang mit dem Raum, die *Nähe oder Distanz* zu anderen. Es ist keineswegs zufällig, wie groß der Abstand ist, der zwischen Personen eingehalten wird. Jeder kann im Fahrstuhl oder in öffentlichen Verkehrsmitteln beobachten, dass niemand sich dicht an einen anderen heranstellt oder sich neben einen anderen setzt, wenn sonst noch Platz zur Verfügung steht. Erst wenn dies nicht mehr der Fall ist, rückt man näher aufeinander. Dann aber ist Folgendes zu beobachten: Der auf Tuchfühlung steht, wird ignoriert, wie Luft behandelt. Niemand würde in solchen Situationen mit jemandem, dessen Atem er auf sich spürt, ein Gespräch anfangen.

Wie weit wir jemanden an uns herankommen lassen, ist in unserer Gesellschaft genau geregelt, obwohl wir uns keinerlei Gedanken darüber machen. Gewöhnlich nehmen wir nur Grenzverletzungen wahr, wenn uns jemand zu nahe kommt. Wir können uns unseren Körper von unsichtbaren Grenzen umgeben vorstellen. Die erste Grenze von der Person im Mittelpunkt aus gesehen befindet sich ungefähr in einem Abstand von 60 cm, sie dürfen nur ganz vertraute Personen übertreten. Den zweiten Kreis, der bis zu 150 cm reicht, dürfen gute Bekannte und die nette Kollegin von der Station betreten. Die dritte Zone befindet sich in einem Abstand von etwa 150 bis 350 cm, das ist der Bereich für Menschen, mit denen man nicht näher bekannt ist, Verkäuferinnen etwa oder Kolleginnen aus einer anderen Abteilung, zu denen man keine enge Beziehung hat. Auf Grenzüberschreitungen wird mit Zurückweichen reagiert.

Die persönlichen Grenzen werden bei vielen Gelegenheiten verletzt, beim Friseur, beim Arzt und vor allem in der Pflege. Hier gilt die Verabredung, dass die Nähe eine ganz und gar professionelle ist. Es ist genau festgelegt, wer so nah kommen darf. Aber auch in diesem Bereich gibt es Wandlungen. So war es früher in der Pflege nicht üblich, dass männliche Pflegekräfte Frauen wuschen, Krankenschwestern wuschen zwar Männer, nicht jedoch den Intimbereich. Für den Arzt oder die Ärztin galten solche Grenzen nicht. Für manche Bewohnerin dürfte es auch heute noch ein Problem sein, sich von einem Mann waschen zu lassen.

Wie werden Berührungen von nicht nahestehenden Personen erlebt? Auch zu diesem Thema wurden Experimente durchgeführt.

In einer Untersuchung berührten Krankenschwestern Patientinnen kurz vor einer Operation. Der Effekt war, dass ihre Angst nachließ und der Blutdruck niedriger blieb. Bei Männern war die Reaktion genau umgekehrt, die Berührung hatte negative Effekte, der Blutdruck stieg an (Whitcher/Fisher nach Forgas 1987, 155).

Für den Pflegealltag lässt sich daraus ableiten: Die meisten Frauen fühlen sich wohler und werden entspannter, wenn sie berührt werden. Das tun Altenpflegerinnen meist ganz intuitiv. Bei Männern sollte man vorsichtig sein. Da sie aber bei verschiedenen Pflegetätigkeiten berührt werden müssen, ist ihr Unbehagen dabei zu berücksichtigen, z. B. indem man jeden Vorgang ankündigt und versucht, mit der Stimme zu beruhigen.

25 Anregung zur Gruppenarbeit:

- Stellen Sie einen ängstlichen Menschen dar. Wie fühlen Sie sich dabei?
- Stellen Sie einen von sich selbst überzeugten Menschen dar. Wie fühlen sie sich dabei?
- Suchen Sie nach Unterschieden in der Körperhaltung von Männern und Frauen.

Edelmann, W. (2000): Lernpsychologie. 6. Aufl. Psychologie Verlags Union, Weinheim, Kapitel 4

Flammer, A. (2001): Einführung in die Gesprächspsychologie. Huber, Bern

Sachweh, S. (2000): „Schätzle hinsitze!" Kommunikation in der Altenpflege. 2. Aufl. Lang, Frankfurt/M.

4 Gespräche analysieren

„Wozu soll ich wissen, wie man Gespräche analysiert? Wenn etwas unklar ist, frage ich einfach nach!" So argumentierte eine Altenpflegeschülerin beim Thema Kommunikationsanalyse. So einfach ist es nicht immer. Manchmal reagieren Gesprächspartner unverständlich, ohne dass man wüsste, warum. Gespräche enden im Streit, ohne dass dies beabsichtigt war. Vernünftige Ratschläge werden nicht angenommen. Was passiert, wenn die Kommunikation unbefriedigend verläuft? Und könnte man so miteinander reden, dass Missverständnisse gar nicht erst aufkommen? Es geschieht vieles, wenn miteinander geredet (oder auch geschwiegen) wird. Um die Vielschichtigkeit zu systematisieren, wurden Kommunikationsmodelle entwickelt, mit denen Schritt für Schritt geklärt wird, wie und wo es zu Störungen kommen kann. Damit erhält man Hinweise, wie etwas verändert werden könnte.

4.1 Der Kommunikationsprozess

Kommunikation ist ein sehr komplexer Prozess, der hier erst einmal vereinfacht dargestellt werden soll. Dazu soll die Kommunikation des neugeborenen Kindes als Beispiel dienen, und zwar nicht, weil alte Menschen kindisch würden, sondern weil sich manche Vorgänge bei kleinen Kindern besser erklären lassen.

Das Neugeborene kommt auf die Welt und beginnt mit seinen Mitmenschen zu kommunizieren. Das tut es zunächst durch Schreien. Wir können dies wie folgt beschreiben: Das Neugeborene ist ein *Sender*, er vermittelt eine *Botschaft* an einen *Empfänger*. Das ist ein einfaches *Kommunikationsmodell*. Modelle werden konstruiert, um einen Vorgang vereinfacht darzustellen, zu ordnen und Verbindungen sichtbar zu machen.

Das Neugeborene hat Hunger oder Durst oder Bauchschmerzen. Es will dies mitteilen. Es hat aber nur eine Möglichkeit, seine verschiedenen Zustände des Unwohlseins auszudrücken, nämlich sein Schreien. Es *verschlüsselt* seine Nachricht, die Mitteilung über seinen inneren Zustand, in Schreien. Der Empfänger, die Mutter, hat nun die Aufgabe, die Nachricht zu *entschlüsseln*. Was will der Säugling mit seinem Schreien mitteilen? Hat er Hunger, Durst, Bauchschmerzen?

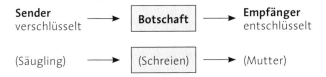

Abb. 4: Modell des Kommunikationsprozesses

Mit dem Verschlüsseln, Senden, Empfangen und Entschlüsseln ist der Kommunikationsprozess noch nicht vollständig beschrieben. Der Sender berücksichtigt Fähigkeiten und Empfangsgewohnheiten des Empfängers. Mit einem Schwerhörigen wird langsam, laut und deutlich gesprochen. Bei „Mimosen" legen wir jedes Wort auf die Goldwaage. Der Empfänger hat also einen Einfluss darauf, was ein Sender mitteilt und wie er es tut.

Eine Nachricht kann nur richtig entschlüsselt werden, wenn auch die Situation berücksichtigt wird, in der gesendet wird. Das Umfeld enthält zusätzliche Informationen, wie etwas zu verstehen ist. Wenn Politiker im Wahlkampf Versprechungen machen, wird das anders verstanden als wenn eine Kollegin etwas zusagt. Wenn in einer hektischen Situation bei der Arbeit der Ton etwas rau ist, wird das als weniger verletzend empfunden als bei einer Weihnachtsfeier.

In der Regel geht das Verschlüsseln ohne Nachdenken vor sich, es wird gar nicht bewusst. Nur wenn wir nicht verstanden werden, überlegen wir, wie eine Nachricht besser verschlüsselt werden könnte. Bei einem dementen Menschen etwa, der eine Aufforderung nicht versteht, wird ein weiterer Versuch der Verschlüsselung gemacht. Wenn alte Menschen oder Angehörige Erklärungen in der Fachsprache nicht verstehen, wird man ihnen die Begriffe „übersetzen".

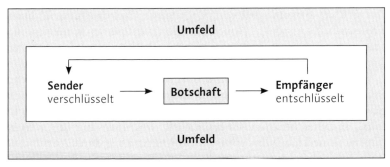

Abb. 5: Kommunikationsprozess mit Erweiterungen

Dass das Entschlüsseln nicht immer einfach ist, erleben wir häufig. Bei Personen, deren Sprechmotorik behindert ist (nach Schlaganfällen, bei Sterbenden), können die Worte oft nur schwer entziffert werden. Bei dementen alten Menschen werden manchmal die Worte verstanden, aber nicht deren Sinn. Aber auch wenn keine Behinderungen vorliegen, wird manchmal gefragt: Was könnte er damit gemeint haben? Manchmal glauben wir, etwas verstanden zu haben, was sich später als Missverständnis herausstellt.

26 **Aufgabe:** Suchen Sie nach Beispielen, bei denen Sie eine Botschaft falsch entschlüsselt haben.

27 **Aufgabe:** Suchen Sie nach Beispielen, bei denen Ihre Botschaft missverstanden worden ist.

28 **Aufgabe:** Wie fragen Sie eine Bewohnerin nach ihrem Befinden, wie eine Freundin?

4.2 Modell einer Kommunikationsanalyse

Die vier Seiten einer Nachricht. Wenn wir miteinander reden, geschieht mehr als nur das Übermitteln einer Information. Durch Kommunikation gestalten wir unsere Beziehungen. Mithilfe von Modellen können die unterschiedlichen Aspekte, die für die Kommunikation bedeutsam sind, in eine Ordnung gebracht werden. Ein solches Modell wird in den folgenden Abschnitten beschrieben.

Dazu ein Beispiel: Auf der Pflegestation sitzt das Personal beim Frühstück. Es klingelt. Niemand reagiert. Nach einer Weile sagt die Stationsleiterin mit scharfer Stimme: „Es hat geklingelt." Schwester Tanja steht auf und geht nach der Klingel.

Der Satz „Es hat geklingelt" war als eine Feststellung formuliert, er gab eine sachliche Information. Es wäre jedoch ziemlich befremdlich gewesen, wenn jemand geantwortet hätte: „Ja, das habe ich auch gehört." In dieser Situation war es für alle Anwesenden eindeutig, dass es um eine Anweisung ging, etwas zu tun. Der Satz wurde als Appell verstanden, so als wäre gesagt worden: „Schwester Tanja, gehen Sie nach der Klingel!"

Stellen Sie sich dieselbe Situation vor, es klingelt und nicht die Stationsleiterin, sondern die dienstjüngste Schülerin sagte mit scharfer Stimme: „Es hat geklingelt." Das wäre ungewöhnlich und würde Irritationen hervorrufen. Mögliche ausgesprochene oder unausgesprochene Reaktionen könnten sein: „Was fällt der denn ein?" „Was denkt die sich eigentlich?" Wahrscheinlich würde niemand aufstehen und nach der Klingel gehen.

Ein banaler Satz wie „Es hat geklingelt" sagt also auch etwas über die Beziehungen zwischen den Kommunikationspartnern und ihre Rollen aus, in unserem Fall etwas über die hierarchische Struktur des Teams. Ein fremder Beobachter, der nichts über die Gruppe weiß, kann aus dem Satz „Es hat geklingelt" und der darauffolgenden Reaktion erkennen, wer in der Gruppe das Recht hat, Anweisungen zu geben und wer verpflichtet ist, ihnen Folge zu leisten.

Schwester Tanja wird auf dem Weg zur Bewohnerin vielleicht denken: „Die Stationsleiterin hat mich heute auf dem Kieker." Sie interpretiert in diesem Fall die scharfe Stimme und die Art der Formulierung dahingehend, dass die Stationsleiterin heute nicht gut auf sie zu sprechen ist. Sie macht sich Gedanken darüber, wie diese zu ihr steht.

Schwester Tanja könnte sich aber auch sagen: „Was hat sie heute wieder für eine schlechte Laune." Damit würde sie sich Gedanken über die Verfassung der Stationsleiterin machen.

Warum hat die Stationsleiterin nicht gesagt: „Schwester Tanja, gehen Sie nach der Klingel!" oder: „Verdammt noch mal, heben Sie Ihren Hintern und bewegen Sie sich nach der Klingel!" Mit diesen Formulierungen hätte sie auch das erreicht, was sie bewirken wollte. Sie hat jedoch den Appell als eine Aussage über ein Ereignis formuliert. Damit wird, ohne dass es direkt ausgesprochen wird, die Missbilligung über das Verhalten der Schülerin ausgedrückt sowie auch die Ungeduld oder der Ärger, den die Stationsleiterin empfindet.

An diesem Beispiel wird deutlich, dass bereits ein einziger kurzer Satz mehrere Informationen enthält. Es ist zwar als eine Sachaussage formuliert, wird aber in dieser Situation eindeutig als Appell verstanden. Er macht deutlich, wie das Team strukturiert ist, wie die Stationsleiterin sich fühlt und wie sie ihrer Mitarbeiterin gegenüber gestimmt ist.

Der indirekte Appell wird von allen verstanden. Missverständnisse kann man sich hier kaum vorstellen. Allerdings können wir annehmen, dass die Beteiligten sich nicht wohl fühlen. Die Stationsleiterin hat zwar erreicht, dass Schwester Tanja ihre Arbeit macht; ihr Ärger dürfte jedoch noch nicht verflogen sein. Schwester Tanja ihrerseits ist wahrscheinlich wegen dieser Art von Anweisung verstimmt.

Um eine solche Vielschichtigkeit systematisch zu betrachten, wird das Kommunikationsmodell von Schulz von Thun (1981) beschrieben. Darin wird angenommen, dass jede Nachricht vier Inhaltsklassen enthält.

1. *Der Sachinhalt (Worüber ich informiere):* Eine Nachricht enthält gewöhnlich eine Sachinformation. In unserem Beispiel ist die Sachinformation: Es hat geklingelt.

2. *Die Selbstoffenbarung (Was ich von mir selbst kundgebe):* In jeder Nachricht ist auch eine Information über die Person des Senders enthalten. Er gibt etwas preis, ob er will oder nicht. In unserem Beispiel kann aus dem Tonfall erschlossen werden, dass die Stationsleiterin ungeduldig, vielleicht auch verärgert ist. Aus der Formulierung kann erschlossen werden, dass sie es vermeidet, Ungeduld oder Ärger direkt auszudrücken.

3. *Die Beziehung (Was ich von dir halte und wie wir zueinander stehen):* Ein Gespräch läuft immer in einer sozialen Beziehung ab. Eine Nachricht enthält in jedem Fall eine Aussage über diese Beziehung zwischen Sender und Empfänger. Wenn die Stationsleiterin im scharfen Ton zur Mitarbeiterin „Es hat geklingelt" sagt, kann aus dieser Aussage auch herausgehört werden: „Sie hätten schon längst gehen müssen, Sie machen Ihre Arbeit unzuverlässig." Aus dieser Aussage kann also entnommen werden, dass die Stationsleiterin im Moment nicht gut auf ihre Mitarbeiterin zu sprechen ist.

4. *Appell (Wozu ich dich veranlassen möchte):* Eine Nachricht hat auch die Funktion, den Empfänger zu etwas zu veranlassen. Die Stationsleiterin wollte mit „Es hat geklingelt" etwas bewirken, sie wollte, dass Schwester Tanja aufsteht und nachsieht. Ein Appell braucht nicht als eindeutige Anweisung formuliert zu sein.

In Situationen, die nicht eindeutig sind, in denen unklar ist, was der Sender eigentlich will, oder wenn wir uns unbehaglich fühlen, ist es sinnvoll, Sachinhalt, Selbstoffenbarung, Beziehung und Appell zu klären, um die indirekt ausgedrückten Botschaften zu entschlüsseln. Schulz von Thun benutzt das Bild eines Quadrates, um die vier Aspekte einer Nachricht darzustellen. Jeder Seite des Quadrates wird eine Inhaltsklasse zugeordnet. In Abbildung 6 wird das Modell des Kommunikationsprozesses durch das Nachrichtenquadrat mit

Modell einer Kommunikationsanalyse

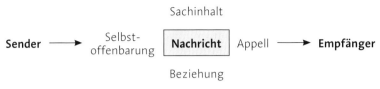

Abb. 6: Die vier Seiten einer Nachricht – ein psychologisches Modell der Kommunikation (nach Schulz von Thun 1981, 30)

den Seiten Sachinhalt, Selbstoffenbarung, Beziehung und Appell erweitert.

Wie das Beispiel „Es hat geklingelt" zeigt, reicht das gesprochene Wort nicht immer aus, um das Gemeinte zu verstehen. Erst die Kenntnis von Situation und Tonfall lassen im vorhergehenden Beispiel eine Entschlüsselung der Nachricht zu.

Stellen Sie sich eine andere Situation vor: Das Team einer Pflegestation sitzt beim Kaffeetrinken. Die Praktikantin hat eine lustige Geschichte erzählt, alle kugeln sich vor Lachen. Es klingelt. Die Stationsleiterin ringt nach Fassung, wischt sich die Lachtränen aus dem Gesicht, seufzt und sagt: „Es hat geklingelt." Schwester Tanja steht auf und macht sich auf den Weg.

Der Sachinhalt ist derselbe wie im vorhergehenden Abschnitt, der Appell wird in gleicher Weise verstanden. Was ist anders? Die Sta-

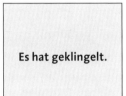

Sachinhalt:
Es hat geklingelt.

Selbstoffenbarung:
Schade, dass der
Spaß vorbei ist.
Ich fühle mich
verantwortlich,
dass alles läuft.

Es hat geklingelt.

Appell:
Schwester Tanja,
gehen Sie nach
der Klingel.

Beziehung:
Es ist meine Rolle,
den anderen zu sagen,
was zu tun ist.

Abb. 7: Analyse der Nachricht „Es hat geklingelt."

tionsleiterin ist weder ungeduldig noch verärgert. Schwester Tanja wird sich in diesem Fall nicht gemaßregelt fühlen. Die vier Seiten dieser Nachricht der Stationsleitung sind in Abbildung 7 dargestellt.

Paraverbale und nonverbale Anteile sind wesentliche Informationen für die korrekte Entschlüsselung einer Nachricht. Wir nehmen verbale und nonverbale Informationen gleichzeitig auf, verarbeiten sie und verstehen die Botschaft, die übermittelt werden soll – meistens jedenfalls.

Es kann auch vorkommen, dass gar nichts gesagt wird und trotzdem eine Botschaft vermittelt wird. Die Bewohnerin Frau Klinger betritt den Aufenthaltsraum. Herr Grossmann sitzt am Tisch und schaut erwartungsvoll auf die Tür. Als er Frau Klinger erkennt, nimmt er eine Zeitung und wendet sich ab. Mithilfe des Nachrichtenquadrates kann analysiert werden, was Herr Grossmann mit seinem Schweigen mitteilt (siehe Abbildung 8).

Das Schweigen Herrn Grossmanns und seine Haltung vermitteln hier eine eindeutige Botschaft. Frau Klinger versteht die Botschaft, obwohl Herr Großmann kein Wort sagt.

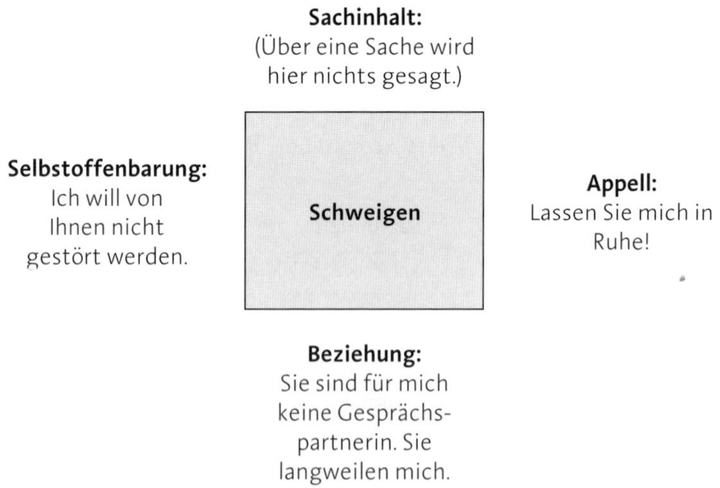

Sachinhalt:
(Über eine Sache wird hier nichts gesagt.)

Selbstoffenbarung:
Ich will von Ihnen nicht gestört werden.

Schweigen

Appell:
Lassen Sie mich in Ruhe!

Beziehung:
Sie sind für mich keine Gesprächspartnerin. Sie langweilen mich.

Abb. 8: Schweigen: Analyse des Nicht-Gesagten

Komplikationen beim Sender. Es kommt vor, dass jemand bedrückt aussieht, jedoch sagt, dass er sich wohlfühle. In einem solchen Falle spricht man von einer *inkongruenten Botschaft*, verbale und nonverbale Informationen passen nicht zusammen. Im Gegensatz dazu werden Botschaften als *kongruent* bezeichnet, wenn verbale und nonverbale Informationen übereinstimmen, wenn z. B. jemand, der bedrückt aussieht, auch sagt, es gehe ihm schlecht. Bei inkongruenten Botschaften herrscht ein „Kuddelmuddel" beim Sender, zwei widerstreitende Tendenzen behindern sich gegenseitig (Schulz von Thun 1981).

> *Schwester Elena kommt in das Zimmer von Frau Lehmann. Diese „lässt die Flügel hängen", sie sitzt zusammengesunken da und seufzt. Schwester Elena: „Was ist mit Ihnen, Frau Lehmann?" Frau Lehmann antwortet: „Mit mir ist gar nichts, mir geht es gut."*

Wie soll Schwester Elena diese Informationen interpretieren, und was soll sie tun? Frau Lehmann drückt durch ihre Haltung aus: „Mir geht es schlecht." Ihre verbale Nachricht dagegen lautet: „Mir geht es gut." Frau Lehmann fühlt sich schlecht, aber sie möchte Schwester Elena nicht damit behelligen, sie meint, selbst damit fertig werden zu müssen. Der Empfänger ist bei einer inkongruenten Botschaft im Zwiespalt. Worauf soll er reagieren? Auf das, was gesagt wird? Schwester Elena hätte ein ungutes Gefühl, wenn sie das Zimmer ohne weiteres wieder verließe. Soll sie auf die traurige Haltung reagieren? Aber sie hat auch Hemmungen, sich einfach zu Frau Lehmann zu setzen. Vielleicht möchte diese mit ihren Gedanken allein sein. Jede Reaktion könnte falsch sein.

Manchmal gibt ein Sender zwei Anweisungen, die beide gleichzeitig nicht erfüllt werden können.

> *Die Stationsleiterin sagt zur Schülerin: „Lucie, reichen Sie Herrn Elmer das Essen. Machen Sie es so, wie Sie es in der Schule gelernt haben. In zehn Minuten kommen Sie und bringen den Essenswagen in die Küche." Herr Elmer kaut langsam und hat Probleme mit dem Schlucken.*

Wenn Lucie rücksichtsvoll das Essen reichen wollte, wäre sie unmöglich in zehn Minuten fertig. Die beiden Appelle

- Machen Sie Ihre Arbeit sorgfältig!
- Machen Sie Ihre Arbeit schnell!

sind nicht zu vereinbaren. Solche Verwirrspiele kommen in der Altenpflege (aber auch anderswo) vor. Watzlawick (2007) bezeichnet sie als *Illusion der Alternativen*. Der Empfänger hat keine Möglichkeit, beide an ihn gerichteten Anforderungen zu erfüllen, einen der beiden Appelle muss er vernachlässigen.

> Schwester Elisabeth spricht mit der Pflegedienstleitung über die unerträgliche Personalsituation. Es sind zu wenige Pflegekräfte auf der Station. Das hat der Pflegedienstleiter so veranlasst. Es können nur zwei Mitarbeiter zum Frühdienst eingeteilt werden. Eine angemessene Betreuung der Bewohnerinnen ist damit nicht mehr gewährleistet. Schwester Elisabeth schildert die angespannte Situation im Frühdienst. Der Pflegedienstleiter: „Aber Schwester Elisabeth, ich habe Ihnen doch ausdrücklich gesagt, dass Sie nicht nur zu zweit Frühdienst machen dürfen." Schwester Elisabeth ist sprachlos. Vor wenigen Tagen hatte ihr der Pflegedienstleiter erklärt, dass er nicht mehr Personal zur Verfügung stellen könne, sie müsse damit zurechtkommen, und es habe keinen Sinn, sich weiter darüber zu beklagen.

Der Sender stiehlt sich aus der Verantwortung für seine Appelle. Er kann immer unzufrieden sein, auf Vorhaltungen des Empfängers kann er mit „Aber ich habe doch gesagt …" reagieren.

Wir kennen alle unsere schwachen Seiten, aber nicht immer möchten wir, dass andere sie bemerken. So werden *Fassaden* errichtet, hinter denen die Schwächen versteckt werden. Schon im Altertum wurde empfohlen, lieber zu schweigen als sich zu blamieren. Diese Methode wird auch heute noch angewandt.

> Die meisten Altenpflegeschülerinnen, die ihre Ausbildung berufsbegleitend absolvieren (d.h. sie arbeiten während ihrer Ausbildung weiter in der Einrichtung, in der sie seit Jahren tätig sind) berichten, dass sie von den Kolleginnen und Kollegen niemals nach der Schule gefragt werden. Sie kommen vom Unterricht zurück, und das Thema Schule wird nicht angesprochen. Allenfalls wird darüber geklagt, dass man während ihrer Abwesenheit mehr Arbeit gehabt habe.

Sind die Arbeitskolleginnen nicht neugierig, was die Schülerin macht, welche Fächer sie hat, wie die Dozenten sind, wie sie mit den Mitschülerinnen auskommt? Offensichtlich wollen sie auch nichts über die Unterrichtsinhalte wissen, die doch auch ihre Arbeit betreffen. Gespräche könnten auf der Sachebene ablaufen, etwa: „Was lernt ihr über die Dekubitusprophylaxe?" „Sprecht ihr über die Kommunikation mit dementen Menschen?" Aber auch solche Fragen werden nicht gestellt.

Dieses Verhalten kann erklärt werden, wenn die vier Seiten der Nachricht, die in diesem Fall aus Schweigen besteht, betrachtet werden. Der Schulbesuch der Schülerin scheint widersprüchliche Tendenzen auszulösen. Die Kolleginnen fürchten vielleicht, dass sie mit ihrem Wissen nicht auf dem neuesten Stand sind; diese Selbstoffenbarung wäre unangenehm. Mit dem Schweigen kann die Fassade, eine kompetente Altenpflegerin zu sein, die alles schon weiß, aufrechterhalten werden.

Auch der Beziehungsaspekt spielt eine Rolle: Was hält sie von mir, wenn ich weniger weiß? Blamiere ich mich? Unterliege ich, wenn ich mich auf eine Diskussion einlasse? Die Neugier, das Interesse an der Person der Schülerin und an der Sache werden unterdrückt, um die Selbstoffenbarung und die gefürchtete Beurteilung zu vermeiden. Wie das Nachrichtenquadrat für das Schweigen über den Schulbesuch der Kollegin aussehen könnte, wird in Abbildung 9 dargestellt.

Solche Ängste kommen auch in anderen Situationen auf. Sage ich etwas in einer mir noch fremden Gruppe? Wie könnte das ankommen? Stehe ich vielleicht allein mit meiner Meinung da? Blamiere ich mich, wenn ich im Unterricht eine Frage stelle? Die anderen scheinen alles verstanden zu haben. Der Sender baut durch das Schweigen eine Fassade auf, hinter der er sich verstecken kann.

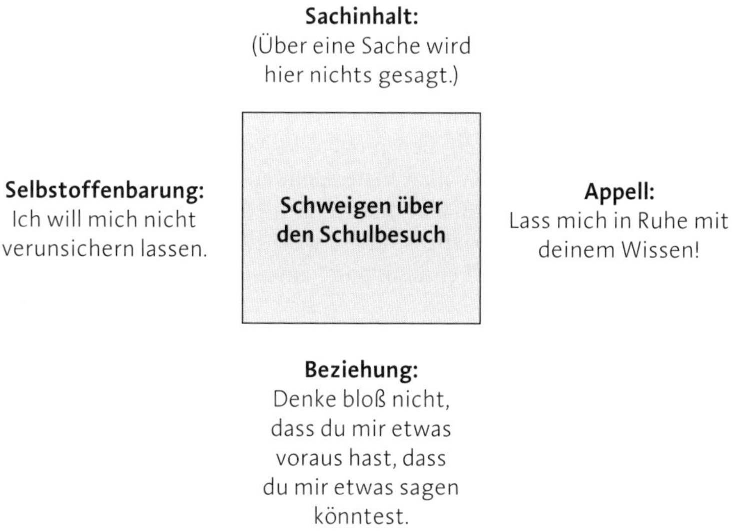

Sachinhalt:
(Über eine Sache wird hier nichts gesagt.)

Selbstoffenbarung:
Ich will mich nicht verunsichern lassen.

Schweigen über den Schulbesuch

Appell:
Lass mich in Ruhe mit deinem Wissen!

Beziehung:
Denke bloß nicht, dass du mir etwas voraus hast, dass du mir etwas sagen könntest.

Abb. 9: Analyse des Schweigens der Kolleginnen

Die vier Ohren des Empfängers. Wenn die Stationsleitung beim Kaffeetrinken mit scharfer Stimme sagt, dass es geklingelt habe, kann sich Schwester Tanja ihre Gedanken machen. Sie könnte sich sagen: „Sie hat mich auf dem Kieker." Oder „Wie redet die denn mit mir?" Solche Gedankengänge beziehen sich auf die Beziehungsseite der Nachricht. Ihre Gedanken könnten aber auch anders aussehen: „Sie hat heute schlechte Laune, vielleicht war das Gespräch mit der Pflegedienstleitung unangenehm." In diesem Falle würde sie sich mit der Gefühlslage der Stationsleitung beschäftigen, sie würde die Selbstoffenbarung der Nachricht hören. Der Empfänger hat die Wahl, auf welche Seite der Nachricht er sich konzentrieren will.

1. Er kann sich fragen, was über eine Sache mitgeteilt worden ist.
2. Er kann sich mit der Selbstoffenbarungsseite befassen: Was ist mit dem Sender los? Wie fühlt er sich? Was ist er für ein Mensch?
3. Oder er befasst sich damit, was der Sender über ihn, den Empfänger, aussagt und wie er die Beziehung zueinander sieht. Was denkt er von mir? Wie stehen wir in diesem Moment zueinander?
4. Schließlich kann der Empfänger seine Aufmerksamkeit auch auf die Appellseite richten: Was will er von mir? Wie will er mich beeinflussen?

Empfänger können also sehr unterschiedlich mit einer Nachricht umgehen. Schulz von Thun (1981) versieht sie mit vier Ohren, für jede Seite einer Nachricht haben sie auch das entsprechende Ohr. Dies wird in Abbildung 10 dargestellt.

Die Empfängerin sucht sich mehr oder weniger bewusst aus, auf welchem Ohr sie hören will. Falls es dem entspricht, was der Sender mitteilen wollte, ist alles in Ordnung, falls nicht, kommt es zu Missverständnissen. In der Umgangssprache wird dies durch die Redewendung „Auf dem Ohr hört er nicht gut." ausgedrückt.

Schwester Hedwig erklärt der Praktikantin im Beisein der Bewohnerin Frau Imhoff die Arbeiten des Sonntagsdienstes. Frau Imhoff müsse gewaschen werden. Die Füße allerdings würden sonntags nicht gewaschen. Frau Imhoff, die sich Mühe gibt, mit den Folgen eines Schlaganfalles fertig zu werden, sagt: „Ja, ja, sonntags werden die Füße nicht schmutzig." Schwester Hedwig fährt sie daraufhin an. „Sie sollten den Sonntag der Pflegerinnen respektieren!"

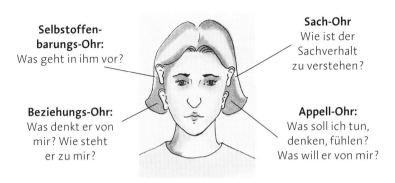

Abb. 10: Die vierohrige Empfängerin (in Anlehnung an Schulz von Thun 1981, 45)

Frau Imhoff hatte eine Nachricht gesendet, die in der Sache nicht stimmt, denn ob die Füße schmutzig sind, ist nicht vom Wochentag abhängig. Sie wollte damit einen Scherz machen. Frau Imhoff mochte die Praktikantin und freute sich, wenn diese kam. Ihre Botschaft lautete auf der Beziehungsseite: „Ich freue mich, dass ihr da seid." Ihr Appell war: „Lacht mit mir über meinen Scherz!" Sie war über Schwester Hedwigs Reaktion sehr betrübt.

Schwester Hedwig verstand etwas anderes. Sie fasste die sachlich falsche Nachricht als indirekte Kritik auf. Schwester Hedwig hörte mit dem Beziehungsohr einen Vorwurf, nämlich dass sonntags die Pflege weniger sorgfältig sei. Sie fühlte sich und ihr Team angegriffen. Auf dem Appell-Ohr hörte Schwester Hedwig: „Wascht mir auch am Sonntag die Füße!" Gegen den falsch verstandenen Appell wehrte sie sich.

Die empfangene Nachricht enthält also nicht nur die Information, die der Sender von sich gibt, sondern ist auch eine Konstruktion des Empfängers. Er sucht sich aus, was er hören will. Am folgendem Beispiel soll gezeigt werden, wie der Empfänger auf verschiedenen Ohren hören kann und wie dann auch seine Antworten sehr unterschiedlich ausfallen können.

Frau Schmitz, die seit einigen Wochen im Altenheim ist, sagt bei der Morgenpflege zum Zivildienstleistenden Stefan: „Im Pflegeheim vergeht ein Tag wie der andere."

Wenn Stefan auf dem *Sach-Ohr* hörte, würde er sich fragen, was sie über einen Sachverhalt sagt und könnte die Nachricht wie folgt entschlüsseln: „Frau Schmitz sagt, dass es außer der Pflege und den Mahlzeiten wenig Abwechslung gibt." Seine Antwort könnte dann lauten: „Nun, heute ist Spielenachmittag, nächste Woche ist Herbstfest, es gibt Angebote." Stefan würde in diesem Fall Frau Schmitz auf der Sachebene informieren, er würde mitteilen, was das Altenheim zu bieten hat.

Würde Stefan das *Selbstoffenbarungs-Ohr* öffnen und sich fragen, was Frau Schmitz über sich selbst sagt, wie sie sich fühlt, könnte er hören: „Es gibt keine Abwechslung, es gibt nichts, worauf ich mich freuen könnte." Stefans Antwort könnte dann lauten: „Sie sehen nichts, worauf Sie sich freuen könnten." Stefan hätte in diesem Falle versucht, auf das Gefühl einzugehen, das er hinter der Aussage vermutet.

Stefan könnte aber auch auf dem *Beziehungs-Ohr* hören und sich die Frage stellen, wie sie ihn und das Team sieht. Er würde eventuell einen Vorwurf heraushören: „Ich fühle mich nicht wohl, ihr tut zuwenig für mich." Stefan könnte auf den Vorwurf reagieren: „Wir sind schlecht besetzt, wir können nicht mehr tun. Ich würde gern mit Ihnen spazieren gehen oder Ihnen vorlesen, aber das ist beim besten Willen nicht möglich."

Hörte Stefan auf dem *Appell-Ohr*, würde er sich fragen, was Frau Schmitz bewirken möchte. Er würde verstehen: „Tun Sie etwas, damit mein Leben im Heim abwechslungsreicher wird!" Er würde so reagieren: „Soll ich Sie heute zum Spielenachmittag bringen?"

Dem Empfänger steht es also frei, welches Ohr er öffnet und wie er auf eine Nachricht reagiert. Er bestimmt damit den weiteren Gesprächsverlauf. Frau Schmitz würde auf die Antwort „Sie sehen nichts, worauf Sie sich freuen können" anders reagieren als auf „Wir sind schlecht besetzt, wir können beim besten Willen nicht mehr für Sie tun".

Aus einer einfachen Nachricht kann viel herausgehört werden, es sind viele Missverständnisse möglich. Der Sender ist manchmal verblüfft, wie seine Nachricht verstanden wird. Eine Klärung ist leichter möglich, wenn überlegt wird, welches Ohr gerade geöffnet war.

Komplikationen beim Empfänger. Wir sind gewöhnlich der festen Überzeugung, unser Gesprächspartner habe das Gesagte exakt so gemeint, wie wir es verstanden haben. Die Entschlüsselung einer Nachricht ist ein aktiver Vorgang, auch wenn er nicht in allen Teilen bewusst wird. Je nach Vorerfahrungen und augenblicklicher Verfassung hören wir mit dem einen oder anderen Ohr.

Wenn wir uns bewusst machen, dass alles, was wir verstehen, auch unsere eigene Interpretation ist, können wir angemessener reagieren. Wir können uns überlegen, welches Ohr wir gerade geöffnet haben und andere Möglichkeiten durchspielen. Der Gesprächsverlauf hängt davon ab, auf welchem Ohr gehört wird. Wenn eine Nachricht als Kritik oder Vorwurf aufgefasst wird und mit Verteidigung oder Gegenvorwürfen reagiert wird, nimmt das Gespräch einen anderen Verlauf, als wenn auf dem Selbstoffenbarungs-Ohr gehört und auf die Stimmung des Gesprächspartners eingegangen wird. Das Modell der „Vier Ohren" ist ein Hilfsmittel, den eigenen Anteil beim Verstehen einer Botschaft bewusst zu machen.

Aufgrund unserer Vorerfahrungen und den dadurch entstandenen Einstellungen können wir dazu neigen, das eine oder andere Ohr zu bevorzugen. So mag jemand, der in einer Situation unsicher ist, vor allem auf dem Beziehungs-Ohr hören und sich fragen, was der andere mit seiner Aussage über ihn sagen will. Er kann geradezu darauf lauern, eine Kritik oder einen Vorwurf herauszuhören.

Schülerinnen klagen häufig darüber, dass sie das, was sie in der Schule gelernt haben, in der Praxis nicht anwenden können. Vorschläge würden ohne Diskussion abgelehnt. Angenommen, eine Schülerin sagte: „In der Schule haben wir gelernt, mit dementen alten Menschen auf diese Art und Weise umzugehen." Würde auf dem Sach-Ohr gehört, wären Antworten wie folgende denkbar: „Ja, das ist eine Idee, wir sollten darüber reden." Oder: „Wir machen es anders, weil …". So sachlich geht es aber nicht immer zu. Oft bekommt die Schülerin zu hören: „In der Theorie ist das ja schön und gut, aber in der Praxis …". Oder: „Was Sie in der Schule gelernt haben, können Sie hier erst einmal vergessen."

Die Schülerin wundert sich, dass sie mit ihren Ausführungen aufläuft und die Kolleginnen nicht daran interessiert sind zu erfahren, was man anderswo vorschlägt. Was hört aber die Kollegin, die die Sachdiskussion so abblockt? Sie hat das Beziehungs-Ohr weit aufgemacht und hört die Schülerin sagen, dass diese etwas besser weiß und fühlt sich selbst unterlegen. Dagegen wehrt sie sich, indem sie den Vorschlag der Schülerin als unbrauchbar zurückweist. In Abbildung 11 wird dargestellt, wie die Absicht der Schülerin, über eine Sache zu sprechen, durch das Hören auf dem Beziehungs-Ohr missverstanden wird.

Sender:
Schülerin

Sachinhalt:
Mit Dementen kann man so umgehen.

Selbstoffenbarung:
Mir liegt sehr viel an einer guten Altenpflege.

In der Schule haben wir gelernt, mit Dementen so zu reden.

Appell:
Setzen wir uns auseinander, wie wir es am besten machen.

Beziehung:
Ihr seid auch an einer guten Altenpflege interessiert. Ihr wollt alles Neue wissen.

Empfänger:
Altenpflegerin

Sachinhalt:
Mit Dementen redet man so.

Selbstoffenbarung:
Neues verunsichert mich

In der Schule haben wir gelernt, mit Dementen so zu reden.

Appell:
Sie meint, wir sollen es so machen, wie sie sagt.

Beziehung:
Sie glaubt, sie weiß es besser als wir. Sie denkt, wir seien nicht auf der Höhe der Zeit.

Abb. 11: Analyse eines Missverständnisses

Wenn neue Mitarbeiterinnen mit neuem Wissen und neuen Ideen aus der Schule kommen und Vorschläge zur Veränderung machen, geht es häufig nicht darum, wie man etwas am besten machen könnte, also um die Sache, sondern darum, den Neuen ihren Platz in der Hierarchie zuzuweisen, die Beziehung zu klären. Das geschieht aber nicht offen. Es wird nicht gesagt: „Denk bloß nicht, du hättest uns was voraus und könntest dich aufspielen." Oder: „Du hast erst mal zu respektieren, dass wir es anders machen; dein Platz ist unten in der Hierarchie." Vielmehr wird auf der Sachebene argumentiert: „Was du da vorschlägst, taugt nichts. Was wir schon immer gemacht haben ist besser." Es geht dann darum, wer Recht behält. Wer ist Sieger, wer Verlierer? Dabei bleibt oft die Logik auf der Strecke, die Argumente können immer absurder werden.

29 **Aufgabe:** Das folgende Beispiel zeigt eine Kommunikationsanalyse. Bearbeiten Sie die anschließenden Aufgaben entsprechend.

Beispiel: Schwester Angela betritt morgens das Zimmer einer Bewohnerin, begrüßt diese mit freundlicher Stimme und fragt sie nach ihrem Befinden. Die Bewohnerin: „Wenn Sie morgens kommen, geht es mir gleich viel besser!" Die Aussage der Bewohnerin wird anhand des Nachrichtenquadrates analysiert:

Sachinhalt (Worüber wird informiert?): Über das Befinden der Bewohnerin, es geht ihr besser, vorher ging es ihr schlechter.
Selbstoffenbarung (Was sagt der Sender über sich selbst aus?): Die Bewohnerin freut sich.
Beziehung (Was hält der Sender vom Gesprächspartner? Wie steht er zu ihm?): Die Bewohnerin freut sich über Schwester Angela. Sie mag sie.
Appell (Wozu soll der Empfänger veranlasst werden?): Sie will Schwester Angela mit ihrer Aussage eine Freude machen, diese soll sich freuen. Schwester Angela soll weiter freundlich zu ihr sein.

Die Stationsleitung sagt zur Schülerin: „Sie gehen so gut mit der dementen Frau Müller um. Sie ist schon viel ruhiger geworden."

Sachaussage (Was teilt die Stationsleitung mit?)
Selbstoffenbarung (Was teilt die Stationsleitung über sich selbst mit?)

74 Gespräche analysieren

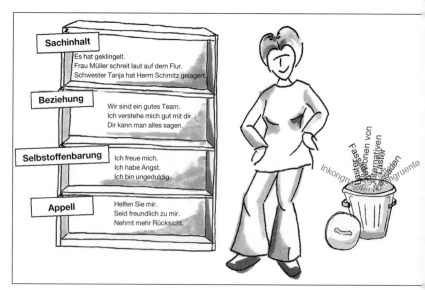

Abb. 12: Aufgeräumt!

Beziehung (Was hält sie von der Schülerin? Wie steht sie zu ihr?)
Appell (Wozu möchte sie die Schülerin veranlassen?)

Frau Müller sagt klagend zu der Altenpflegerin des ambulanten Dienstes: „Sie kommen heute so spät. Ich dachte schon, Sie kämen gar nicht mehr."

Sachaussage (Was teilt Frau Müller mit?)
Selbstoffenbarung (Was teilt Frau Müller über sich selbst mit?)
Beziehung (Was hält Frau Müller von der Altenpflegerin? Wie steht sie zu ihr?)
Appell (Was soll die Altenpflegerin tun?)

30 **Aufgabe:** Finden Sie heraus, welches Ohr bei der antwortenden Person jeweils geöffnet war:

Eine Bewohnerin sagt: „Gestern war meine Enkeltochter hier. Sie hat mir diesen Blumenstrauß mitgebracht." Die Altenpflegerin antwortet: „Da haben Sie sich gefreut."

Die Tochter einer pflegebedürftigen alten Dame sagt zu Schwester Katrin: „Haben Sie die Beine meiner Mutter eingerieben?" Schwester Katrin antwortet: „Meinen Sie, ich würde meine Arbeit nicht richtig machen?"

Die neue Schülerin berichtet, was sie in der Schule über die Kommunikation mit dementen alten Menschen gelernt hat. Die Kollegin antwortet: „Das ist sehr interessant. Wir könnten einmal gemeinsam überlegen, wie wir bei Frau Schmitz vorgehen könnten."

Schwester Barbara sagt: „Ich komme heute nicht voran. Ich weiß nicht, wie ich fertig werden soll." Schwester Angela antwortet: „Wie kann ich dir helfen?"

31 **Anregung für die Gruppenarbeit:** Sammeln Sie Beispiele aus der Praxis, bei denen Sie erlebt haben, dass zwei Aufgaben so gegeben wurden, dass nur eine richtig ausgeführt werden konnte. Wie fühlten Sie sich? Wie haben Sie reagiert?

4.3 Wie Gespräche behindert werden können

Manchmal entwickeln sich Gespräche nicht so, wie man sich das vorgestellt hat. Trotz aller Bemühungen verhält sich der Gesprächspartner ablehnend, das Gespräch gerät in eine Sackgasse. Es gibt verschiedene Möglichkeiten, Gespräche zu blockieren. Weber (2000) redet in diesem Zusammenhang von *Lastern* und stellt einen *Lasterkatalog* zusammen. Aus diesem Katalog werden diejenigen Laster beschrieben, die im Altenpflegealltag am häufigsten vorkommen:

- *Bagatellisieren*
- *Dirigieren*
- *Moralisieren*
- *Examinieren*
- *Diagnostizieren*

Beim *Bagatellisieren* wird versucht, die Probleme des Gesprächpartners herunterzuspielen. Es wird beschwichtigt und versucht zu beruhigen. „Das ist doch nicht so schlimm, morgen sieht die Welt schon wieder ganz anders aus", ist eine beliebte Floskel. So falsch ist das nicht, es kann sein, dass am nächsten Tag das Problem schon vergessen ist. Aber der Gesprächspartner fühlt sich nicht ernst genommen. Die Berechtigung für seine Gefühle wird ihm abgesprochen. Jemand anders schreibt ihm vor, worüber er sich aufregen oder was ihm Kummer bereiten darf. Dagegen wehrt er sich, indem er neue Gründe für die Berechtigung seiner Sorgen vorbringt; er will seine Sicht der Dinge verteidigen.

Meistens enthält die Botschaft über Sorgen und Probleme den Appell: „Höre mir zu und verstehe mich!" Beim Bagatellisieren fühlt sich niemand verstanden. Es bleibt kein Raum und keine Energie, sich mit dem Problem aktiv auseinander zu setzen. Eventuell vorhandene Ansätze werden blockiert.

Unter *Dirigieren* wird verstanden, jemandem konkrete Ratschläge oder Anweisungen zu geben. Das können durchaus vernünftige Vorschläge sein. Eine Lösung zu präsentieren heißt aber, Anstrengungen des Gesprächspartners zu behindern. Es ist natürlich schmeichelhaft, von anderen um Rat gefragt zu werden, wir fühlen uns klug, und wir werden gebraucht. Wir wollen auch helfen, was wäre edler? Aber Hilfe kann auch bedeuten, den anderen zu einem passiven Hilfsempfänger zu machen, der abhängig wird. Dessen Fähigkeit, aktiv ein Problem bewältigen zu können, wird untergraben.

Nun kommt es vor, dass jemand direkt den Appell an uns richtet: „Was soll ich tun?" Wir haben jahrelang in der Schule gelernt, dass es gut ist, auf jede Frage eine Antwort parat zu haben. Keine Antwort zu wissen wurde bestraft. Die meisten von uns fühlen sich bei solchen Fragen sofort angesprochen. Sie überlegen und präsentieren eine Antwort, die sie für vernünftig und wohlbegründet halten. Die wenigsten werden jedoch erleben, dass ihnen der Fragesteller aus Dankbarkeit um den Hals fällt. Meistens bekommen sie Antworten wie:

- „Ja, aber …"
- „Das habe ich schon längst ausprobiert, es hat aber nicht funktioniert!"
- „Das ist ja ganz gut, aber in meinem speziellen Fall …"

Warum werden auch vernünftige Ratschläge so wenig aufgegriffen? Eine Erklärung können wir finden, wenn wir überlegen, welches Ohr der Empfänger aufmacht. Er hört den Sender sagen:

- *Sach-Ohr:* So ist die Lösung.
- *Selbstoffenbarungs-Ohr:* Ich weiß, wie so etwas gemacht werden muss.
- *Beziehungs-Ohr:* Ich weiß es besser als du. Du bist nicht in der Lage, dein Problem zu lösen.
- *Appell-Ohr:* Mach' es so, wie ich es gesagt habe.

Der Empfänger hört meistens auf dem Beziehungs-Ohr. Er will aber nicht als der Dumme dastehen, er erträgt es schlecht, dass der andere sich ihm überlegen fühlt. Er ärgert sich vielleicht, dass er nicht selbst auf die vorgeschlagene Lösung gekommen ist. Er wird deshalb alles daransetzen, den Ratgeber auf seinen Platz zu verweisen. Das tut er aber nicht direkt, indem er die Beziehungsseite anspricht, sondern über den Sachaspekt. Er setzt alles daran, dem Ratgeber zu beweisen, dass sein Rat so gut nicht ist. Damit wird das Gespräch blockiert.

Beim *Moralisieren* wird das Verhalten anderer beurteilt und vielleicht auch verurteilt. Es werden Maßstäbe angelegt, die nicht mit denen des Gesprächspartners übereinstimmen müssen.

Nun kommen wir ohne ein Wertesystem und den daraus abgeleiteten Regeln in einer Gesellschaft nicht aus. Über Vorstellungen, wie etwas zu sein habe, kann durchaus auch Übereinstimmung bestehen. Trotzdem würde es einem zerstrittenen Team nichts nützen, wenn jemand sagte: „Ihr solltet kollegial sein." Eine Altenpflegerin, die sich über einen Bewohner geärgert hat und darüber mit einer Kollegin sprechen möchte, wird sich zurückziehen, wenn sie hört: „Du solltest alte Menschen so akzeptieren, wie sie sind." Dem würde sie sonst gar nicht widersprechen, aber im Moment ist es wenig hilfreich, ihre Gereiztheit wäre damit nicht verarbeitet. Sie würde sich zusätzlich noch über ihre überhebliche Kollegin ärgern.

Diejenigen, die beurteilt und verurteilt werden, hören gewöhnlich auf dem Beziehungs-Ohr: „Was bist du für eine! Du solltest anders sein!" Moralisierende Aussagen beginnen häufig mit „Du solltest …" oder mit „Man darf doch nicht …". Es wird immer ausgedrückt, dass der andere nicht so ist, wie er sein sollte oder sich nicht so verhält, wie es von ihm erwartet wird. Der Gesprächspartner fühlt sich nicht akzeptiert und nicht verstanden. Im Vergleich zum Moralisierenden steht er zudem noch schlecht da. Er glaubt, sich verteidigen zu müssen, um nicht als unmoralisch oder minderwertig angesehen zu werden. So bleibt wenig Gelegenheit, das eigentliche Problem anzugehen.

Examinieren heißt, jemanden so zu fragen, dass er sich ausgefragt fühlt. Gefragt wird in Prüfungen, bei Bewerbungsgesprächen, beim Polizeiverhör. Der Fragende dominiert das Gespräch, er allein bestimmt, worüber gesprochen wird. Falsche Antworten führen zu unangenehmen Konsequenzen. Der Fragende ist der Überlegene, der die Informationen zusammenträgt und dann die richtige Lösung oder auch das Urteil präsentiert. Der Befragte fühlt sich ausgeliefert und wehrt sich dagegen, indem er das Gespräch blockiert.

Das Fragen kann in bester Absicht geschehen, etwa um mehr Informationen über eine Situation zu bekommen. Es kann auch sein, dass der Fragende ein großes Interesse an seinem Gegenüber hat, er möchte mehr wissen und an seinem Leben teilnehmen. Wenn der Befragte es so versteht, gibt es kein Problem. Personen jedoch, die mehr auf dem Beziehungs-Ohr hören (Wie sieht der andere mich?), werden vorsichtig. Sie fassen auch harmlos gemeinte Fragen als Examen auf. Aus Angst, beurteilt und verurteilt zu werden, versuchen sie, sich zu verteidigen, mit Gegenvorwürfen zu reagieren oder auszuweichen. Fragen wie „Was ist denn los mit Ihnen?" können als bedrohlich erlebt werden. Vor allem Fragen, die mit „Warum hast du denn …" beginnen, werden leicht als Vorwurf aufgefasst. Vielleicht herrscht beim Befragten eine innere Verwirrung. Er weiß noch nicht, was er eigentlich will. Fragen können seinen Problemlösungsprozess stören, weil sie Antworten verlangen, die er im Augenblick noch nicht geben kann.

Von *Diagnostizieren* wird gesprochen, wenn jemand seinem Gesprächspartner die Gründe für dessen Verhalten mitteilen will. Es können Eigenschaften, Gefühle oder Absichten „diagnostiziert" werden. „Du kannst nicht spontan sein." „Du hast Angst vor ..." sind solche Diagnosen. Sätze, die mit „Das tust du, weil ..." beginnen, werden formuliert, um den Gesprächspartner über sich selbst aufzuklären. Das wird gewöhnlich in bester Absicht gesagt.

Indem der Diagnostizierende sich ein Urteil über den Partner bildet, stellt er sich über ihn. Der Betroffene hört auf dem Beziehungs-Ohr den Diagnostizierenden sagen: „Ich weiß Bescheid über dich, und zwar besser als du selbst." Das will er nicht anerkennen, er glaubt, dass er sein Problem und sich selbst am besten kennt. Er braucht niemanden, der ihn über seine Fähigkeiten oder zugrundeliegende Motive aufklärt, schon gar nicht, wenn die Diagnose ein negatives Bild entwirft. So wird das gutgemeinte Gespräch behindert.

An Beispielen aus dem Alltag der Altenpflege und dem Unterricht soll gezeigt werden, wie durch Laster Gespräche einen unbefriedigenden Verlauf nehmen.

Gespräch 1: *Frau Krämer (61 Jahre alt) wird vom ambulanten Pflegedienst betreut. Ihr Zustand hat sich so verschlechtert, dass eine Übersiedlung ins Altenheim geplant ist. Frau Krämer hat eine pflegebedürftige Mutter.*

Frau Krämer: Ach, ich fühle mich heute gar nicht wohl.
Schwester Sylvia: Sie sehen so betrübt aus.
Frau Krämer: Ich bin so unglücklich und mache mir Sorgen, dass ich in meinem Alter in ein Altenheim soll. Dafür bin ich noch viel zu jung.
Schwester Sylvia: Jetzt helfe ich Ihnen erst mal beim Duschen und Anziehen. Wenn Sie erfrischt sind, sieht die Welt gleich ganz anders aus. *(Bagatellisieren)*
Frau Krämer: Aber davon wird auch nichts besser. Nur mit viel älteren Menschen zusammen zu sein, da habe ich gar nichts mehr vom Leben.
Schwester Sylvia: Es sind auch Damen und Herren in Ihrem Alter im Altenheim. Denken Sie mal daran, dass es anderen sehr viel schlechter geht. *(Moralisieren)*

Frau Krämer: Aber meine Mutter lebt allein, und ich mache mir Sorgen um sie.
Schwester Sylvia: Ziehen Sie doch gemeinsam mit Ihrer Mutter dorthin. Da haben Sie beide eine vertraute Person, Ihnen beiden wäre geholfen. *(Dirigieren)*
Frau Krämer: Ich glaube kaum, dass sich meine Mutter dazu überreden lässt. Heute kommt meine Tochter, und wir sehen uns das Heim gemeinsam an.
Schwester Sylvia: Na, sehen Sie, vielleicht gefällt Ihnen das neue Heim, und es ist alles nicht so schlimm. *(Bagatellisieren)*
Frau Krämer: Ach, ich weiß nicht, es ist doch nicht wie ein Zuhause. Und dann die vielen alten Menschen.
Schwester Sylvia: Ich finde, Sie haben ein Problem. Sie können Ihre Krankheit nicht akzeptieren. *(Diagnostizieren)*
Frau Krämer: Sie können sich das nicht vorstellen, wie schlimm es ist, wenn man so abhängig ist.

Frau Krämer ist unglücklich über ihre bevorstehende Umsiedlung ins Altenheim. Schwester Sylvia geht zunächst auf das Problem ein, sie macht ein Angebot, darüber zu sprechen: „Sie sehen so betrübt aus." Frau Krämer nimmt das Angebot an und nennt den Grund für ihre Sorgen. Schwester Sylvia wischt sie jedoch durch das Bagatellisieren beiseite. Sie nimmt damit ihr Gesprächsangebot, sich Frau Krämers Sorgen anzuhören, wieder zurück. Schwester Sylvia steht unter Zeitdruck, sie sieht sich in diesem Augenblick nicht in der Lage, auf die existentiellen Probleme Frau Krämers einzugehen. Frau Krämer fühlt sich nicht ernst genommen und führt weitere Gründe an, um ihre Sorgen zu rechtfertigen. Auch Moralisieren und Dirigieren führen nicht weiter. Frau Krämer bemüht sich, zu belegen, dass Schwester Sylvia mit ihrem Urteil nicht Recht hat und dass ihr Rat unbrauchbar ist. Als Frau Krämer berichtet, dass sie mit ihrer Tochter das Problem aktiv angehen will (Besichtigung eines Altenheims), bagatellisiert Schwester Sylvia wieder. Frau Krämer muss daher einen Grund dafür anführen, dass ihre Sicht der Dinge nicht falsch ist. Durch Schwester Sylvias Bagatellisieren wird der aktive Lösungsansatz übergangen, und Frau Krämer wendet sich wieder den negativen Aspekten zu, um sich zu verteidigen. Als Schwester Sylvia dann noch diagnostiziert „Sie haben ein Problem", ist das Gespräch endgültig blockiert. Frau Krämer will Schwester Sylvia nicht als jemand anerkennen, der ihr Diagnosen stellen kann.

Gespräch 2: *Jan, ein Altenpflegeschüler, meldet sich im Unterricht zum Thema „Sterbebegleitung" zu Wort.*

Jan: Ich hatte ein Problem mit einem Sterbenden. Er wollte mir etwas sagen, aber ich habe ihn nicht verstanden. Da wusste ich nicht, was ich machen sollte.
Schüler 1: Hast du bei ihm gesessen? *(Examinieren)*
Jan: Nein, ich war nur kurz bei ihm. Ich sollte die Mundpflege machen. Danach wollte er mir etwas sagen.
Schüler 2: Hast du auf die Mimik geachtet? *(Examinieren)*

Jan bricht das Gespräch ab. Er ist nicht mehr bereit, in der Klasse über sein Problem zu sprechen.

Jan hatte ein Problem, das ihn belastete. Schüler 1 wollte mehr Information über die Situation. Jan antwortete darauf. Im Unterricht war vorher behandelt worden, wie Sterbebegleitung aussehen sollte. Jan hatte nicht nach diesen Vorstellungen gehandelt, deshalb war für ihn diese Frage bedrohlich. Die zweite Frage wurde von ihm als Vorwurf aufgefasst. Natürlich wusste er, dass auf die Mimik zu achten ist. Er glaubte, auf ein Versäumnis hingewiesen zu werden. Jan fühlte sich examiniert, er erlebte kein Verständnis und zog sich zurück.

Wie die angeführten Gespräche zeigen, führen Laster nicht weiter, obwohl sie meistens in bester Absicht eingesetzt werden. Wenn Schwester Sylvia zu Frau Krämer kommt, ist ihr Zeitplan sehr eng, sie will die anderen Patienten nicht warten lassen. So ist es verständlich, dass auftauchende Probleme so schnell wie möglich abgehandelt werden sollen. Dirigieren und Bagatellisieren erscheinen da als gute Methoden, Missstimmung und Verzweiflung umzulenken. Wie die Gespräche zeigen, ist es aber nicht so. Im Gegenteil, es vergeht viel Zeit mit Argumentieren, den Bemühungen, sich zu rechtfertigen, und am Ende ist niemand zufrieden. Wenn gefragt wird, was ein hilfreiches Gespräch ausmache, so wird „sich verstanden fühlen" als grundlegend genannt. Bei der, wenn auch noch so gutgemeinten, Anwendung der Laster fühlt sich kaum jemand verstanden.

32 **Anregung zur Selbstreflexion:**

- Wie geht es Ihnen, wenn jemand Ihnen einen guten Rat gibt?
- Wie geht es Ihnen, wenn jemand Sie bewertet, also moralisiert?

33 **Aufgabe:** *Bei einem Teamgespräch über die Aufgabenverteilung zwischen den Altenpflegerinnen und der Stationshilfe sagte die Stationshilfe plötzlich: „Ich fühle mich hier wie der letzte Dreck." Die Altenpflegerinnen waren von dieser Mitteilung sehr betroffen. Alle redeten durcheinander.*

Geben Sie bei den folgenden Aussagen der Altenpflegerinnen an, um welche Laster es sich handelt.

- „Ach, das kann doch nicht so schlimm sein, jede von uns mag sie doch. Manchmal rutscht ein unbedachtes Wort raus, das gar nicht so gemeint ist."
- „Sie glauben, weil Sie in der Küche stehen, würden wir Ihre Arbeit gering schätzen. Es liegt vielleicht an Ihrem mangelnden Selbstwertgefühl, dass Sie so etwas denken."
- „Warum glauben Sie so etwas? Können Sie ein Beispiel nennen, wo wir Sie unfreundlich behandelt haben? Wann soll denn das gewesen sein?
- „Wir haben hier alle unseren Platz und müssen unsere Arbeit tun. Sie sollten daran denken, dass es anderswo schlimmer sein könnte."

34 **Aufgabe:** Geben Sie beim folgenden Gespräch bei den Aussagen des Schülers Stefan jeweils an, um welches Laster es sich handelt.

Situation: Schüler Stefan teilt das Frühstück aus. Frau Meyer muss wegen einer Blutuntersuchung nüchtern bleiben.
Frau Meyer: Sagen Sie mal, bekomme ich heute kein Frühstück? Ich hungere hier nur, ich wiege schon zwei Kilo weniger, seit ich hier bin!
Stefan: Sie bekommen das Frühstück nach der Blutentnahme. Das ist doch nicht so schlimm, wenn Sie jetzt ein bisschen warten müssen. *(Welches Laster?)*
Frau Meyer: Ja, ja, gestern habe ich Diabetikerkost bekommen, obwohl ich keine Diabetikerin bin.

Stefan: Sie haben das Essen selbst angekreuzt, warum haben Sie nicht aufgepasst und falsch angekreuzt? *(Welches Laster?)*
Frau Meyer: Ja, Sie haben Recht, ich bin an allem schuld. Mein Gott, ich möchte nach Hause!
Stefan: Frau Meyer, regen Sie sich nicht auf. Versuchen Sie, sich ein bisschen zu beschäftigen, dann ist es nicht mehr so langweilig, und Sie denken nicht mehr an Ihren Hunger. *(Welches Laster?)*
Frau Meyer: Wann kommt Dr. Tiemann? Ich muss mit ihm sprechen. Man geht hier verloren. Auf jeden Fall möchte ich die Infusion loswerden, sie stört mich sehr.
Stefan: Am besten, Sie sprechen mit Dr. Tiemann darüber. *(Welches Laster?)*
Frau Meyer: Er kommt aber nicht! Wo ist er? Ich habe keine Lust mehr. (Sie fängt an zu weinen.)
Stefan: Frau Meyer, das ist doch nicht so schlimm. Es wird alles wieder gut. *(Welches Laster?)*

Die Stationsleiterin kommt und kümmert sich um die weinende Frau Meyer.

Schüler Stefan war mit dem Verlauf des Gespräches nicht zufrieden. Frau Meyer war unglücklich. Die Stationsleitung musste intervenieren. Überlegen Sie, wie viel Zeit das Gespräch gekostet hat, obwohl es für die Beteiligten unbefriedigend verlief.

Aufgabe: Denken Sie an ein Gespräch, mit dem Sie nicht zufrieden waren. Versuchen Sie, sich an die wörtlichen Aussagen zu erinnern. Überlegen Sie für jede Aussage, ob es sich um eines der aufgeführten Laster handelt. Wenn ein Laster vorkam, wie war die Reaktion darauf?

Schulz von Thun, F. (1981): Miteinander reden 1: Störungen und Klärungen. 2. Aufl. Rowohlt Taschenbuch, Reinbek bei Hamburg

Weber, W. (2000): Wege zum helfenden Gespräch. 12. Aufl. Ernst Reinhardt, München/Basel

5 Basiskompetenzen

„Was sollen wir denn nun sagen?" fragte eine Schülerin, als die Gesprächslaster besprochen wurden. Wann wird ein Gespräch nicht behindert? Wann fühlt sich ein Gesprächspartner verstanden? Wie kann man Achtung und Wertschätzung vermitteln? Wie kann man Gesprächspartner unterstützen, eigene Lösungen zu suchen?

Das Verstehen der Gesprächspartner ist eine Seite der Kommunikation, die andere ist, sich selbst besser verständlich zu machen. Wie muss man sich ausdrücken, um besser verstanden zu werden? Wie kann man seine Ansicht vertreten? Wie kann man Unmut oder Kritik äußern?

Den anderen zu verstehen und sich selbst verständlich zu machen, ein befriedigendes Gespräch zu führen, das sind keine Fähigkeiten, die man hat oder nicht, sie können erlernt werden. Selbst Humor, die Fähigkeit, eine Situation aus einer ganz unerwarteten Perspektive zu betrachten, kann erarbeitet werden.

5.1 Zuhören

Wenn ein Gesprächspartner verstanden werden soll, muss erst einmal zugehört werden. Das klingt banal, in der Praxis ist es aber häufig so, dass nicht richtig hingehört wird. Das führt zu Reibungsverlusten, denn Zuhören ist für die soziale Interaktion wichtig (Imhof 2003). Wissen wird durch Zuhören aufgenommen, sei es im Unterricht oder beim Anleiten in der Praxis. Die Kooperation in einem Arbeitsteam kann nur gelingen, wenn jeder vom anderen weiß, wie er ein anstehendes Problem sieht. Beim Beraten braucht der Ratsuchende das Gefühl, dass er verstanden wird. Deshalb ist Zuhören die Grundlage jeder Beratungstätigkeit.

Wie Zuhören behindert wird. Es gibt verschiedene Hindernisse, die das Zuhören erschweren.

- Manchmal sind wir so mit uns selbst oder mit unseren Aufgaben beschäftigt, dass kaum eine Information in unser Bewusstsein gelangt.

- Die eigenen Erwartungen können dazu führen, dass Informationen nicht im Sinne des Senders verstanden werden.
- Wir hören das, was uns schon vertraut ist, neuartige Informationen werden überhört. Oft wird aus der Fülle von Informationen ein Begriff ausgewählt und mit vorhandenem Wissen in Verbindung gebracht, die anderen Informationen werden überhört.
- Informationen können Emotionen auslösen. Der Sender vertritt z. B. eine Ansicht, die wir für falsch halten. In diesem Fall fällt es besonders schwer, sich Argumentationen anzuhören. Stattdessen werden im Kopf schon Antworten formuliert.
- Der Sender kann den Empfänger langweilen, er berichtet breit und umständlich, seinen Schritten ist schwer zu folgen. Dann lässt auch beim besten Willen die Aufmerksamkeit nach.

Es gibt verschiedene Arten, schlecht zuzuhören. O'Rourke (2001) beschreibt sechs Typen, die sich wenig auf einen Gesprächspartner einstellen (O'Rourke 2001):

Der Täuscher. Er gibt vor, zuzuhören, seine Gedanken sind jedoch woanders. Er nickt ab und zu mit dem Kopf, sagt „ja, interessant", hat aber nichts mitbekommen.

Der Dauerredner. Außer ihm kommt niemand zu Wort. Er verfährt nach dem Motto: „Das, was ich gesagt habe, hat mir gut gefallen." Da er selbst die meiste Redezeit verbraucht, drängt er die anderen, sich kurz zu fassen. Sie können seiner Meinung nach auch nichts Wichtiges mehr beitragen.

Der „Ich-bin-immer-in-Eile"-Typ. Er kann seine Zeit nicht damit verschwenden, dass er nur zuhört. Er ist viel zu wichtig. Er muss etwas anderes tun, während der Partner spricht, etwa in Papieren blättern, Anweisungen geben oder gar telefonieren.

Der „Ich-beende-deinen-Satz"-Typ. Dieser Typ ist auch in Eile, er kann nicht abwarten, bis der Gesprächspartner zum Ende kommt. Er weiß ohnehin, was dieser sagen will. Deshalb übernimmt er das Beenden des Satzes. Das hat den Vorteil, dass er sich damit gleichzeitig das Wort erteilt.

Der Selbstdarsteller. Er hört auf das, was der Partner sagt. Es ist für ihn jedoch nur ein Stichwort, um seine Geschichte zu erzählen. „Also das erinnert mich daran, als ich …". Seine Erlebnisse sind immer bedeutsamer als die des Vorredners.

Der Ignorant. Er überhört einfach die Beiträge anderer. Sie sind es nicht wert, dass man sich darauf einlässt. Er kaschiert diese Haltung nicht einmal.

Zuhören optimieren. Wie können Hindernisse abgebaut werden? Der Prozess des Zuhörens beginnt mit der *Zuwendung der Aufmerksamkeit* und endet mit der Vergewisserung, richtig verstanden zu haben. Das wird durch *Paraphrasieren* erreicht, d. h. die Äußerungen werden in eigenen Worten wiederholt.

Ohne eine bewusste *Zuwendung der Aufmerksamkeit*, ohne das Abschalten anderer Gedanken ist ein genaues Zuhören nicht möglich. Kann ich mich jetzt auf den Sprecher konzentrieren? Diese Frage sollte sich jeder vor einem Gespräch, einer Teambesprechung oder vor dem Unterricht stellen. Wenn dies nicht der Fall ist, müssen Störungen erst behoben oder das Gespräch verschoben werden. Deshalb gilt für Gruppengespräche der Satz: „Störungen haben Vorrang." Wenn die Gedanken um etwas anderes kreisen, kann nicht zugehört werden. Erst nach dem Bearbeiten der Störungen kann die Aufmerksamkeit wieder auf die Beiträge zum Thema gerichtet werden.

Das Zuwenden der Aufmerksamkeit kann nonverbal ausgedrückt werden. Man unterbricht andere Tätigkeiten, wendet sich dem Sprecher mit dem Körper zu und nimmt Blickkontakt auf. Ein aufforderndes Nicken kann die anderen Signale noch betonen. Der Sprecher entschlüsselt, dass der Zuhörer „ganz Ohr" ist. Natürlich kann der Empfänger auch verbal vermitteln, dass er bereit ist zu hören. Er kann „Türöffner" (Gordon 2002) einsetzen:

- Nun schieß mal los!
- Erzähl mir darüber!
- Es würde mich interessieren, wie Sie darüber denken.
- Können wir uns darüber unterhalten?

Es kann auch reichen, wenn man interessiert „ja?" oder „mhm" sagt. Der Sprecher versteht durch solche Äußerungen, dass der Zuhörer auf ihn eingestellt ist.

Beim *Paraphrasieren* wiederholt der Zuhörer mit eigenen Worten, was der Gesprächspartner gesagt hat. Die Wiederholungen können so beginnen: „Du sagst, dass ...", „Du meinst, dass ...", „Du siehst das so …". Dabei ist darauf zu achten, dass kein zweifelnder Unterton zu hören ist, der den Gesprächspartner irritieren könnte. In Beratungsgesprächen ist es unumgänglich, dass der Berater die Aussagen des Ratsuchenden wiederholt, strukturiert und zusammenfasst.

Beim Paraphrasieren bekommt der Sprecher seine Äußerungen noch einmal umformuliert zu hören und kann kontrollieren, ob seine Botschaft richtig entschlüsselt wurde. Er kann so besser erkennen, wo Unstimmigkeiten auftreten oder wo er sich unklar ausgedrückt hat. Auf diese Weise kann eine Klärung in Gang gesetzt werden. Mit dem Wiederholen der Botschaften wird noch mehr mitgeteilt:

- Was du sagst, ist wichtig für mich.
- Ich habe Interesse an dir.
- Du bist mir wichtig.
- Ich verstehe dich.

Der Sprecher fühlt sich akzeptiert und wertgeschätzt. Auf diese Weise können Probleme besser bearbeitet werden.

36 **Anregung zur Selbstreflexion:** Überlegen Sie, bei welchen Personen Ihnen das Zuhören schwer fällt? Was könnten die Gründe dafür sein?

37 **Paarübung:** Jeweils zwei aus der Gruppe tun sich zusammen. Sie suchen ein umstrittenes Thema aus, über das sie diskutieren wollen. Beispiele: Sollten die Renten gekürzt werden? Sollte eine Ausbildung für Altenpflegehelferinnen eingeführt werden? Es kann auch über jedes andere Thema diskutiert werden.

Jeder der beiden Gesprächspartner wiederholt zunächst die Aussage seines Partners in eigenen Worten, bevor er eine Antwort gibt.

- Berichten Sie, wo es Ihnen besonders schwer gefallen ist, die Aussage des Partners zu wiederholen.
- Wie haben Sie es erlebt, dass Ihre Aussagen wiederholt wurden?

5.2 Verstehen

Zuhören und Paraphrasieren vermitteln dem Gesprächspartner Interesse. Man kann jedoch noch einen Schritt weiter gehen. Bei jeder Aussage sagt der Sender etwas über sich selbst aus, über sein Erleben und seine Gefühle. Man kann auf dem Selbstoffenbarungs-Ohr hören und diesen Aspekt aufgreifen. Der Empfänger nimmt wahr, wie sich der Sender fühlt und teilt ihm dies mit. Beim Hören auf dem Selbstoffenbarungs-Ohr werden Gefühle in den Mittelpunkt gestellt. Dies wird *Einfühlendes Verstehen* genannt. Auf den Sachaspekt, die Beziehung und den Appell wird nicht eingegangen.

Das Konzept des einfühlenden Verstehens wurde von den Vertretern der Humanistischen Psychologie als Methode der Nondirektiven oder Klientzentrierten Psychotherapie entwickelt (Rogers 2009), die in den letzten Jahren auch erfolgreich in der Gerontopsychiatrie angewandt wird (Elfner 2008). Außerhalb der Therapie spricht man von „Partnerzentrierter Gesprächsführung". Einfühlendes Verstehen wird unterschiedlich genannt: „Verbalisieren von Gefühlen", „Einfühlendes Spiegeln" sowie „Empathie und Verbalisierung" (Weber 2000). Gordon (2002) nennt es „Aktives Zuhören" und empfiehlt es für Erziehung und Personalführung. Die Partnerzentrierte Gesprächsführung hat sich bei der Beratung weitgehend durchgesetzt.

Einfühlendes Verstehen. Die Humanistische Psychologie geht davon aus, dass jeder Mensch die Tendenz habe, sich weiterzuentwickeln und in der Lage sei, seine Probleme selbst zu lösen. Dazu braucht jeder Mensch Verständnis, das mit dem Einfühlenden Verstehen sprachlich umgesetzt wird. Der Gesprachspartner hört genau auf das, was gesagt wird und fühlt sich in die Erlebniswelt des anderen ein. Die Gefühle, die er vermutet, werden verbalisiert. Auf Lösungsvorschläge wird verzichtet.

Wie wirkt es, wenn Gefühle verbalisiert werden? Der Gesprächspartner erlebt durch das Einfühlende Verstehen, dass er akzeptiert wird, so wie er ist, dass er ernst genommen wird, dass ihm Interesse und Vertrauen entgegengebracht werden. Er kann sich durch das Verbalisieren seiner Gefühle selbst besser erleben. Durch das Bewusstmachen seiner Gefühle und das Verständnis, das ihm entgegengebracht wird, ist er in der Lage, seine Gefühle zu verarbeiten.

Beim Einfühlenden Verstehen wird nicht auf den Inhalt einer Nachricht eingegangen. Um die Gefühle, die hinter den Aussagen stehen, richtig zu deuten, ist es unumgänglich, den Blickwinkel des

Gesprächspartners zu übernehmen. Dies kann man erreichen, wenn man sich im Gespräch folgende Fragen stellt:

- Wie sieht das mein Gesprächspartner?
- Was erlebt und fühlt er jetzt?
- Welche Bedeutung hat das, was er sagt, für ihn?

Die Aussagen über die Gefühle werden leicht fragend gestellt, denn es handelt sich um Vermutungen, nicht um Feststellungen. Das gilt besonders dann, wenn es sich um Gefühle handelt, die unangenehm sind oder als unpassend erlebt werden. Eine Aussage wie „Das regt dich auf." kann leicht als abwertend verstanden werden, deshalb ist der fragende Ton wichtig. Der Partner fühlt sich nur verstanden, wenn er keine Beurteilung heraushört. Einige Beispiele aus der Altenpflege:

- Der pflegende Ehemann sagt zur Altenpflegerin: „Ich rackere mich ab, aber nie höre ich ein Danke, im Gegenteil, nichts ist ihr recht, sie beschimpft mich auch noch." Der Ehemann ist wahrscheinlich enttäuscht, dass seine Frau sich so verhält, möglicherweise ist er erschöpft. Dies kann die Altenpflegerin ausdrücken: „Das Verhalten Ihrer Frau enttäuscht Sie?" Oder: „Sie sind von der Pflege erschöpft?"
- Eine Kollegin sagt einer anderen: „Da bin ich aufgestanden und habe ihm endlich, endlich einmal meine Meinung gesagt!" Wenn auf das dahinterstehende Gefühl eingegangen wird, könnte die Antwort so lauten: „Das hat dir richtig gut getan?" Oder: „Du bist jetzt stolz, dass du es geschafft hast?"
- Einer Bewohnerin muss ein Ausflug abgesagt werden, auf den sie sich sehr gefreut hat. Sie sagt nichts, ihre Enttäuschung ist ihr jedoch anzusehen. Die Altenpflegerin könnte das Gefühl der Bewohnerin folgendermaßen verbalisieren: „Sie sind jetzt sehr enttäuscht, dass Sie nicht mit können."

Manchmal fordert der Ratsuchende ausdrücklich dazu auf, Lösungen anzubieten und zu dirigieren. So wird etwa gesagt: „Was soll ich denn tun?" Oder: „Sie als ausgebildete Altenpflegerin müssen mir doch sagen können, was ich tun soll." Der erste Impuls dürfte bei den meisten sein, die geforderte Antwort zu geben. Damit lässt sich der Berater die Suche nach einer Lösung und die Verantwortung dafür aufbürden.

Will man das nicht, kann auch in solchen Fällen nach dem Gefühl, das vorherrscht, gefragt werden:

- Sie sind vollkommen ratlos?
- Sie fühlen sich unsicher bei dieser Entscheidung?

Bei solchen Antworten fühlt sich der Ratsuchende unterstützt, er hat noch einmal Gelegenheit, sich mit seinem Problem auseinander zu setzen und selbst eine Lösung zu entwickeln.

Anwendung in der Praxis. Gegen das Einfühlende Verstehen wird manchmal eingewandt, es koste sehr viel Zeit. Das ist aber gar nicht der Fall. Im Gegenteil, oft wird damit Zeit gespart. Die im Kapitel 2 wiedergegebenen Gespräche zeigen, wie viel Zeit vergeht, wenn Laster verwandt werden. Fühlt sich dagegen der Gesprächspartner verstanden, braucht er keine Widerstände aufzubauen. Das Gespräch verläuft entspannter.

> *Schwester Claudia, die im ambulanten Dienst Frau Jürgens betreut, berichtet: Frau Jürgens hat seit früher Jugend spastische Lähmungen, die immer schlimmer werden. Sie kann kaum noch gehen oder sitzen. Sie leidet unsagbar unter Schmerzen. Ihre Willensstärke hat ihr bis jetzt immer geholfen.*
>   *Sie lässt sich nicht gern anfassen. Da dies aber immer häufiger nötig wird, ist sie oft unzufrieden und uns gegenüber auch ungerecht. Als ich sie wieder einmal aus dem Bett holen wollte, wurde sie sehr ungehalten und schimpfte, ich hätte sie nicht richtig angefasst. Ich setzte mich neben sie, legte den Arm um sie und sagte: „Sie haben große Schmerzen, und es ist nicht leicht für Sie zu erleben, dass es jeden Tag schlimmer wird." Ich fügte noch hinzu, dass alle aus dem Team ihr helfen wollten. Sie antwortete: „Das weiß ich ja." Sie war beruhigt und gab sich in der nächsten Zeit auch Mühe, nicht mehr mit uns zu schimpfen.*

Schwester Claudia hat trotz der Vorwürfe von Frau Jürgens auf dem Selbstoffenbarungs-Ohr gehört und einfühlend verstehend geantwortet. Ein einziger Satz führte zu einer Veränderung des Verhaltens und zu einem entspannten Umgang.

    Für den Berater wird die Gesprächssituation durch das Einfühlende Verstehen erleichtert. Es müssen keine Lösungen gefunden werden, es muss niemand überzeugt werden, man braucht keine Bewertungen abzugeben oder Partei zu ergreifen. Gerade Letzteres wird manchmal von betreuten alten Menschen gefordert, wenn sie versuchen, Altenpflegerinnen in Familienangelegenheiten hineinzuziehen. „Stellen Sie sich vor, was meine Schwiegertochter getan hat. Ist das nicht schlimm?" Bei einer Antwort wie „Sie haben sich über Ihre Schwiegertochter sehr geärgert" fühlt sich die betreute Person verstanden. Der Aufforderung, die Schwiegertochter zu verurteilen, wird jedoch nicht nachgekommen.

Wenn sich jemand über etwas beschwert, ist es sinnvoll, sich ihm zuzuwenden und auf seine Gefühle einzugehen. „Sie sind verärgert" oder „Sie sind enttäuscht" führt meistens dazu, dass die Beschwerde auf der Sachebene weiterverhandelt werden kann. Man kann auch die enttäuschten Erwartungen ansprechen: „Sie hatten etwas anderes erwartet." Mit dem Einfühlen ist noch nichts über die Berechtigung der Vorwürfe gesagt.

Einfühlendes Verstehen führt in den meisten Fällen weiter. Warum wird es nicht häufiger praktiziert? Die Generation der alten Menschen ist dazu erzogen worden, Gefühle nicht zu zeigen und auch nicht darüber zu sprechen. Sie haben manchmal auch gelernt, dass es verletzlich macht, sich zu öffnen. Vor allem wurde von ihnen gefordert, sich selbst nicht wichtig zu nehmen. Die alten Menschen haben oft wenig Übung darin, sich auszudrücken, es kann ihnen richtiggehend Angst machen. Das Ausdrücken von Gefühlen widerspricht auch der Vorstellung, „cool" sein zu müssen.

Wann ist Einfühlendes Verstehen nicht angebracht? Einfühlendes Verstehen reicht bei depressiven Menschen nicht aus. Zwar bedeutet es für den alten Menschen eine Erleichterung, wenn er weiß, dass die Pflegenden sich seine Situation vorstellen können und ihm das mitteilen. Depressive Menschen brauchen aber auch konkrete Hilfen, um ihren Alltag zu strukturieren und Aktivitäten aufnehmen zu können (siehe 9.4).

Es gibt Situationen, in denen eine Information oder eine konkrete Hilfe nötig sind. Wenn eine Kollegin bittet, ihr bei einem Bewohner zu helfen, wird sie nicht sehr erfreut sein, wenn sie hört: „Du fühlst dich überlastet." Wenn jemand nach der Uhrzeit fragt, geht es ihm um eine Information. Eine Antwort wie „Du hast ein Problem mit der Zeit?" würde in diesem Fall nicht weiterhelfen, sondern Irritationen auslösen.

38 **Aufgabe:** Beim Einfühlenden Verstehen kommt es darauf an, sich möglichst genau in den Gesprächspartner einzufühlen. Das erfordert einen umfangreichen Wortschatz für emotionale Zustände.

Beispiel: „Traurig sein". Ähnliche Bedeutung haben: Bedrückt sein, betrübt sein, bekümmert sein, niedergeschlagen sein. Finden Sie für die folgenden Begriffe Wörter mit ähnlichen Bedeutungen:

- verärgert sein,
- ängstlich sein,
- überfordert sein,
- enttäuscht sein,
- wütend sein,
- froh sein,
- sich abhängig fühlen.

39 **Aufgabe:** Finden Sie das Gegenteil von

- ängstlich sein,
- sich unsicher fühlen,
- hoffnungsvoll sein,
- sich ohnmächtig fühlen,
- Energie spüren,
- sich allein gelassen fühlen.

40 **Aufgabe:** Stellen Sie sich vor, die folgenden Sätze würden zu Ihnen gesagt. Versuchen Sie, das zugrunde liegende Gefühl zu erfassen, und formulieren Sie eine konkrete Antwort in wörtlicher Rede, die nur dieses Gefühl berücksichtigt. Gehen Sie nicht auf den Inhalt der Aussage ein (keine Erklärungen, Vorschläge, Appelle, Fragen usw.).

Altenpflegerin über eine Bewohnerin: „Frau Andresen hat immer neue Ansprüche. Was die sich einbildet!"
Vermutete Gefühle: Gereizt sein, verärgert sein, wütend sein.
Mögliche Antwort: „Du bist gereizt?"

Betreuter alter Mensch: „Die Gymnastik hat bis jetzt gar nichts gebracht. Ich weiß wirklich nicht, warum ich sie weitermachen soll."
Vermutete Gefühle: _____
Mögliche Antwort: _____

Betreuter alter Mensch: „Keiner besucht mich. Was habe ich alles für sie getan, und jetzt ernte ich nur Undank."
Vermutete Gefühle: _____
Mögliche Antwort: _____

Angehörige: „Meine Mutter hat abgenommen, seit sie hier im Heim ist. Sie scheint nicht richtig zu essen."
Vermutete Gefühle: _____
Mögliche Antwort: _____

Kollegin über eine Bewohnerin: „Jetzt habe ich es bei Frau Meier mit Einfühlendem Verstehen versucht. Und was glaubst du? Es wurde ein gutes Gespräch."
Vermutete Gefühle: _____
Mögliche Antwort: _____

41 **Anregung zur Selbstreflexion:** Eine Bewohnerin beklagt sich: „Hier ist ein Tag wie der andere. Wenn ich nur nicht in ein Heim hätte müssen. Aber meine Tochter wohnt so weit weg." Würde es Ihnen leicht fallen, bei dieser Aussage einfühlend zu antworten?

Wahrscheinlich wären Sie enttäuscht oder verärgert, denn mit dieser Aussage wird mitgeteilt, dass die Bewohnerin Ihre Bemühungen gar nicht wahrnimmt. Ihre eigene Arbeit wird nicht gewürdigt. In solchen Fällen kann es schwer fallen, einfühlend zu antworten.

Überlegen Sie, in welchen weiteren Situationen es Ihnen sehr schwer fallen würde, einfühlend verstehend zu reagieren.

5.3 Humor

Humor heißt, den Schwierigkeiten des Alltags mit heiterer Gelassenheit zu begegnen. Dazu gehört vor allem, über sich selbst lachen zu können, über die eigenen Schwächen und Missgeschicke. Wer über sich selbst lachen kann, fühlt sich wohl. Wenn Wohlbefinden ein Ziel der Altenpflege sein soll, dann ist gerade Humor ein Weg dazu.

Einfühlendes Verstehen zielt darauf ab, den Gesprächspartner ernst zu nehmen, ihn zu verstehen und seine Gefühle in den Mittelpunkt zu stellen. Jetzt geht es um eine andere Facette menschlichen Erlebens. Humor wendet sich an den Verstand, um das Komische an einer Situation herauszufinden. Das wird als lustvoll erlebt und führt zu einem Gefühlsausbruch: einem Lächeln, einem Schmunzeln oder auch zu einem berstenden Lachen. Das gemeinsame Lachen über etwas verbindet. Es verringert die Distanz, wenn man über dieselben Dinge lachen kann.

Wie funktioniert Humor? Ein Mensch mit Humor analysiert eine Situation, um ihr eine komische Seite abzugewinnen. Das setzt eine Distanz dazu voraus. Wer gefühlsmäßig sehr aufgewühlt ist, kann die Dinge nicht von außen betrachten. Humor setzt auch Ehrlichkeit und Selbstkritik voraus. Komik kann entstehen, wenn neue Blickwinkel eröffnet und überraschende Zusammenhänge hergestellt werden. Durch Humor können alternative Denkmuster entwickelt werden, die helfen, mit den Widrigkeiten des Alltags fertig zu werden.

Komik entsteht besonders dann, wenn Widersprüche einer Situation gesehen und thematisiert werden. Zwischen den hehren Ansprüchen an die Altenpflege und dem Pflegealltag dürfte sich gewöhnlich eine Kluft auftun. Man kann versuchen, diesen Widerspruch zu leugnen, etwa in der Weise, dass alle Ansprüche aufgegeben werden: „Das ist alles nur Theorie, Praxis ist ganz anders." Das ist keine befriedigende Lösung. Es hilft auch nicht, so zu tun, als gebe es diese Kluft nicht oder als könne man sie überbrücken. Wenn Sätze wie „Wir haben keine Probleme, bei uns ist alles wunderbar" als gültig angenommen werden, müssen viele Wahrnehmungen unterdrückt oder verzerrt werden. Das führt auf die Dauer zu Irritationen.

Beim Versuch, Widersprüche mit Humor zu bewältigen, wird nichts überdeckt und nichts zugeschüttet (Gernhardt 2001). Im Gegenteil, der Riss wird immer wieder sichtbar gemacht. Aber die Möglichkeit zu lachen, wenn trotz allen Strampelns der Idealzustand noch immer in weiter Ferne liegt, hilft, den Widerspruch zu ertragen. Damit wird ein Abgleiten in eine dumpfe Praxis, in der nichts möglich ist, verhindert. Mit Humor werden aber auch hohle Sonntagsreden oder Ansprüche, die gnadenlos jegliche Schwäche verdammen, unmöglich. Schwächen können thematisiert werden. Durch das Lachen über sie haben sie keine Macht mehr, sie werden weniger bedrohlich. Das Selbst wird beschützt, wenn die Unvollkommenheit der menschlichen Existenz anerkannt wird (Lotze 2003). Die vielen Witze zum Thema Alzheimer-Demenz zeigen, dass die Schrecken der Krankheit auf diese Weise verarbeitet werden.

Wie kommt der Humor in die Altenpflege? Er ist gewöhnlich schon da. Es geht darum, ihn bewusst zu machen und zu kultivieren. Das Komische, das aus einer Situation herausgearbeitet wird, führt zum Staunen oder zur Verblüffung, weil etwas ganz anders kam als erwartet.

Es gibt verschiedene Methoden, ein Lachen auszulösen. Eine davon ist das *Spiel mit den Realitäten*.

In einem Altenheim wird abends meistens eine Auswahl an Getränken angeboten. Wenn die Zeit knapp ist, kündigt die Altenpflegerin den reduzierten Service mit den Worten an: „Heute sind wir mal kein Hotel, heute sind wir ein Altenheim. Sie haben die Wahl zwischen zwei Sorten Tee." Die Bewohner lächeln und sind zufrieden.

Das Spiel mit den Realitäten erhebt die Bewohner zu Hotelgästen. Das funktioniert natürlich nur, wenn sie erleben, dass die Pflegenden sich bemühen, ihnen einen guten Service zu bieten.

Das *Aufwerten einer Person* führt leicht zu einem Lächeln.

Frau Friedrich, dement, hatte während des Mittagsschlafes ihren Kot überallhin geschmiert. Sie schimpfte, weil sie nun geduscht wurde. Erst beim Eincremen hatte die Altenpflegerin den rettenden Einfall: „Sie werden gesalbt wie die Königin von Saba." Frau Friedrich lachte und war fortan guter Laune.

Die Pflegebedürftigkeit wurde in ein Privileg umgewandelt. Früher waren es die privilegierten Personen, die gepflegt und angekleidet wurden. Jetzt sind es die Pflegebedürftigen, die diese Dienste in Anspruch nehmen. Hier ist ein Ansatz, die Realität zu verschieben.

Herr Lehman, seit einem halben Jahr Witwer, ist betrübt. Die Altenpflegerin empfiehlt ihm: „Herr Lehmann, wenn heute Nachmittag der Doktor kommt, lassen Sie sich am besten ein Rezept für eine nette Frau verschreiben, die immer bei Ihnen ist und Sie verwöhnt." Herr Lehmann lacht, seine Stimmung hellt sich auf.

Herr Lehmann fühlt sich von der Altenpflegerin verstanden. Es ist die Trauer um seine Frau und seine Einsamkeit, die ihn niederdrücken. Der *widersinnige Vorschlag* bringt ihn zum Lachen.

Weitere Methoden sind *Wortspiele, Über- und Untertreibungen* und das *Aufdecken von Absurditäten*. Die Pflegenden können sich bemühen, die komischen Seiten einer Situation herauszuarbeiten. Sie können auch das Humorpotential der betreuten alten Menschen wecken, sie können dazu ermuntern, Lustiges, Amüsantes und Absurdes zu erleben und auszudrücken. Man kann alte Menschen auch dazu animieren, lustige Begebenheiten aus ihrem Leben zu erzählen.

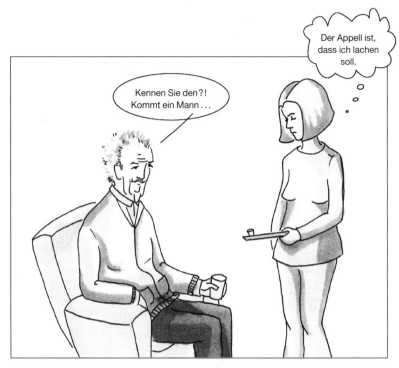

Abbildung 13: Witze in der Altenpflege

Wann ist Humor nicht angebracht? Humor darf niemals verletzen oder kränken. Wenn Feindseligkeiten der Pflegenden durch Humor maskiert werden, können die betreuten Menschen nicht darüber lachen. Man muss auch die Tabuthemen kennen und respektieren. Wenn jemand von seinen Gefühlen überwältigt ist, wird er keinen Sinn für Humor haben. Krankheiten und Abbau müssen erst akzeptiert werden, bis die Distanz groß genug ist, um sie mit Humor zu verarbeiten. Komik ist nicht angebracht, wenn sie zur Selbstdarstellung benutzt wird. Wenn sich betreute alte Menschen gezwungen fühlen, über Witze der Altenpflegerinnen zu lachen, trägt das nicht zur Entspannung bei.

42 **Aufgabe:** Denken Sie an einen humorvollen alten Menschen. Wie würden Sie seinen Humor beschreiben? Wie setzt er seinen Humor ein, um das Alter zu bewältigen? Wie wirkt sein Humor auf Sie persönlich?

43 **Aufgabe:**
- Sammeln Sie Fälle, bei denen durch eine witzige Bemerkung Lachen ausgelöst wurde.
- Durch welche Methoden versuchen Sie, andere zum Lachen zu bringen.

5.4 Sich mitteilen

In der Humanistischen Psychologie wird *Echtheit* als eine weitere Bedingung für ein hilfreiches Gespräch genannt. Damit ist gemeint, dass die eigenen Gefühle und Gedanken akzeptiert und mitgeteilt werden. Anderen wird nichts vorgemacht. Wenn z. B. jemand gereizt ist, wird es ihm schwer fallen, einfühlend zu sein. Es wäre nicht echt, in diesem Moment Einfühlendes Verstehen zu praktizieren.

Wie können die eigenen Gefühle ausgedrückt werden? Es fällt normalerweise nicht schwer, angenehme Gefühle mitzuteilen. „Ich freue mich, dass es Ihnen gut geht" kann ohne Probleme gesagt werden. „Ich kann Ihr Jammern heute schlecht ertragen" ist schwerer zu sagen.

Früher wurde gefordert, sich selbst nicht so wichtig zu nehmen, die eigenen Wünsche zurückzustellen und für andere da zu sein. Um dennoch selbst auch etwas zu bekommen und seine eigenen Interessen zu vertreten, wurde statt „ich will" „du solltest" gesagt. Um die eigenen Ansprüche oder Gefühle zu kaschieren, wurden moralisierende Aussagen gemacht: „Du solltest bedenken, dass du nicht allein hier bist." „Wenn das jeder so machen wollte." „Du bist so rücksichtslos." Dabei handelt es sich um Aussagen über andere, um *Du-Botschaften*. Die anderen werden bewertet und abgewertet.

Es gibt noch weitere sprachliche Hilfsmittel, um die eigene Person aus dem Spiel zu lassen. „Man muss doch dieses oder jenes sein oder dieses oder jenes machen." Bei solchen Aussagen versteckt man sich hinter einem allgemeinen Konsens, den man anderen aufzwingt. Oder es wird „wir" gesagt. „Wir wollen doch ..." oder „wir wollen doch nicht ...".

Tab. 2: Ich-Botschaften – Du-Botschaften

Ich-Botschaft	Du-Botschaft
Ich bin genervt, wenn Sie so viel jammern.	Sie sollten nicht so viel jammern!
Ich ärgere mich, dass meine Wünsche beim Dienstplan nicht berücksichtigt werden.	Ihr nehmt nie Rücksicht auf mich.
Ich ärgere mich, dass dies vergessen wurde.	Dass man sich auf euch auch gar nicht verlassen kann!
Es macht mich ganz kribbelig, wenn du jedes mal sagst, dass das nicht geht.	Du solltest nicht immer so pessimistisch sein.
Ich bin gekränkt, wenn du mich nicht ausreden lässt.	Du solltest mal einen Gesprächsführungskurs machen.

Um die eigenen Empfindungen, Wünsche und das eigene Erleben klar auszudrücken, können *Ich-Botschaften* formuliert werden. In Tabelle 2 werden Beispiele von Ich-Botschaften und Du-Botschaften gegenübergestellt. Ich-Botschaften haben mehrere Vorteile:

- Sprachlich formulierte Gefühle und Wünsche werden bewusster, damit gewinnt auch die Kommunikation an Klarheit.
- „Ich" zu sagen bedeutet, Verantwortung für die eigenen Aussagen zu übernehmen.
- Dem Partner wird kein Vorwurf gemacht. Er wird nicht bewertet.
- Dem Partner wird freigestellt, wie reagieren will, er wird nicht dirigiert.

Ich-Botschaften erleichtern in vielen Situationen ein Gespräch. Das gilt besonders dann, wenn man sich *beschweren* oder *Grenzen ziehen* will oder *Unangenehmes mitteilen* muss.

Beschwerden vorzubringen fällt nicht jedem leicht, vor allem wenn die Erfahrung gemacht wurde, dass darauf ablehnend, wenn nicht gar mit

Beschuldigungen geantwortet wurde. Wenn die Beschwerde mit einer Ich-Botschaft eingeleitet wird, z. B. „Ich habe mich geärgert" oder „Ich bin enttäuscht", braucht keine Verteidigung und schon gar kein Gegenangriff zu erfolgen. Das eigene Empfinden kann dem Beschwerdeführer nicht bestritten werden. Das Gespräch kann auf der Sachebene weitergeführt werden.

Wenn es zu Übergriffen kommt, z. B. wenn etwa ein alter Mann eine Altenpflegerin an den Busen grapscht, ist es erforderlich, *Grenzen zu ziehen*. Eine Beschimpfung wie „Sie alter Lustmolch!" ist eine Abwertung, die das Verhältnis auf Dauer belastet. Auch ist es wenig sinnvoll, zu dirigieren („Lassen Sie das!"). Eine Ich-Botschaft wie „Ich will das nicht" setzt Grenzen, ohne das Gegenüber anzugreifen oder zu beschämen.

Ich-Botschaften können es erleichtern, *Unangenehmes mitzuteilen* oder über Dinge zu sprechen, die uns aus irgendeinem Grund peinlich sind. Beispiele: Ein Bewohner wäscht sich nicht ausreichend, er riecht. Hier kann mitgeteilt werden, wie schwer es fällt, dieses Thema anzusprechen: „Es ist mir sehr peinlich, das anzusprechen." Eine Altenpflegerin vermutet, dass pflegende Angehörige den betreuten alten Menschen vernachlässigen. Das Gespräch kann mit folgenden Worten begonnen werden: „Es fällt mir sehr schwer, über dieses Problem zu reden." Die Offenheit führt dazu, dass sich die Gesprächspartner nicht angegriffen fühlen.

44 **Aufgabe:** Beschreiben Sie eine schwierige Situation aus der Praxis. Formulieren Sie im Anschluss Ich-Botschaften über Ihre Gefühle und Ihre Wünsche zu dieser Situation.

Beispiel: Frau Meier hat mich beim Essenreichen angespukt. Ich war wütend auf Frau Meyer. Ich habe mich geekelt. Ich war ganz außer mir. Ich will, dass Frau Meyer das nicht mehr tut.

45 **Aufgabe:** Überlegen Sie, welches Gefühl hinter den folgenden Aussagen steht und formulieren Sie Ich-Botschaften:

Beispiel: Eine Bewohnerin ist allein aufgestanden und hält sich hilflos an einem Stuhl fest. Die Altenpflegerin sagt: „Ich habe Ih-

nen doch gesagt, dass Sie nicht allein aufstehen sollen. Sie hätten hinfallen können."
Welche Gefühle stehen hinter dieser Aussage? Angst, Schrecken.
Ich-Botschaft: „Ich bin erschrocken. Ich habe Angst, dass Sie hinfallen könnten."

- Sie haben frei und wollen ins Kino gehen. Eine Kollegin ruft an und fragt, ob Sie für sie einspringen können. „„Warum ruft ihr immer mich an? Könnt ihr nicht mal Schwester Helga fragen?"

Gefühle: _____

Ich-Botschaft: _____

- Eine Schülerin bleibt während des Essenausteilens lange im Zimmer eines Bewohners: „Du bringst hier alles durcheinander. Wie sollen die anderen Bewohner ihr Mittagessen bekommen?"

Gefühle: _____

Ich-Botschaft: _____

- Eine Kollegin kommt zu spät. Eine andere sagt zu ihr: „Du bist so rücksichtslos."

Gefühle: _____

Ich-Botschaft: _____

46 **Aufgabe:** Formulieren Sie Ich-Botschaften für folgende Situationen:

- Sie erleben, wie eine Kollegin im Streit einen Zivildienstleistenden abwertet. Sie möchten mit der Kollegin über den Vorfall sprechen.
- Die Stationsleitung hat einen neuen Dienstplan gemacht. Sie stellen fest, dass Sie die ungünstigsten Zeiten haben.

5.5 Argumentieren

Wenn wir von anderen verstanden werden wollen, müssen wir uns klar ausdrücken. Die Gedankengänge müssen so dargestellt werden, dass der Gesprächspartner sie nachvollziehen kann. Das bedeutet, sie klar herauszuarbeiten und transparent zu machen.

Um dies zu erreichen, müssen Argumentationen Schritt für Schritt so dargestellt werden, dass sie nachgeprüft werden können. Diese Regel hilft, Fehlschlüsse zu erkennen und zu kritisieren. Sie ermöglicht es, mit unsachlichen Argumenten umzugehen, etwa Suggestionen als solche zu erkennen oder sich gegen falsche Begründungen zu wehren. Ziel ist es, eine sachliche Diskussion auf dem Boden der Tatsachen zu führen.

Schlussfolgern. Wir wenden häufig die Regeln des Schlussfolgerns an, ohne dass uns dies bewusst ist. *Schlussfolgern* bedeutet, von Tatsachen auszugehen und mithilfe von Regeln zu Erkenntnissen zu gelangen. Dies kann durch *Verallgemeinern* oder durch Annahmen über *Ursache und Wirkung (Kausalität)* geschehen.

Beim *Verallgemeinern (Generalisieren)* wird von Einzelfällen auf eine Gesamtheit geschlossen. Wenn in einer sorgfältig durchgeführten Untersuchung mit einer großen Stichprobe hochbetagter Menschen (über 85 Jahre) festgestellt wurde, dass die Sinnesfunktionen nachlassen, kann man mit einiger Sicherheit die Schlussfolgerung ziehen, dass dies allgemein bei Hochbetagten der Fall ist.

Die Gültigkeit der Verallgemeinerungen hängt vom Umfang der Beobachtungen ab. Schwester Hülya und Schwester Nurhan sind türkischer Herkunft. Beide sind sehr einfühlsam. Eine Schlussfolgerung, dass Türkinnen generell sehr einfühlsam sind, ist offensichtlich nicht zulässig. Es müssen schon sehr viel mehr Beobachtungen gemacht werden, um solche Generalisierungen vornehmen zu können. Aber auch bei häufig gemachten Beobachtungen führen Verallgemeinerungen nicht immer zu den richtigen Schlüssen. Man kann schon sehr viele kranke alte Menschen gesehen haben, trotzdem wäre die Schlussfolgerung „Alte Menschen sind krank" nicht richtig. Genau so wenig kann man, wenn man viele alte Menschen beim Sport und auf Reisen sieht, folgern, dass alle alten Menschen in Hochform sind. Auch die Behauptung, alte Menschen würden in Heime abgeschoben, kann nicht aufrechterhalten werden, wenn nur etwa 4% aller alten Menschen in Heimen untergebracht sind und 71% der pflegebedürftigen von ihren Familien unterstützt werden (Bundesministerium für Familie, Senioren, Frauen und Jugend 1996).

Das bedeutet: Man kann nie sicher sein, ob eine Verallgemeinerung richtig ist. Ausnahmen sind immer möglich. Um Fehlschlüsse zu erkennen, ist es notwendig, alle möglichen Daten heranzuziehen. Das heißt aber auch, dass wir bereit sein müssen, unsere eigenen Urteile aufgrund geprüfter Daten zu revidieren.

Aus der Reihenfolge von Ereignissen schließen wir häufig auf *Ursache und Wirkung (Kausalität)*. Wenn eine Schülerin eine schlechte Beurteilung erhält und danach verstimmt ist, vermuten wir, dass die Beurteilung die Ursache der Verstimmung ist. Dieser Schluss, nämlich dass das zeitlich vorhergehende Ereignis Ursache für das nachfolgende ist, wird häufig gemacht. Die zeitliche Reihenfolge bedeutet aber nicht immer, dass das Vorhergehende tatsächlich die Ursache für das Nachfolgende ist. So wurde beispielsweise beobachtet, dass alte Menschen, die in Altenheimen wohnen, körperlich und geistig weniger fit sind als die, die in ihrer eigenen Wohnung leben. Daraus wurde der Schluss gezogen, dass die Umsiedlung in ein Altenheim den Altersabbau beschleunigt. Das kann man jedoch aus diesen Beobachtungen nicht zwingend folgern. Man könnte auch eine andere Schlussfolgerung ziehen: Weil die alten Menschen nicht so fit sind, ziehen sie ins Altenheim. Bei dieser Schlussfolgerung wäre der Altersabbau eine Ursache für die Übersiedlung in ein Altersheim, nicht die Folge. Wenn wir allein aufgrund der zeitlichen Reihenfolge auf Ursache und Wirkung schließen, sollten wir uns immer fragen, ob es nicht auch anders sein könnte.

Argumente organisieren. Beim Argumentieren geht es darum, den eigenen Gedankengängen eine Struktur zu geben, damit sie für Gesprächspartner nachzuvollziehen sind. Dafür hat sich folgendes Muster bewährt:

- *Beschreibung der Ausgangslage,*
- *Ableitung der Schlussfolgerungen.*

Ausgangslage. Grundlagen wie Beobachtungen müssen nachprüfbar oder zumindest nachvollziehbar sein. Im zweiten Kapitel wurde beschrieben, dass es keine „objektive" Wahrnehmung gibt, eigene Beobachtungen können immer durch Erwartungen und Interpretationen beeinflusst sein. Das ist sprachlich zu berücksichtigen. „Ich habe beobachtet, dass ...", „Mir ist aufgefallen, dass ..." drücken dies aus. Andere könnten es anders wahrgenommen haben. Das, was ich wahrgenommen habe, ist die Grundlage für meine Argumentation. Wenn man sich auf bestimmte Daten bezieht, sind die Quellen anzugeben. „Das sind Daten aus einer Umfrage." „Diese Ergebnisse stammen aus einem wissenschaftlichen Experiment." Interpretationen von Daten sind als solche zu benennen und strikt von den Beobachtungen oder anderen Informationen zu trennen: „Ich schließe daraus ...". Oder: „Meiner Meinung nach bedeutet das ...".

Sachlich zu argumentieren bedeutet nicht, dass eigene Vermutungen und Gefühle nicht zur Sprache kommen dürften. Sie sind wichtig zur Bearbeitung eines Problems. Sie müssen jedoch klar von den sachlichen Aspekten getrennt werden. Sprachlich sind sie als subjektive Eindrücke oder Befürchtungen darzustellen. „Das ist mein Eindruck." „Bei mir kommt das Gefühl auf ...". „Ich befürchte, dass ...". Andere können es anders erleben. Es geht nicht darum, Recht zu haben, sondern darum, unterschiedliches Erleben zu vergleichen. Es kann mitgeteilt werden:

- Frau Andresen klingelt während einer Schicht im Durchschnitt 19-mal.
- Inzwischen bin ich genervt und gehe nur ungern zu ihr. Ich befürchte, dass die übrige Arbeit darunter leidet.

Bei einer solchen Beschreibung haben die Gesprächspartner die Möglichkeit, die Tatsache (Häufigkeit des Klingelns) zu überprüfen und ihre eigenen Reaktionen und Gefühle zu schildern.

Ableitung der Schlussfolgerungen. Beobachtungen werden mit Regeln, z. B. aus psychologischen Theorien verknüpft. Eine Altenpflegerin könnte auf einer Teambesprechung Folgendes vortragen: „Ich möchte Frau Andresens häufiges Klingeln mit der Psychologie des Lernens erklären. Ein Ergebnis der Lernpsychologie ist: Verhalten, dem eine angenehme Konsequenz folgt, tritt häufiger auf. Das Erscheinen der Altenpflegerinnen scheint für Frau Andresen eine angenehme Konsequenz zu sein. Ich vermute, Frau Andresen ist es sehr langweilig, das ist unangenehm. Wenn jemand kommt, wird der unangenehme Zustand beendet. Wenn meine Vermutung richtig ist, wird Frau Andresen von uns verstärkt. Wenn wir wollen, dass Frau Andresen nicht mehr so häufig klingelt, dürfen wir sie nicht mehr verstärken. Gleichzeitig müssen wir ihr Beschäftigungsangebote machen." Bei dieser Argumentation besteht die Möglichkeit, die Gedankengänge auf ihre Richtigkeit zu überprüfen.

Fehler und Fallen beim Argumentieren. Es ist nicht immer leicht, nachvollziehbar auf der Sachebene zu argumentieren. Wir neigen alle dazu, Tatsachen, die den eigenen Einstellungen widersprechen, zu ignorieren oder umzuinterpretieren.

Es kommt auch vor, dass absichtlich unlogisch argumentiert wird, um eigene Interessen besser durchzusetzen oder um andere zu manipulieren. Hier sollen einige Fehler und Fallen aufgeführt werden, einmal, um die eigene Argumentation logischer gestalten zu können, zum anderen, um selbst besser gegen Manipulationsversuche gewappnet zu sein.

- Es kommt vor, dass nicht auf das Argument eingegangen wird, sondern dass die Person abgewertet wird, die es vorträgt. Sie wird als unglaubwürdig oder inkompetent hingestellt. „Wenn der das schon sagt!" Es geht nicht mehr um die Sache, sondern um Rechthaberei oder um Macht. Bei unsachlichen Angriffen kann wie folgt reagiert werden: „Was sagen Sie sachlich zu meinem Argument?" Notfalls müssen noch einmal Schritt für Schritt Tatsachen, Schlussfolgerungen und Konsequenzen dargelegt werden.

- Manchmal wird versucht, Meinungen als Tatsachen auszugeben. Solche Sätze fangen an mit „Lassen Sie mich mal sagen, wie es wirklich ist." „Das wissen doch alle hier, dass …". Hier hilft aufzudecken, dass es sich um unbewiesene Behauptungen handelt. Man kann fragen, wie die Behauptungen zustande gekommen sind. „Was wissen alle? Können Sie das noch einmal erklären?" Oder man wendet ein, dass eine Gegenbehauptung ebenso plausibel ist: „Man kann das auch so sehen … Das ist genauso plausibel (oder wahrscheinlich)."

- Es kann versucht werden, ein Argument nicht sachlich zu begründen, sondern sich auf eine Autorität, etwa auf einen anerkannten Pflegewissenschaftler oder einen begnadeten Praktiker, zu berufen. Das ersetzt nicht die Argumentation. Auch die Berufung auf den gesunden Menschenverstand ist kein Argument.

- Man kann z.B. bei Institutionen von der Ähnlichkeit in einigen Punkten auf die Ähnlichkeit in anderen Punkten schließen (Analogieschluss). Das muss nicht immer zu den richtigen Schlussfolgerungen führen. Wenn man etwa Einrichtungen der Altenpflege mit Unternehmen vergleicht, die Dienstleistungen anbieten, gibt es viele Ähnlichkeiten. Daher wird manchmal empfohlen, Altenheime wie Dienstleistungsbetriebe zu organisieren. Man muss dabei aber auch fragen, ob das Ziel eines Altenheimes, „Wohlbefinden alter Menschen", mit den gleichen Strategien zu erreichen ist wie das Ziel eines Unternehmens, nämlich „Gewinnmaximierung". Wenn auch in einigen Punkten Ähnlichkeiten vorhanden sind, kann nicht ohne weiteres von einem System auf das andere geschlossen werden.

Eine wesentliche Voraussetzung beim Argumentieren ist, dass Tatsachen akzeptiert werden, auch wenn sie nicht in das eigene Konzept passen. Beobachtungen oder sonstige Daten können nur zurückgewiesen werden, wenn nachgewiesen werden kann, dass sie fehlerhaft erhoben oder falsch interpretiert worden sind. Der Satz „Das glaube ich nicht" ist kein Argument.

47 **Aufgabe:** Es werden zwei Teilnehmer gesucht, die in der Praxis unterschiedliche Methoden zur Dekubitusprophylaxe anwenden oder angewendet haben. (Es kann auch ein anderes Problem sein, für das es mehrere Behandlungsmethoden gibt.) Jeder trägt Argumente für seine Methode vor. Die Gruppe beurteilt, ob alle Argumente sachlich begründet waren und subjektive Meinungen als solche kenntlich gemacht wurden.

48 **Aufgabe:** Es werden zwei Teilnehmer gesucht. Ein Teilnehmer trägt Argumente für die Funktionspflege vor, der andere für die Gruppen- bzw. Bereichspflege. Wer welche Position vertritt, wird vorher ausgelost. Die Gruppe beurteilt, ob alle Argumente sachlich begründet waren. Subjektive Meinungen, Vorlieben oder Befürchtungen sollen als solche erkennbar sein.
Achtung! Sätze wie „Dazu haben wir keine Zeit." oder „Das geht in der Praxis nicht." sind keine Argumente.

Gordon, T. (2002): Die neue Beziehungskonferenz. Effektive Konfliktbewältigung in Familie und Beruf. Heyne, München, Kapitel 8

Günther, U., Sperber, W. (2000): Handbuch für Kommunikationstrainer: Psychologische und organisatorische Durchführungen von Trainingsseminaren. Ernst Reinhardt, München/Basel, Kapitel 5

Weber, W. (2000): Wege zum helfenden Gespräch. 12. Aufl. Ernst Reinhardt, München/Basel, Kapitel 6 u. 7

6 Probleme bearbeiten

Gewöhnlich handeln und reden wir, ohne lange zu überlegen. Vieles läuft routinemäßig ab. Das ist wichtig, denn ohne schnell einzusetzende oder automatisch ablaufende Routinen wären wir kaum in der Lage, die Aufgaben des Alltags zügig und effektiv zu erledigen. Es gibt jedoch Momente, in denen gewohnte Strategien nicht ausreichen oder sich als falsch herausstellen. Dann ist innezuhalten, um die Situation zu analysieren, zu fragen, wohin man will und wie man dahin kommen könnte. Es hat sich bewährt, ein solches Vorgehen in einer festgelegten Reihenfolge von sechs Schritten durchzuführen:

- Problem beschreiben,
- Ziele festlegen,
- Ursachen klären,
- Lösungen entwickeln,
- Umsetzen in die Praxis,
- Bewerten.

Eine solche Strategie erlaubt es, ein Problem systematisch zu bearbeiten.

6.1 Problem beschreiben

Wenn ein Interaktionspartner sich nicht wohl fühlt, wenn er die Situation ändern möchte, ist ein Problem entstanden (Gordon 2002). Um Veränderungen herbeiführen zu können, ist es notwendig, erst einmal den Ist-Zustand genau zu beschreiben.

Frau Andresen klingelt häufig. Die Altenpflegerinnen sind gereizt. Zur Planung von Veränderungen braucht man genaue Informationen über Frau Andresens Verhalten. In welchen Zeitabständen klingelt sie? Gibt es Zeiten, in denen sie weniger klingelt? Was tut sie dann? Gibt es Zeiten, in denen sie besonders häufig klingelt?

Ein anderes Beispiel: Die Stationsleitung bemängelt die Dokumentationen. Treten die Mängel immer auf oder nur in Zeiten mit besonders viel Arbeitsanfall? Werden die Dokumentationen nach unterschiedlichen Kriterien erstellt? Sind alle Mitarbeiter eingewiesen worden? In diesem Fall ergibt die genaue Beschreibung schon Hinweise auf die Ursache und damit auch auf die Lösung des Problems.

Um ein Problem bearbeiten zu können, muss zunächst geklärt werden, wer das Problem hat und wer die Verantwortung für das Handeln trägt.

Wer hat das Problem? Wenn wir davon ausgehen, dass jeder sein Leben selbst bestimmt, dann ergibt sich daraus auch, dass jeder seine Probleme selbst zu lösen sucht. Wenn in der Pflege der Grundsatz gilt, „nicht für den Gepflegten, sondern mit ihm", dann heißt das, dass Unterstützung geboten wird, Lösungen aber nicht vorgegeben werden. Das Problem hat derjenige, der sich unwohl fühlt. Es ist an ihm, nach einer Lösung zu suchen.

Die Altenpflegerinnen ärgern sich z. B., weil Frau Andresen sehr häufig klingelt. Hier sind es die Altenpflegerinnen, die ein Problem haben. Wenn eine Bewohnerin sich beklagt, dass ihre Kinder sie nicht besuchen, hat die Bewohnerin ein Problem. Deren Familienbeziehungen sind ihre Angelegenheit, nicht die der Pflegenden. Wenn sie allerdings immer wieder darüber jammert und die Altenpflegerin auffordert, den Sohn anzurufen, um ihm zu sagen, dass er die Mutter besuchen solle, hat die Altenpflegerin ein Problem. Sie wird aufgefordert, sich in Familienangelegenheiten einzumischen und anderen Menschen Verhaltensvorschriften zu machen. Das möchte sie nicht tun.

Mit sprachlichen Formulierungen wird ausgedrückt, wo man das Problem sieht. Schwester Schamsi ärgert sich, dass Schwester Katja ihre Arbeit liegen lässt. Wenn sie sagt, „Katja ist immer so rücksichtslos", fällt sie ein Urteil über die Kollegin und erwartet, dass diese sich ändert. Katja fühlt sich jedoch nicht unwohl, sie hat kein Problem und wird sich nicht ändern. Wenn Schwester Schamsi hingegen sagt, dass sie sich über das Verhalten der Kollegin ärgert, sieht sie das Problem bei sich. Sie ärgert sich und wird etwas tun, um diesen Ärger abzustellen. „Ich werde die Arbeit nicht mehr für dich erledigen." Derjenige, der das Problem hat, sagt, was er ändern will.

Wer trägt die Verantwortung? Grundsätzlich übernimmt jeder für sich selbst die Verantwortung. Älteren Menschen, besonders Frauen, von denen ein Leben lang erwartet wurde, dass sie sich den Wünschen anderer unterordnen, fällt es manchmal schwer, für sich selbst einzustehen, und sie versuchen, die Verantwortung auf andere abzuwälzen.

Als die Altenpflegerin morgens Frau Adams fragt, ob sie aufstehen möchte, antwortet diese, dass sie das doch müsse. Frau Adams äußert keinen eigenen Wunsch, sondern gibt zu verstehen, dass sie sich der Hausordnung oder den Anordnungen der Altenpflegerin unterordnet. Sie schiebt so die Verantwortung ab. Die Altenpflegerin ist jedoch nicht bereit, diese zu übernehmen. Sie antwortet Frau Adams, dass sie auch im Bett bleiben könne. Daraufhin steht Frau Adams zu ihren eigenen Bedürfnissen und sagt, dass sie doch froh sei, noch aufstehen zu können (Sachweh 2000, 97).

Es gibt jedoch Einschränkungen der Verantwortung. Für Kinder, die die Folgen ihres Tuns noch nicht überblicken können, sind die Eltern verantwortlich. Im Erwachsenenalter können Krankheiten die Handlungsfähigkeit einschränken. Bei alten Menschen ist es vor allem die Demenz, die dazu führt, dass die Betroffenen nicht mehr in der Lage sind, ihr Wohlbefinden zu sichern. Auch depressive Menschen werden durch ihre Krankheit gehindert, das zu tun, was ihrer physischen und psychischen Gesundheit zuträglich wäre. Hier ist es an den Pflegenden, Verantwortung für die betreuten Menschen zu übernehmen. Es ist allerdings nicht leicht, eindeutige Kriterien dafür anzugeben, wann Verantwortung für andere übernommen werden muss. Es besteht immer die Gefahr, andere zu schnell zu entmündigen. Wenn der Fall eintritt, dass für andere gehandelt werden muss, sollte dies im Team und mit den Angehörigen besprochen und gemeinsam beschlossen werden. Dabei ist stets zu fragen, ob die Pflege im Sinne des Betroffenen ist, ob er zustimmen würde, wenn er in der Lage wäre, für sich selbst zu entscheiden.

49 **Aufgabe:** Beschreiben Sie ein Problem, das Sie in der Praxis erlebt haben. Beschreiben Sie die Personen und die Situation. Klären Sie folgende Fragen:

- Wer hat das Problem?
- Wer trägt die Verantwortung?

50 **Aufgabe:** Denken Sie an einen von Ihnen betreuten dementen alten Menschen. Wo müssen Sie für ihn Verantwortung übernehmen?

6.2 Ziele festlegen

Unser Handeln ist von den Zielen bestimmt, die wir verfolgen. Ein Ziel der Altenpflege ist es, die betreuten alten Menschen bei der Gestaltung des letzten Lebensabschnittes zu unterstützen. Das ist ein allgemeines Ziel, das hinter allen Aktivitäten steht. Um die tägliche Arbeit gestalten zu können, müssen spezifische Ziele formuliert werden. Heeg (2000) schlägt für die Betreuung dementer alter Menschen in Altenheimen folgende Ziele vor:

- Sicherheit und Geborgenheit vermitteln,
- Orientierungsvermögen unterstützen,
- Kompetenzerhaltung fördern,
- Anregung bieten,
- persönliche Kontrolle ermöglichen,
- Gelegenheit zu Privatheit und zu sozialer Interaktion bieten,
- Bezug zum bisherigen Lebenszusammenhang herstellen,
- Anpassung an Veränderungen erleichtern.

Für spezielle Probleme sind spezifische Ziele zu formulieren. Wenn etwa Frau Andresen häufig klingelt, kann als Ziel formuliert werden: „Frau Andresen soll weniger klingeln." Um zu gewährleisten, dass die Interessen aller Beteiligten berücksichtigt werden, sollten bei solchen Zielen folgende Fragen gestellt werden (Schützendorf 2008):

- Wer bestimmt das Ziel?
- Wem nutzt es, wenn das Ziel erreicht wird?
- Womit wird das Ziel begründet?

Im Fall Frau Andresen bestimmen allein die Pflegenden das Ziel. Es nützt den Pflegenden. Begründet wird das Ziel damit, dass entweder andere Bewohner vernachlässigt werden müssen oder die Pflegenden über das übliche Maß hinaus belastet werden. Frau Andresen klingelt so häufig, um auf diese Art ihre Bedürfnisse zu befriedigen. Würde sie nicht mehr klingeln, würden ihre Bedürfnisse nicht befriedigt. Das widerspräche den allgemeinen Zielen der Altenpflege. Die Zielformulierung müsste also erweitert werden:

- Frau Andresen soll weniger klingeln.
- Es soll auf andere Art sichergestellt werden, dass ihre Bedürfnisse befriedigt werden.

Wenn ein Ziel sehr komplex ist, kann man es in mehrere Teilziele aufteilen. Wenn ein Bewohner in eine Einrichtung der Altenpflege neu aufgenommen wird, könnte nach einzelnen Bedürfnissen wie „Sicherheit" und „Zugehörigkeit" vorgegangen werden. Teilziele wären dann: „Sicherheit vermitteln" sowie „Möglichkeiten zur Herstellung eines Vertrauensverhältnisses mit Pflegenden schaffen" und „Kontakt mit anderen Bewohnern ermöglichen". Wenn mehrere Ziele formuliert werden, kann es sinnvoll sein, eine Reihenfolge aufzustellen, in der sie bearbeitet werden.

51 **Aufgabe:** Tragen Sie Ziele zusammen, die in Ihrem Altenpflegealltag verfolgt werden. Beantworten Sie dazu die Fragen:

– Wer bestimmt jeweils das Ziel?
– Wem nutzt es, wenn das Ziel erreicht wird?

52 **Aufgabe:** Eine Schülerin beklagt sich, dass sie mit Routinetätigkeiten beauftragt wird. Legen Sie Ziele fest, die für die Ausbildung von Schülerinnen gelten sollen.

6.3 Ursachen klären

Wenn die Situation beschrieben und die Ziele festgelegt sind, ist nach den Ursachen des Problems zu fragen. Wie ist es entstanden, und wie hat es sich entwickelt? Warum klingelt Frau Andresen so häufig? Es werden zunächst Vermutungen über die Ursachen formuliert. Es ist ratsam, möglichst viele Ursachen zu nennen, um dann zu prüfen, welche die wahrscheinlichste ist. Auf diese Weise kann in mehrere Richtungen gedacht werden.

Frau Andresen klingelt so häufig, weil das Klingeln verstärkt wird. Frau Andresen liegt den ganzen Tag im Bett. Es kann sein, dass ihr langweilig ist und das Erscheinen einer Pflegeperson eine Abwechslung bedeutet. Das Klingeln beendet in diesem Fall einen unangenehmen Zustand. Es kann auch sein, dass Frau Andresen sich hilflos fühlt. Welche von den beiden Vermutungen die richtige ist, kann nur durch weitere Hinweise geklärt werden. Welches Verhalten spricht dafür, dass es sich um Langeweile handelt? Welches Verhalten deutet auf ein Gefühl der Hilflosigkeit hin? Erst wenn durch Beobachtungen geklärt ist, was wahrscheinlich die Ursache des Verhaltens ist, kann geplant werden, welche Maßnahmen zu ergreifen sind.

Beim Problem der unvollständigen Dokumentationen sind die Ursachen ebenso zu klären. Sind alle Mitarbeiter genügend in das System eingewiesen worden? Bleibt zu wenig Zeit für eine ordnungsgemäße Dokumentation? Ist der Sinn einer Dokumentation nicht für alle klar? Je nach Ursache werden unterschiedliche Maßnahmen zu ergreifen sein.

Nicht immer gelingt es, die Ursache zu klären. Es wird auch vorkommen, dass sie zwar gefunden wird, aber nicht beseitigt werden kann. In solchen Fällen müssen dennoch im nächsten Schritt Lösungen entwickelt werden.

53 **Aufgabe:** Ein Bewohner geht nicht gern in den Aufenthaltsraum. Er bittet mit immer neuen Gründen darum, seine Mahlzeiten in seinem Zimmer einnehmen zu können. Tragen Sie möglichst viele unterschiedliche Vermutungen über Ursachen zusammen.

54 **Aufgabe:** Was könnten die Ursachen dafür sein, dass Schülerinnen in der Praxis nicht genügend angeleitet werden.

6.4 Lösungen entwickeln

Wenn die Ursachen geklärt sind, geht es darum, Lösungen zu erarbeiten. Welche Maßnahmen werden notwendig?

Im Falle von Frau Andresen kann ein Plan entwickelt werden, wie sie für längere Abstände zwischen dem Klingeln gewonnen werden könnte, und wie sie verstärkt werden könnte, falls sie diese einhielte. Je nach Ursache sind ihr zusätzlich Beschäftigungsangebote zu machen oder das Bedürfnis nach Kontrolle zu befriedigen.

Stellte sich im Falle der unvollständigen Dokumentation heraus, dass einige Mitarbeiter das System noch nicht richtig beherrschen, ist eine entsprechende Schulung der richtige Weg, um das Ziel zu erreichen. Liegt es weniger am Können als an der fehlenden Zeit, wäre zu überlegen, wie die Arbeitsabläufe organisiert werden könnten, um eine vollständige Dokumentation sicher zu stellen.

Wenn die Ursachen für ein Problem nicht geklärt werden oder wenn Hindernisse nicht beseitigt werden können, ist *Brainstorming* ein Weg, verschiedene Lösungsansätze zu entwickeln. Alle Beteiligten suchen nach Ideen, wie ein Problem zu lösen ist. Die Ideen werden zunächst nicht kommentiert und auch nicht auf ihre Brauchbarkeit hin bewertet. Es werden alle aufgeschrieben. Diese Methode hat den Vorteil, dass auch ungewöhnliche Lösungswege in die Diskussion kommen können. Fixierungen, die die Sicht einengen, können auf diese Weise überwunden werden. Nachdem verschiedene Lösungswege vorgeschlagen worden sind, werden diese auf ihre Praktikabilität hin bewertet. Das Team entscheidet sich dann für eine Maßnahme.

55 **Aufgabe:**

- Welche Maßnahmen wären zu ergreifen, wenn jemand aus Langeweile klingelte?
- Welche Maßnahmen wären zu ergreifen, wenn die Ursache für häufiges Klingeln die Angst vor Kontrollverlust wäre?

56 **Anregung für die Gruppenarbeit:** Angenommen, eine Schülerin würde nicht richtig angeleitet, weil ein Personalengpass herrscht. Machen Sie ein Brainstorming, wie das Problem bewältigt werden könnte. Schreiben Sie alle Vorschläge an die Tafel. Gehen Sie dann jeden Vorschlag durch und prüfen Sie, ob er sich realisieren lässt.

6.5 Umsetzen in die Praxis

Wenn beschlossen ist, welche Maßnahmen ergriffen werden sollen, ist zu überlegen, wie sie in die Praxis umgesetzt werden können. Zunächst wird in Gedanken durchgespielt, wie der Ablauf aussehen könnte. Es ist zu bestimmen, wer für die Durchführung zuständig ist und wann die beschlossenen Maßnahmen durchzuführen sind.

Im Fall von Frau Andresen muss festgelegt werden, wer ein Gespräch mit ihr führt, welche Verstärker wann eingesetzt werden, was passiert, wenn sie sich nicht an die Verabredungen hält. Jedes Teammitglied muss über den Plan informiert sein.

Wenn sich beim Problem der unvollständigen Dokumentation herausgestellt hat, dass einige Teammitglieder nicht sicher mit dem eingeführten Dokumentationssystem umgehen können, ist zu planen, wer die Teammitglieder anleitet. Außerdem muss festgelegt werden, wer während der Zeit der Anleitung die anfallenden Arbeiten übernimmt.

57 Aufgabe: Überlegen Sie, wie in Ihrer Einrichtung Beschlüsse in die Praxis umgesetzt werden. Kommt es vor, dass Beschlüsse gefasst, aber nicht von allen Teammitgliedern umgesetzt werden? Welche Gründe könnte es dafür geben?

58 Aufgabe: Angenommen, in Ihrer Einrichtung ist beschlossen worden, neuen Mitarbeitern mehr Informationen zur Ausführung von Pflegetätigkeiten zu geben. Wie könnte das im Pflegealltag durchgeführt werden?

6.6 Bewerten

Professionelle Arbeit zeichnet sich dadurch aus, dass sie einer Bewertung unterzogen wird. Es ist keine Frage des Glaubens, ob eine Maßnahme geeignet ist, sondern die einer Überprüfung in der Praxis. Mit der Entscheidung für eine bestimmte Maßnahme muss auch festgelegt werden, wie überprüft werden soll, ob das angestrebte Ziel erreicht worden ist. Wenn ungeeignete Methoden verworfen oder Korrekturen vorgenommen werden, kann die Pflege optimiert werden. Auf Veränderungen der Situation oder der Ziele kann flexibel reagiert werden. Wenn Entscheidungen in der Praxis überprüft werden, geht es um die bestmögliche Lösung, nicht darum, Macht auszuüben oder Recht zu haben. Es wird sachlich argumentiert.

Im Fall von Frau Andresen könnte als Ziel festgelegt werden, dass sich das Klingeln in einem Zeitraum von vier Wochen um ein Drittel reduzieren soll. Es ist zu überprüfen, ob dieses Ziel erreicht worden ist. Außerdem ist zu fragen, wie sich Frau Andresen fühlt. Ist sie zufrieden mit der Regelung? Tritt anderes störendes Verhalten auf? Ergeben sich im Stationsablauf Probleme? Und schließlich: Wie fühlen sich die Pflegekräfte, die sich um Frau Andresen kümmern?

Wenn nach der festgelegten Zeit die Ziele *nicht* erreicht worden sind, sind folgende Fragen zu stellen:

- Wurden die Maßnahmen so durchgeführt, wie es vereinbart war?
- War die Zeitspanne für die Überprüfung der neuen Lösungswege ausreichend lang gewählt?

Wenn beide Fragen bejaht werden müssen, wurde wahrscheinlich die falsche Maßnahme gewählt, und das Problem muss von neuem bearbeitet werden. In diesem Fall hat man im Vergleich zur Ausgangsposition zumindest die Information, was nicht geht.

Wenn Ziele erreicht worden sind, können die vereinbarten Maßnahmen beibehalten werden. Es ist nachvollziehbar geworden, was zum Erfolg geführt hat. Die gefundenen Lösungswege können leichter auf ähnliche Situationen übertragen werden. Das Team kann für sich selbst sagen: „Das ist uns gelungen." Durch die Planung von Problemlösungsprozessen und die Bewertung der Maßnahmen wird die eigene Arbeit sichtbar.

6.7 Der Problemlöseprozess im Überblick

1. Problem beschreiben	▪ Personen ▪ Situationen
2. Ziele festlegen	▪ Was soll verändert werden? ▪ Was soll erreicht werden? ▪ Wem nützt es?
3. Ursachen klären	▪ Ursachen des Problems ▪ Um welche Bedürfnisse geht es? ▪ Was erschwert die Lösung?
4. Lösungen entwickeln	▪ Lösungsmöglichkeiten suchen ▪ Lösungsmöglichkeiten bewerten ▪ Entscheidungen treffen
5. Umsetzen in die Praxis	Wer macht ▪ was? ▪ wann? ▪ wie?
6. Bewerten	▪ Wie sieht das Erreichen des Zieles aus? ▪ Wann soll das Ziel erreicht sein?

Abb. 14: Sechs Schritte eines Problemlöseprozesses

7 Konflikte bewältigen

Die meisten Menschen haben erlebt, dass Konflikte zu unerfreulichen Auseinandersetzungen, zu Unstimmigkeiten und Streit führten. Die Niederlage in einem Konflikt wird gefürchtet, aber auch der Sieg kann nicht genossen werden, wenn die Atmosphäre vergiftet ist. Das Durchsetzen eigener Interessen kann die Angst auslösen, man könne das Wohlwollen anderer verlieren. Wenn man aus Schwäche nachgibt, entstehen Ärger, Enttäuschung oder Wut. Da Konflikte häufig auftreten, ist zu fragen, wie man mit ihnen produktiver umgehen kann.

7.1 Konfliktarten

Wir reden dann von *Konflikten*, wenn Bedürfnisse, Ziele oder Interessen unterschiedlich und nicht zu vereinbaren sind. Konflikte entstehen nicht nur zwischen Personen oder Gruppen, sie finden auch innerhalb einer Person statt. Diese werden hier *innere Konflikte* genannt. Eine Altenpflegerin möchte zwar die Sorgen eines betreuten alten Menschen anhören, sie möchte aber auch pünktlich zum nächsten kommen. Sie möchte den Kolleginnen, die nur zu zweit im Spätdienst sind, helfen, sie möchte aber auch nicht auf den Opernbesuch verzichten. Bei diesen Konflikten muss sie zu einer Entscheidung für ihre Person kommen.

Wenn Interessensgegensätze usw. zwischen Personen und Gruppen bestehen, handelt es sich um *zwischenmenschliche Konflikte*. Je nach Inhalt können wir zwischen folgenden Konfliktarten unterscheiden:

- *Zielkonflikte,*
- *Interessenskonflikte,*
- *Sachkonflikte,*
- *Beziehungskonflikte.*

Zielkonflikte. Sie entstehen, wenn die Beteiligten unterschiedliche Ziele verfolgen. So kann für manche Altenpflegerinnen der reibungslose Ablauf der Arbeit im Vordergrund stehen, für andere die Wünsche der betreuten Bewohner.

Interessenskonflikte. Sie entstehen, wenn die Interessen von Einzelnen oder von Gruppen nicht vereinbar sind. Das ist häufig bei der Dienstplangestaltung der Fall. Auch die verschiedenen Dienste einer Institution haben unterschiedliche Interessen. Die Mitarbeiter in der Küche möchten „normal" Feierabend machen, die alten Menschen „normal" zu Abend essen. Das sind unterschiedliche Zeitvorstellungen.

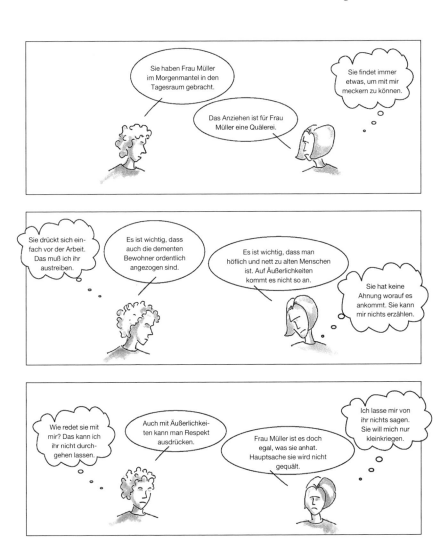

Abb. 15: Sach- oder Beziehungskonflikt

Sachkonflikte. Häufig tritt die Frage auf, welche Methode die beste ist. Wenn es Befürworter der einen wie der anderen Methode gibt, entsteht ein Sachkonflikt.

Beziehungskonflikte. Beziehungskonflikte werden ausgetragen, wenn es darum geht, wer das Sagen hat oder wer schneller, besser oder tüchtiger ist. Beziehungskonflikte entstehen in der Altenpflege häufig zwischen Schülerinnen und unausgebildetem Pflegekräften, wenn nicht geklärt ist, welche Arbeiten von wem durchgeführt werden. Schülerinnen fühlen sich ausgenützt, wenn sie nur zu Routinetätigkeiten eingesetzt werden. Nicht ausgebildete Kräfte, die schon lange im Dienst sind, wollen ihrerseits nicht nur „niedrige" Arbeiten ausführen.

Nicht immer ist auf den ersten Blick zu klären, um welche Art von Konflikt es sich handelt. Hinter erbitterten Debatten um eine Sache stehen nicht selten Beziehungskonflikte. Interessen können hinter Zieldebatten versteckt werden. Häufig gibt es Probleme, wenn eine neue Stationsleitung auf ein eingespieltes Team trifft. Nur unwillig werden Veränderungen ausgeführt. Diskutiert wird dann auf der Sachebene: „So geht das nicht!" Dahinter können andere Konflikte stecken: „Wer glaubt sie denn, wer sie ist!" (Beziehung). Oder: „Bei den geplanten Änderungen könnte es sein, dass ich nicht mehr so arbeiten kann, wie ich es mir bis jetzt eingerichtet habe." (Interessen).

59 **Anregung zur Selbstreflexion:** Welche Konflikte sind Ihnen besonders unangenehm?

60 **Aufgabe:** Denken Sie an einen Konflikt aus der Praxis (oder Schule). Um welche Art von Konflikt handelt es sich?

61 **Aufgabe:** Suchen Sie nach einem Beispiel aus der Praxis, wo versucht wurde, einen Beziehungskonflikt auf der Sachebene zu verhandeln.

7.2 Effektive und ineffektive Konfliktlösungsstrategien

Jeder Einzelne hat im Laufe seines Lebens gelernt, irgendwie mit Konflikten umzugehen. In diesem Abschnitt werden Konfliktlösungsstrategien beschrieben, die sich in der Praxis beobachten lassen, die jedoch nicht effektiv sind. Dem wird eine Strategie gegenübergestellt, die eher zu befriedigenden Lösungen führt.

Es gibt Konfliktlösungsstrategien, bei denen ein Partner sich auf Kosten des anderen durchsetzt, sie werden als *einseitiges Durchsetzen* zusammengefasst. Dies kann auf verschiedene Weise geschehen. Ein Partner kann sich aufgrund seiner Machtposition oder seiner speziellen Fähigkeiten durchsetzen, das wird *Dominieren* genannt. Wenn jemand sich durchsetzt, indem er den anderen herabsetzt, wird von *direktem Abwerten* gesprochen. Geschieht das Durchsetzen, indem dem Partner Schuldgefühle vermittelt werden, wird von *indirektem Abwerten* gesprochen. Ein Konflikt kann auch dadurch gelöst werden, dass einer schnell nachgibt. Das wird als *einseitiges Nachgeben* bezeichnet. Bei diesen Strategien gibt es stets Gewinner und Verlierer. Diesen wenig effektiven Strategien wird das *Verhandeln* gegenübergestellt. Dabei wird versucht, die Interessen beider Seiten zu berücksichtigen und zu einer Lösung zu kommen, der beide Partner zustimmen können.

Jede Konfliktlösungsstrategie wird zuerst beschrieben und dann anhand eines Gespräches veranschaulicht. Dem Gespräch liegt folgende Situation zugrunde:

> *Schwester Katharina arbeitet seit drei Monaten im ambulanten Dienst. Sie pflegt Herrn Wieder. Dieser lebt mit seiner Frau zusammen. Frau Wieder macht den Pflegenden alle nur erdenklichen Schwierigkeiten. Sie will verhindern, dass die Altenpflegerinnen genügend Wasser zum Waschen nehmen, sie verweigert frische Waschlappen, Handtücher, Schlafanzüge, Bettwäsche. Jeder benötigte Gegenstand bedeutet eine Auseinandersetzung mit Frau Wieder. Sie beschimpft die Altenpflegerinnen mit unflätigen Ausdrücken und hat sie auch schon geschlagen. Man hat versucht, mit Angehörigen zu reden, aber ohne Erfolg. Da Herr Wieder schon von den anderen ambulanten Diensten der Stadt betreut wurde und diese die weitere Pflege abgelehnt hatten, besteht auch nicht die Möglichkeit, ihn weiterzugeben. Bei dem jetzigen Dienst wurde das Problem dahingehend gelöst, dass die jeweils Neue mit der Pflege beauftragt wurde.*
>
> *Schwester Katharina hat sich drei Monate bemüht. Jetzt ist sie am Ende ihrer Kräfte. Sie geht nur noch mit Widerwillen hin, schon auf dem Weg dorthin steigt Wut in ihr hoch, aber auch die Verzweiflung, wenn sie an Herrn Wieder denkt und an ihre eigene Ohnmacht. Sie braucht dringend eine Pause. Eine Neue ist nicht da, der man den Fall aufhalsen könnte. Aus organisatorischen Gründen könnte nur Schwe-*

ster Anna Herrn Wieders Pflege übernehmen. *Schwester Katharina schildert Schwester Anna ihr Problem und bittet sie, sie von Herrn Wieder zu entlasten, im Gegenzug würde sie einen Patienten von Schwester Anna übernehmen.*

Dominieren. Ein Partner sieht nur seine Interessen und will sie durchsetzen. Er kann sich einfach nicht vorstellen, dass es noch eine andere Sichtweise gibt als seine eigene. „Das macht man so und nicht anders!" ist seine Botschaft. Er weiß immer ganz genau, wie etwas geht und duldet keine Abweichungen. Er sieht sich selbst als vollkommen an. Da die anderen nicht in der Lage sind, ordentlich zu arbeiten, muss er ihnen sagen, wie etwas zu geschehen hat. Beweggründe, Wünsche und Interessen von anderen interessieren ihn nicht.

Der Dominierende kann sich auf verschiedene Weise durchsetzen. Wenn er eine formelle Machtposition hat, ist es für ihn am einfachsten. Es gibt aber auch Kollegen, die in der Hierarchie auf der gleichen Ebene stehen und sich trotzdem immer durchsetzen. Das kann durch größeres Wissen geschehen. Manchmal wird dieses Wissen auch nur vorgespiegelt, es wird einfach etwas behauptet, was nicht so leicht nachzuprüfen ist, oder es werden vage Andeutungen gemacht. Er kann rhetorisch überlegen sein oder auch nur die besseren Tricks kennen, z. B. indem er „Killerphrasen" benutzt, die keinen Widerspruch zulassen:

- Das weiß doch jeder, dass es so nicht geht.
- Wenn jeder das machen wollte, wo kämen wir dann hin?
- Wenn Sie meine Erfahrung hätten …
- Es ist doch ziemlich naiv, zu glauben …
- Wenn Ihnen das Wohl der alten Menschen wirklich am Herzen läge …
- Es wäre besser, wenn Sie sachlich blieben.

In der Altenpflege gibt es zwei spezielle Killerphrasen:

- In der Praxis geht das nicht.
- Dazu haben wir keine Zeit.

Es scheint um die Sache zu gehen, tatsächlich aber werden andere Sichtweisen von vornherein nicht zugelassen. Da der Dominierende nichts an sich herankommen lässt, ist es schwer, sich mit ihm auseinander zu setzen. Wie würde das Gespräch zwischen Schwester Katharina (K) und Schwester Anna (A) verlaufen, wenn Schwester Anna die Strategie des Dominierens anwenden würde?

> K: *Ich komme mit Frau Wieder nicht mehr weiter. Könntest du Herrn Wieder übernehmen?*
>
> A: *Wir haben alle schwierige Fälle. Ich habe Frau Schmiedel, was glaubst du, was da manchmal los ist. Schwester Helga und Schwester Susanne haben auch ihre Problemfälle. Wo kämen wir denn hin, wenn jede sich ihre Patienten aussuchen wollte!*
>
> K: *Ich will mir die Patienten nicht aussuchen. Aber nach einem Vierteljahr bin ich am Ende mit Frau Wieder. Ich habe so vieles versucht, das Verhältnis hat sich dadurch nicht gebessert.*
>
> A: *Wir hätten bald ein Chaos, wenn jeden Tag jemand käme mit „Ich kann nicht mehr". Wie stellst du dir das vor, wie das funktionieren sollte! Wenn jeder kneifen wollte, wo kämen wir denn dahin? Das frage ich dich.*

Schwester Katharina würde sich nach einem solchen Gespräch unverstanden, vielleicht auch ohnmächtig fühlen. Sie würde sich ärgern oder wütend werden. Zu ihren Schwierigkeiten mit dem betreuten Menschen käme noch der Ärger mit der Kollegin dazu. Das Problem Frau Wieder bliebe ungelöst. Im Gegenteil, die Konfliktlösungsstrategie des Dominierens hat die Situation verschlechtert.

Direktes Abwerten. Ein Partner setzt sich durch, indem er den anderen abwertet. Der andere wird persönlich angegriffen. Erbarmungslos werden Fehler entdeckt, Schwächen ausgeleuchtet oder charakterliche Minderwertigkeiten aufgezeigt.

Abwertung drückt sich auch in Redewendungen aus wie „Wer hat denn schon wieder …" „Welcher Trottel hat …" Oder „Wie kann man nur so blöd sein!" Auch durch Ironie kann der andere gedemütigt werden: „Auf deinen Vorschlag haben wir gerade gewartet." Oder der andere wird lächerlich gemacht: „Habt ihr gehört, Schwester X meint doch tatsächlich, …". Abwerten geht auch ohne Worte: Ein gelangweiltes Gesicht, das Verdrehen der Augen oder ein Stöhnen sollen die Botschaft vermitteln, dass der andere nichts Hörenswertes zu bieten hat. Der abwertende Partner stellt sich selbst als in Ordnung dar, die anderen sind in irgendeiner Weise minderwertig. Daher muss er sich um jeden Preis durchsetzen und Sieger bleiben. Schwester Anna setzt sich durch Abwerten durch:

K: Ich komme mit Frau Wieder nicht mehr weiter. Könntest du Herrn Wieder übernehmen?
A: Du meinst, du könntest dir hier die Arbeit aussuchen? Und das nur, weil du nicht in der Lage bist, mit schwierigen Menschen fertig zu werden? Was hast du denn in der Schule gelernt?
K: Ich habe die richtige Methode noch nicht herausgefunden. Jetzt bin ich so genervt und gereizt, dass ich eine Pause brauche.
A: Wenn du schon nach einem Vierteljahr erschöpft bist, solltest du dir überlegen, ob die Altenpflege der richtige Beruf für dich ist. Wenn du nicht belastbar bist, solltest du lieber aufhören. Was sollen wir denn mit Leuten anfangen, die bei jedem kleinen Problem nach Hilfe schreien?

Schwester Katharina fühlte sich wahrscheinlich gedemütigt. Das Problem Frau Wieder bliebe ungelöst.

Indirektes Abwerten. Es wird nichts Böses über den Partner gesagt. Im Gegenteil, es sieht so aus, als ob man ihm nur wohl will. Die wichtigste Strategie dabei ist, bei anderen Schuldgefühle zu erzeugen. Sie wird vor allem von denen angewandt, die dazu erzogen wurden, ihre eigenen Bedürfnisse zurückzustellen und immer für andere da zu sein. Sie haben gelernt, sich als selbstlos darzustellen. Gleichzeitig gelingt es ihnen, anderen zu vermitteln, dass sie unsensibel und rücksichtslos sind. Diejenigen, die diese Methode anwenden, leiden geradezu, wenn sie sehen, wie nachlässig andere arbeiten. Sie kommen krank zum Dienst und betonen, dass sie ihre Kolleginnen nicht im Stich lassen wollen. Sie humpeln mit einem kranken Knie über den Flur und stöhnen leise. Jeder bemüht sich, sie zu entlasten. Wenn sie dann einmal einen Wunsch äußern, sie, die immer zurückstecken, ist jeder natürlich sofort bereit, ihn zu erfüllen. Wenn nicht, wären sie maßlos enttäuscht, und das würde kaum jemand aushalten.

Sie selbst sind nicht nur in Ordnung, sie sind geradezu Heilige. Die anderen sind leider egoistisch und rücksichtslos. Wer auf diese Weise Schuldgefühle vermittelt bekommt, hat ein schlechtes Gewissen. Um nicht als egoistisch zu gelten, gibt er nach. Er wird manipuliert und merkt es nicht. Wer die Strategie jedoch durchschaut, ist verärgert, weil es sehr schwer fällt, gegen moralisch Überlegene anzugehen. Das hieße erst einmal, den Vorwurf, egoistisch, rücksichtslos, faul oder ungeeignet für einen sozialen Beruf zu sein, auf sich sitzen zu lassen. Es bleibt wenig Energie, das Problem konstruktiv zu lösen. Wie vermittelt Schwester Anna Schuldgefühle?

K: Ich komme mit Frau Wieder nicht mehr weiter. Könntest du Herrn Wieder übernehmen?
A: Da werde ich dich wohl ablösen müssen. Herr Wieder ist allerdings sehr schwer. Der Arzt hat mir dringend geraten, in der nächsten Zeit nicht so schwer zu heben. Aber was soll's! Ich bin immer der Meinung gewesen, dass man seine Beschwerden nicht so wichtig nehmen soll.
K: Ja, wenn dir das körperliche Beschwerden macht …
A: Aber nein, aber nein, so habe ich das nicht gemeint. Ich will doch kollegial sein. Die Altenpflege ist ein besonderer Beruf, da darf man auf sich selbst nicht so viel Rücksicht nehmen. Ich bin doch froh, wenn ich den armen alten Leuten helfen kann.
K: Wenn es dir zuviel wird …
A: Das habe ich nicht gesagt. Ich werde es schon aushalten. Die Arbeit geht nun mal vor, ich habe noch mich nie vor etwas gedrückt.

Schwester Katharina dürfte sich nach einem solchen Gespräch schuldig fühlen, zumindest verwirrt. Trotz der vordergründigen Hilfsbereitschaft hat Schwester Anna ihr vermittelt, wie egoistisch und rücksichtslos sie sei. Sie hat ihre Geringschätzung deutlich gemacht. Schwester Katharina würde durch Schwester Annas Verhalten noch mehr belastet sein. Das Problem Frau Wieder bliebe ungelöst.

Einseitiges Nachgeben. Nun gibt es auch die, die auf das Durchsetzen eigener Interessen verzichten und ohne eine Gegenleistung nachgeben. Nachgeben kann durchaus sinnvoll sein, z. B. wenn man von den Argumenten des Konfliktpartners überzeugt ist oder dessen Anliegen als gerechtfertigt ansieht, oder wenn man in eine verfahrene Situation Bewegung bringen will. In manchen Fällen kann Nachgeben auch Teil der Verhandlung sein: Ich gebe in diesem Punkt nach und erwarte von dir, dass du mir in jenem Punkt entgegenkommst. Das ist aber hier nicht gemeint. Beim einseitigen Nachgeben fühlt sich der Konfliktpartner in einer unterlegenen Position. Das Nachgeben geschieht aus Angst. Das kann Angst vor Zurückweisung, Angst vor Verlust von Zuneigung oder auch Angst vor den eigenen Schuldgefühlen sein, die auftreten würden, wenn man sich einmal durchgesetzt hätte. Menschen mit dieser Konfliktlösungsstrategie haben im Laufe ihres Lebens gelernt, dass es egoistisch, unmoralisch und rücksichtslos ist, die eigenen Anliegen zu verfolgen und für sich selbst zu entscheiden. Die anderen werden als mächtiger und kompetenter erlebt. Die anderen sind in Ordnung, man selbst nicht.

Personen, die zum Nachgeben neigen, sagen Sätze wie: „Da kann man doch nichts machen." „Es hat doch keinen Sinn, dass ich mich dagegen wehre." „Das kann ich doch machen, das macht mir nichts aus." „Wenn ich etwas sage, hat sie mich auf dem Kieker." Die Nachgebenden drücken die erlebte Ohnmacht aus. Sie erleben sich als Opfer. Die Konfliktpartner sind möglicherweise unzufrieden, weil keine Lösung gefunden wurde, der beide hätten zustimmen können. Wie verläuft das Gespräch, wenn Schwester Anna einseitig nachgibt?

> K: Ich komme mit Frau Wieder nicht mehr weiter. Könntest du Herrn Wieder übernehmen?
> A: Ja, weißt du, ich habe schon den schwierigen Herrn Arefi, und auch Frau Schmiedel macht mir viele Probleme, aber die will ich jetzt nicht abgeben, weil sich die Beziehung etwas bessert.
> K: Ich bin so gereizt und genervt, dass ich einfach eine Pause haben muss.
> A: Weißt du, ich möchte dir schon helfen, nur, es ist so, dass ich auch schon so viel zu tun habe.
> K: Ich habe einen solchen Widerwillen gegen Frau Wieder, ich bekomme schon Albträume.
> A: Na ja, wenn du gar nicht mehr kannst, übernehme ich Herrn Wieder.
> A. denkt: Wie soll ich das nur schaffen. Aber was soll ich machen? Wenn ich nicht helfe, läuft Schwester Katharina wochenlang mit einem beleidigten Gesicht herum, das ist ja auch kein Zusammenarbeiten.

Schwester Katharina wäre vielleicht froh, dass sie ihr Problem los ist. Sie fühlte sich jedoch nicht wohl. Möglicherweise entstünden bei ihr auch Schuldgefühle, weil sie Schwester Anna überrumpelt hat. Das Problem Frau Wieder wäre nur verschoben.

Verhandeln. Die Annahme, dass auf der einen Seite nur gewonnen werden kann, was auf der anderen Seite verloren wird, wird aufgegeben. Es geht nicht mehr um Sieger oder Verlierer. Beim Verhandeln wird das Anliegen des Gegenübers als ebenso berechtigt angesehen wie das eigene. Ziel ist nicht, sich durchzusetzen, sondern eine Lösung zu finden, die für beide akzeptabel ist. Beim Verhandeln kann man die Beziehung als gegenseitiges Respektieren beschreiben: Ich bin in Ordnung und du auch. Das heißt, man hält die anderen weder für Volltrottel noch für hoffnungslose Egoisten, sondern für Gesprächspartner, die auch an einer optimalen Lösung interessiert sind.

Die Anliegen beider Partner werden benannt, ohne dass damit eine Bewertung der Person vorgenommen wird. Das sind meine Wünsche, was sind deine Wünsche? Das ist für mich unabdingbar, was ist für dich unabdingbar? Welche Lösungen sind denkbar? Da alle Interessen und Wünsche als gleichberechtigt angesehen werden, können verschiedene Lösungen durchgespielt und überprüft werden. Wer hätte dabei welche Vorteile, wer welche Nachteile? Der Konfliktpartner fühlt sich bei einem solchen Vorgehen respektiert und verstanden. Beide erarbeiten aktiv eine Lösung. Jeder Partner fühlt sich für sich verantwortlich. Es entsteht kein Ärger oder Groll, alle Energie wird zur Lösung des Problems eingesetzt. Schwester Anna verhandelt mit Schwester Katharina:

K: Ich komme mit Frau Wieder nicht mehr weiter. Könntest du Herrn Wieder übernehmen?

A: Ich hatte Herrn Wieder auch schon und war froh, als ich ihn abgeben konnte. Jetzt habe ich den schwierigen Herrn Arefi, und Frau Schmiedel braucht sehr viel Aufmerksamkeit. Ich möchte aber keinen von beiden abgeben, denn die Beziehung fängt an, sich zu verbessern. Drei Problemfälle wären mir aber zu viel, deshalb will ich Herrn Wieder nicht übernehmen.

K: Ich habe so viel mit Frau Wieder probiert, aber unser Verhältnis wird nicht besser.

A: Ja, das ging mir auch so. Du bist jetzt wohl genervt?

K: Ja, genau so ist es. Ich gehe nur noch mit Widerwillen hin, und sie merkt es, und es wird nur noch schlimmer.

A: Du fühlst dich am Ende. Wir haben bisher das Problem gelöst, indem wir es immer weitergaben. Jetzt geht diese Methode nicht mehr.

K: Vielleicht können wir es nur mit Hilfe von außen bewältigen, vielleicht mit Fallsupervision, vielleicht können wir uns auch bei einer Beratungsstelle informieren, wie wir am besten vorgehen. Ich werde mit der Pflegedienstleitung sprechen.

A: Ich werde dich bei deinem Vorgehen unterstützen.

Das Problem Frau Wieder wäre nach diesem Gespräch auch noch nicht gelöst, aber es würden Aktivitäten geplant, wie man es angehen könnte. Diese Vorhaben verhindern ein Gefühl der Hilflosigkeit.

In Tabelle 3 werden die verschiedenen Konfliktlösungsstrategien und ihre Botschaften sowie die Reaktion der Gesprächspartner zusammengefasst.

Tabelle 3: Ineffektive und effektive Konfliktlösungsstrategien

	Einseitiges Durchsetzen			Einseitiges Nachgeben	Verhandeln
	Dominieren	Direktes Abwerten	Indirektes Abwerten		
Selbstoffenbarung, Beziehung	Ich bin in Ordnung, die anderen nicht.	Ich bin in Ordnung, die anderen nicht.	Ich bin in Ordnung, die anderen nicht. (Aber das sage ich nicht so.)	Die anderen sind in Ordnung, ich nicht.	Ich bin in Ordnung, die anderen auch.
Verhalten in Konfliktsituationen	Sagt, wo es lang geht.	Wertet andere ab.	Verursacht Schuldgefühle.	Gibt nach.	Konfrontiert auf der Sachebene.
Entscheidungen	Entscheidet für andere.	Entscheidet für andere.	Manipuliert.	Lässt andere entscheiden.	Entscheidet für sich.
Reaktion des Partners	Fühlt sich unterlegen, ohnmächtig. Ärgert sich.	Fühlt sich gedemütigt. Ärgert sich.	Fühlt sich schuldig.	Ist eventuell unzufrieden.	Fühlt sich respektiert.

62 **Aufgabe:** Denken Sie an einen vergangenen Konflikt aus der Praxis.
- Welche Konfliktlösungsstrategien wurden eingesetzt?
- Wie wurde der Konflikt gelöst?

63 **Aufgabe:** Beschreiben Sie eine aktuelle Konfliktsituation aus Ihrer Praxis.
- Formulieren Sie die dringlich gewünschten Veränderungen.
- Wie können die Ziele formuliert werden, damit alle Beteiligten zufrieden sind?
- Wer hätte einen Vorteil durch die Veränderungen?
- Welche Probleme ergäben sich bei der Realisierung der Ziele?

7.3 Konflikte auf die Sachebene bringen

Bei der Konfliktlösungsstrategie „Verhandeln" wird auf der Sachebene diskutiert und ein Ausgleich gesucht. Leider beginnt nicht jeder Gesprächspartner nach dieser Methode. Wie kann reagiert werden, wenn Konflikte durch die beschriebenen ineffektiven Methoden zur Sprache gebracht werden?

Beim *Dominieren* wird zwar auf der Sachebene verhandelt, aber auf der Beziehungsseite wird abwertend beurteilt oder Desinteresse am Gegenüber ausgedrückt. Das ist zum Beispiel der Fall, wenn eine neue Altenpflegerin einen Vorschlag für eine Veränderung macht und folgende Antwort erhält: „Wir haben es schon immer so gemacht, und dabei bleibt es." Was sind die verschiedenen Aspekte dieser Nachricht?

- *Sachaspekt:* Es gibt nur eine richtige Methode.
- *Selbstoffenbarung:* Veränderungen sind mir unangenehm.
- *Beziehung:* Ich erkenne dein Wissen nicht an. Ich will mich nicht mit dir auf einer Ebene auseinandersetzen.
- *Appell:* Lass mich in Ruhe mit deinen Vorschlägen.

Wenn die neue Kollegin das Beziehungs-Ohr geöffnet hat, wird sie sich ärgern. Stattdessen könnte sie das Sach-Ohr öffnen und antworten: „Man kann es so machen, wie ihr es durchführt. Es gibt aber auch andere Methoden, ich würde es lieber so machen, weil …" oder: „Es gibt verschiedene Methoden, ich würde gerne die Vor- und Nachteile besprechen." Bei einer solchen Antwort wird nur auf den Sachaspekt eingegangen, die gehörte Beziehungsbotschaft wird ignoriert.

Auch bei Killerphrasen wie etwa „Wenn das alle machen würden …" kann auf dem Sach-Ohr gehört und entsprechend geantwortet werden: „Ja, was würde dann passieren?" Bei der häufigen Begründung „Das ist in der Praxis nicht möglich" kann geantwortet werden „Was ist denn der Grund, dass es in der Praxis nicht möglich ist?" Auf das beliebte Argument „Dazu haben wir keine Zeit" kann geantwortet werden: „Das heißt, es gibt Dinge, die wichtiger sind. Was ist deiner Meinung nach wichtiger?"

Bei einer Diskussion auf der Sachebene ist es wichtig, dass die Formulierungen und der Tonfall so gewählt werden, dass keine Bewertung der Person herausgehört werden kann nach dem Motto: „Wer das nicht einsieht, ist geistig nicht auf der Höhe." Die Beziehungsbotschaft, die ja immer vorhanden ist, sollte so lauten: „Wir haben verschiedene Auffassungen über die Sache. Ich respektiere deine Meinung."

Beim *direkten Abwerten* kommt es zu Beurteilungen der Person. Es wird auf der Beziehungsebene argumentiert, über die Sache wird oft gar nichts Konkretes gesagt. Die erste Reaktion ist gewöhnlich, sich gegen diese Vorwürfe zu verteidigen. Bei den folgenden Sätzen dürfte beim Empfänger Ärger hochsteigen:

- Du drückst dich immer vor den Dreckarbeiten.
- Du machst alles so nachlässig. Wie kann man nur so eine Dienstauffassung haben!
- Nichts klappt! Wenn ich nicht hinter allem her wäre, bräche das Chaos aus!

Der Empfänger will diese Vorwürfe nicht auf sich sitzen lassen und reagiert mit Erklärungen und Entschuldigungen: „Was glaubst du denn, was los war …!" „Das stimmt einfach nicht." So berechtigt der Ärger ist, solche Reaktionen führen nicht zu einer zufriedenstellenden Lösung des Problems. Die Vorwürfe führen zu Gegenvorwürfen: Ein Teufelskreis kann beginnen. Dieser kann unterbrochen werden, wenn auf dem Sach-Ohr gehört wird. Auf der Sachebene könnten die Antworten wie folgt lauten:

- Wir müssen klären, wer welche Arbeit übernimmt.
- Wir sind unterschiedlicher Meinung darüber, was wichtig ist. Wir könnten darüber sprechen, welche Anliegen jede von uns verfolgt.
- Wir müssen dringend über die Organisation reden.

Um auf dem Sach-Ohr hören zu können, muss man natürlich wissen, worum es eigentlich geht. Ist dies klar, kann sofort etwas dazu gesagt werden. „Ich habe diese Arbeit liegen gelassen, weil …" Manchmal ist jedoch gar nicht klar, was zum abwertenden Urteil geführt hat. Dann muss erst einmal um mehr Information über die Sache gebeten werden:

- Kannst du mir sagen, wie du zu diesem Urteil gekommen bist?
- Wo habe ich deiner Meinung nach Fehler gemacht?
- Was ist es, was dich gestört hat?

Wenn ein Gesprächspartner auf dem Sach-Ohr hört und nach mehr Information fragt, ist darin auch eine Beziehungsbotschaft enthalten. Sie lautet: „Ich akzeptiere deine Wahrnehmungen. Ich möchte wissen, wie du zu dieser Aussage kommst. Ich interessiere mich für dich und dafür, was in dir vorgeht." Da nun keine Verteidigung notwendig ist, kann das Problem auf der Sachebene besprochen werden.

Beim *indirekten Abwerten* ist es schwierig, auf dem Sach-Ohr zu hören. Eine Kollegin fragt eine andere, ob sie ihr einen Bewohner abnehmen kann, damit sie pünktlich nach Hause kommt. Diese antwortet: „Natürlich, ich helfe gern. Schließlich gehen die Bewohner vor." Hier wird indirekt eine Kritik an der Kollegin formuliert, der die Bewohner offensichtlich nicht das Wichtigste sind. Es wird versucht, Schuldgefühle zu erzeugen. Auf der Sachebene wird nichts gesagt. Hier ist es sinnvoller, auf dem Selbstoffenbarungs-Ohr zu hören. Die Antwort könnte so aussehen: „Die Bewohner sind dir sehr wichtig, du tust alles für sie." Diese Antwort würde zeigen, dass sich die Empfängerin keine Schuldgefühle machen lässt.

Diejenigen, die *einseitig nachgeben*, gestehen es sich nicht zu, ihr Anliegen zu vertreten. Wenn sie es doch tun wollen, entsteht Angst. Selbst wenn sie sich vorgenommen haben, nicht nachzugeben, lassen sie sich leicht überrumpeln. Es fehlen ihnen die Argumente, die den Gesprächspartner überzeugen. Sie lassen sich schnell in die Enge treiben. Eine Aussage wie „Du hast die Dokumentation nicht richtig gemacht" löst bei ihnen erst einmal Schuldgefühle aus. Die Nachgebenden hören vor allem auf dem Beziehungs-Ohr. Werden sie vom Gesprächspartner abgewertet, akzeptieren sie sein Urteil. „Ich mache Fehler, das darf man auf keinen Fall. Die anderen können alles besser." Dieses Gefühl lässt sich natürlich nicht so einfach abstellen. Es ist jedoch leichter zu überwinden, wenn Methoden zur Hand sind, die helfen, auf den (vermeintlichen) Vorwurf zu reagieren. Auch hier ist es nützlich, auf dem Sach-Ohr zu hören. In einer solchen Situation kann laut oder im Kopf gefragt werden: „Worum geht es hier?" Das Hören auf dem Sach-Ohr kann zu folgenden Antworten führen:

- Was stimmt denn da nicht?
- Ja, mir ist noch einiges unklar, wie geht das nun eigentlich?
- Da habe ich mich wohl vertan, ich will es korrigieren.

Die letzte Antwort ist allerdings nur möglich, wenn Fehler als etwas angesehen werden, was in der Arbeit passieren kann und nicht als Symptom für einen Charaktermangel.

In allen Fällen ist es hilfreich, sich erst einmal zu vergewissern, was der Partner gesagt hat. Das geht einfach, indem man seine Aussage wiederholt. Auf den Vorwurf „Da haben Sie schon wieder einen Fehler gemacht" kann reagiert werden mit „Sie sagen, ich habe da etwas falsch gemacht". Dabei ist die Abwertung „schon wieder" entschärft. Der Vorwurf ist nicht angekommen. Der Gesprächspartner wird auf den Sachaspekt verwiesen.

Manchmal sind die Emotionen zu stark, als dass ein Problem sachlich erörtert werden könnte. In anderen Situationen sind die Vorwürfe so formuliert, dass sie nur die Beziehung meinen und nicht eine Sache. Das ist bei folgenden Sätzen der Fall:

- Immer willst du beim Dienstplan deinen Willen durchsetzen.
- Ich hätte dich für zuverlässiger gehalten.

In solchen Situationen ist es sinnvoll, das Selbstoffenbarungs-Ohr zu öffnen. Was ist jeweils die Selbstoffenbarung bei solchen Vorwürfen? Der Partner fühlt sich benachteiligt, ist verärgert oder auch wütend. Diese Gefühle können aufgegriffen werden:

- Du fühlst dich beim Dienstplan benachteiligt?
- Du hast dich über mich geärgert?

Bei diesen Antworten fühlt sich der Gesprächspartner verstanden, weil seine Gefühle akzeptiert werden. Er kann zur Klärung auf die Sachebene hinüberwechseln. Manchmal reicht es, wenn der Partner sich verstanden fühlt, damit er einer Lösung auf der Sachebene zustimmt.

64 **Aufgabe:** Die Tochter einer Bewohnerin sagt aufgebracht zu Ihnen: „Sie kümmern sich nicht richtig um meine Mutter!" Versuchen Sie, sich nicht zu rechtfertigen und nicht auf den Vorwurf einzugehen. Formulieren Sie eine einfühlend verstehende Antwort. (Welche Gefühle vermuten Sie hinter dem Vorwurf?)

65 **Aufgabe:** Sie fühlen sich beim Dienstplan benachteiligt. Wie würden Sie dieses Problem ansprechen?

Gordon, T. (2002): Die neue Beziehungskonferenz. Effektive Konfliktbewältigung in Familie und Beruf. Heyne, München

8 Unterstützung geben

Altenpflege heißt, Unterstützung bei der Bewältigung eines Lebensabschnittes zu geben. Das kann sehr unterschiedlich aussehen. Es wird informiert, angeleitet und beraten; in Krisen wird Beistand geleistet. Altenpflege bedeutet nicht nur direkte Unterstützung der alten Menschen, sondern auch indirekte durch die Unterstützung von Angehörigen und Mitarbeitern. Auch diese brauchen Informationen, Anleitung und Beratung. Die in diesem Kapitel beschriebenen Strategien für die unterschiedlichen Aufgaben sind so aufbereitet, dass sie für alle Adressaten gelten.

8.1 Informieren

Zum Gestalten des Lebens ist Wissen notwendig. Die betreuten alten Menschen brauchen Informationen über ihre Krankheiten und die Möglichkeiten des Umgangs damit, über Einrichtungen der Altenpflege, über ihre Rechte ... Sie können nur selbst entscheiden, wenn sie wissen, worum es geht. Angehörige benötigen Wissen um Krankheiten und Pflegemaßnahmen. Neue Mitarbeiter können nur dann gut arbeiten, wenn sie über die Struktur der Institution, über den Ablauf einzelner Arbeiten, über Entwicklungen und Beschlüsse sowie über Zuständigkeiten Bescheid wissen. Ihre Einarbeitung hängt wesentlich davon ab, wie sie informiert werden.

Wenn informiert wird, soll in erster Linie etwas über eine Sache ausgesagt werden, der Sachinhalt des Nachrichtenquadrates steht im Vordergrund. Manchmal wundert sich derjenige, der informiert, dass seine Bemühungen wenig Erfolg haben. Möglicherweise hat er sich nicht gut ausgedrückt. Das ist jedoch nicht immer der Fall. Es kann auch daran liegen, dass – mehr oder weniger unterschwellig – störende Botschaften gesendet werden. Die Reaktion auf eine Information hängt sehr stark von dem ab, was auf dem Selbstoffenbarungs- und Beziehungs-Ohr gehört und was als Appell verstanden wird. Wenn Informationen auf dem Sach-Ohr gehört werden sollen, dürfen die unausgesprochenen Aspekte der Nachricht nicht stören.

Nehmen wir an, eine neue Mitarbeiterin, Schwester Tanja, soll über die auf der Station übliche Dekubitusprophylaxe informiert werden.

Drei Beispiele:

- Altenpflegerin A: „Schwester Tanja, ich möchte Sie über die bei uns übliche Dekubitusprophylaxe informieren: Bei uns wird das so und so gemacht. Wir haben uns für diese Methode entschieden und wollen sie beibehalten, weil wir gute Erfahrungen damit gemacht haben."
- Altenpflegerin B: „Schwester Tanja, bei uns wird die Dekubitusprophylaxe so und so gemacht. Alles andere taugt nichts. Was immer Sie sonst gemacht oder gelernt haben, hier wird es so gemacht. Halten Sie sich daran."
- Altenpflegerin C: „Schwester Tanja, ich muss Ihnen noch sagen, wie wir die Dekubitusprophylaxe machen. Ich weiß gar nicht, wo mir der Kopf steht. Also, das wird hier so und so gemacht. Können Sie sich das merken? Ich will es nicht noch einmal erklären müssen."

Welche Reaktionen werden die verschiedenen Erläuterungen hervorrufen? Die Sachinformationen, die gegeben werden, sind gleich, aber die anderen Aspekte des Nachrichtenquadrates unterscheiden sich voneinander.

Selbstoffenbarung: Was offenbaren die jeweiligen Aussagen über die Sprecherin?

- A: Es ist meine Aufgabe zu informieren. Ich bin bemüht, Begründungen und Erklärungen zu geben, damit mein Gesprächspartner sie nachvollziehen kann.
- B: Ich habe den Durchblick. Ich weiß, was die einzig richtige Methode ist.
- C: Meine Arbeit ist mir eine Last, die noch dadurch erschwert wird, dass ich andere informieren muss.

Beziehung: Die jeweiligen Mitteilungen sagen auch etwas drüber aus, wie die Gesprächspartnerin eingeschätzt wird.

- A: Andere Meinungen sind möglich. Ich vertraue darauf, dass Sie die hier gefassten Beschlüsse kollegial übernehmen.
- B: Falls Sie eine andere Meinung haben sollten, dann verstehen Sie nichts von der Sache. Ich muss Ihnen genau sagen, was Sie zu machen haben, ich halte Sie nicht für fähig, das von allein zu tun.

- C: Es ist eine Last für mich, Sie informieren zu müssen. Ich halte nicht viel von Ihnen. Mit meinen Ermahnungen muss ich verhindern, dass Sie eine noch größere Bürde für mich werden.

B und C vermitteln der neuen Kollegin, dass sie sie nicht für besonders kompetent halten. Sie geben mit der Information auch noch Anweisungen, wie sie sich zu verhalten hat. Sie haben kein Vertrauen in ihre Kollegialität. Schwester Tanja wird sich nicht geachtet fühlen.

Appell: Mit jeder Botschaft soll auch etwas erreicht werden. In diesem Beispiel soll die Kollegin die auf der Station übliche Dekubitusprophylaxe durchführen. Bei A sieht der Appell so aus: „Hier sind die Informationen. Nutzen Sie diese, um kollegial zu sein und eine gute Arbeit zu leisten." Bei B und C ist der Appell: „Machen Sie es so, wie ich es sage." Der Kollegin wird kein Raum für eigene sachlich begründete Entscheidungen gelassen, sie hat zu übernehmen, was andere ihr vorgeben.

Wie sieht eine effektive Informationsvermittlung aus? Widerstände werden nicht aufgebaut, wenn dem Gesprächspartner vermittelt wird, dass

- er als kompetenter Partner gesehen wird, mit dem man für ein gemeinsames Ziel arbeitet,
- ihm möglichst viel Entscheidungsfreiraum gewährt wird und es ihm überlassen bleibt, wie er die Information nutzt.

In Abbildung 16 wird dargestellt, wie die unterschwelligen Botschaften bei einer effektiven Informationsvermittlung aussehen können.

Nicht nur die Kollegen, auch die betreuten alten Menschen hören unterschwellige Botschaften. Da die Pflegenden ihnen gegenüber einen ungeheuren Informationsvorsprung haben, ist darauf zu achten, dass dies nicht als Machtdemonstration aufgefasst werden kann. Alten Menschen kann es auch peinlich sein, wenn es ihnen schwer fällt, Informationen aufzunehmen und zu verarbeiten. Hier ist sehr viel Einfühlung nötig, um Misserfolgserlebnisse zu vermeiden. Für alte Menschen ist es wichtig, dass sie trotz fehlenden Wissens und Problemen bei der Informationsverarbeitung geachtet und wertgeschätzt werden.

Sachinhalt:
Verständlichkeit

Selbstoffenbarung:
Die Sache ist mir wichtig. Ich bin sehr interessiert an der Sache. Es ist meine Aufgabe zu informieren.

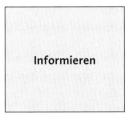

Informieren

Appell:
Setze dich mit den Informationen auseinander. Benutze die Informationen für deine Entscheidungen. Nutze die Information für deine Arbeit.

Beziehung:
Dir ist die Sache auch wichtig. Du bist auch interessiert. Wir arbeiten zusammen für dasselbe Ziel. Du bist mir wichtig, deshalb informiere ich dich.

Abb. 16: Effektive Vermittlung von Informationen

8.2 Rückmeldung geben

Unter *Rückmeldung* oder *Feedback* wird verstanden, dem Gesprächspartner mitzuteilen, wie sein Verhalten wahrgenommen und erlebt wird. Die Rückmeldung ist ein wichtiges Instrument, wenn es darum geht, Lernprozesse zu beeinflussen. Beim Anleiten ist es für den Lernenden wichtig zu erfahren, ob das neue Verhalten den Anforderungen entspricht. Rückmeldungen werden oft gegeben, sei es in Form von Lob und Tadel, sei es in Form von Beurteilungen wie Schulnoten. Manchmal wird auch nur geschwiegen, und es kann daraus geschlossen werden, dass etwas missbilligt wird. Tadel und schlechte Beurteilungen haben Nebenwirkungen, die den Lernprozess behindern. Beim Schweigen gibt es weder eine Information über das, was falsch war, noch darüber, wie etwas zu ändern ist. Fehlschlüsse sind daher leicht möglich.

Rückmelden heißt, dem Gesprächspartner Informationen zu geben, die er braucht, um die Wirkungen seines Verhaltens einzuschätzen. Eventuell soll er ermutigt werden, sein Verhalten zu ändern (Flammer 2001, Kap. 11). Daraus ergeben sich folgende Empfehlungen:

- Der Gesprächspartner muss bereit sein, die Rückmeldung anzunehmen. Das wird er nicht tun, wenn er die Kritik für ungerechtfertigt hält oder wenn er sich abgewertet fühlt.
- Der Gesprächspartner muss die Informationen für seinen Lernprozess verwenden können. Wenn alles verkehrt ist, kann er sich schlecht orientieren. Wenn die Information zu pauschal ist, kann er wenig damit anfangen. Wenn die Rückmeldung sich auf Dinge bezieht, die nicht zu ändern sind, kann er auch nichts daraus lernen.
- Eine Rückmeldung ist dann informativ, wenn über das Verhalten gesprochen wird. Das bedeutet, dass keine Diagnosen gestellt und auch keine Eigenschaften zugeschrieben werden. Wenn „Sie sind nicht sorgfältig genug" gesagt wird, fühlt sich der Empfänger abgewertet und wird sich verteidigen oder innerlich abschalten. „Sie haben am Montag und am Mittwoch den Verbandswagen nicht aufgefüllt" ist eine Information, mit der er sich auseinandersetzen kann und muss. Die Rückmeldung kann mit Sätzen beginnen wie „Mir ist aufgefallen, dass …" oder „Ich habe bemerkt, dass …".
- Es ist ein geeigneter Zeitpunkt zu wählen. Im Rahmen einer Anleitung schließt sich die Rückmeldung unmittelbar oder kurze Zeit später an. In anderen Fällen ist ein Zeitpunkt zu suchen, zu dem ein Gespräch ohne Störung stattfinden kann.
- Es können Hinweise auf die Konsequenzen falschen Verhaltens folgen. „Wenn Sie den Bewohner auf diese Weise hochheben, passiert folgendes …". „Wenn Sie die Öffnung der Salbentube mit dem Finger berühren, kann die Salbe kontaminiert werden." Wenn die Konsequenzen allerdings jedermann bekannt sind, erzeugt es Verdruss, wenn noch besonders darauf hingewiesen wird. Jeder weiß, dass ein nicht aufgefüllter Verbandswagen den Arbeitsablauf empfindlich stört. Wenn dies betont wird, wirkt es belehrend und löst Unmut aus.
- Wenn Veränderungen unerlässlich sind, sollte dies klar ausgedrückt werden. „Ich möchte, dass der Verbandswagen jederzeit aufgefüllt ist." Der Gesprächspartner kann zur Lösung des Problems angeregt oder an der Problemlösung beteiligt werden: „Was können wir tun, um dies zu erreichen?" Bei Anleitungen ist es hilfreich, konkrete und realisierbare Änderungsvorschläge zu machen oder gemeinsam zu erarbeiten. „Das Hochheben ist leichter, wenn …". „Wie kann man verhindern, dass die Salbe kontaminiert wird?" Solche Vorschläge helfen weiter und vermitteln trotz Kritik ein Interesse an der Person.

- Es ist auch zu erwähnen, was gut gelungen ist. Das bietet einmal Informationen und es hilft, mit der Kritik besser umzugehen.
- Es ist dem Gesprächspartner die Möglichkeit zu geben, seine Sicht der Dinge oder seine Absichten darzulegen. Das hilft, sein Verhalten besser zu verstehen und kann Anhaltspunkte für Veränderungen liefern.
- Wenn das Verhalten des Gesprächspartners Gefühle ausgelöst hat, können diese in Form von Ich-Botschaften mitgeteilt werden. „Ich habe mich sehr geärgert, dass der Verbandswagen nicht aufgefüllt war." Es muss nicht nur Ärger sein, natürlich kann auch mitgeteilt werden: „Ich habe mich sehr gefreut, dass ...".
- Wenn viel zu kritisieren ist, kann beim Gesprächspartner ein Gefühl des Versagens aufkommen. Dann ist es hilfreich, emotionale Unterstützung zu bieten. Hierzu eignet sich das Einfühlende Verstehen: „Sie sind sehr enttäuscht, dass es nicht so geklappt hat." Oder: „Es ist Ihnen nicht so gelungen, wie Sie es sich vorgestellt haben." Wenn der Gesprächspartner sich verstanden fühlt, wird Energie frei, an der Lösung der Probleme zu arbeiten.

66 **Anregung zur Selbstreflexion:** Überlegen Sie, in welchen Situationen es Ihnen schwer fallen würde, Rückmeldung zu geben.

67 **Rollenspiel.** Drei Teilnehmer der Gruppe übernehmen eine Rolle.
- Teilnehmer A spielt die Rolle eines neuen Mitarbeiters im Team von Teilnehmer B (Heim oder ambulanter Dienst). A soll über den Arbeitsablauf der Einheit informiert werden.
- Teilnehmer B hat die Aufgabe zu informieren. Er erklärt A den Arbeitsablauf des Früh- oder des Spätdienstes.
- Teilnehmer C hat die Aufgabe, B Rückmeldung darüber zu geben, wie er A informiert hat. Teilnehmer C sucht dafür zwei positive und zwei negative Punkte aus dem Informationsgespräch heraus.

Die Teilnehmer der Gruppe achten darauf, wie C die Rückmeldung gegeben hat. Sie prüfen, ob den Empfehlungen gefolgt wurde. Die Inhalte haben keine Bedeutung. Anschließend berichten die Spieler, wie sie sich in der Situation gefühlt haben.

8.3 Anleiten

Eine wichtige Aufgabe in der Altenpflege ist das Anleiten. *Anleiten* heißt, dem Lernenden Wissen so zu vermitteln, dass er es selbstständig anwenden kann. Alte Menschen müssen angeleitet werden, sich z. B. nach einem Schlaganfall wieder zu bewegen oder Gehhilfen zu benutzen. Pflegende Angehörige brauchen Anleitung für die richtigen Pflegetechniken oder den Gebrauch von Pflegehilfsmitteln. Es kommen neue Mitarbeiter ohne entsprechende Ausbildung in ein Team und müssen angeleitet werden.

Wissenserwerb. Unter *Lernen* wird in diesem Abschnitt das *Aufnehmen und Einspeichern von Wissen* verstanden. Bei der Anleitung wird in der Regel so vorgegangen, dass das, was gelernt werden soll, aufbereitet und dem Lernenden in geeigneter Form dargeboten wird. Das Aufnehmen neuen Wissens gelingt am besten, wenn die Informationen in vorhandene Strukturen eingeordnet werden können (Langfeldt-Nagel 2006, Kap.2). Diese Struktur kann man sich wie ein Netz vorstellen, das einzelne Informationen auffängt. Die Informationen müssen so aufbereitet werden, dass sie im vorhandenen Netz hängen bleiben. Ist kein Netz vorhanden, werden die Informationen nicht aufgefangen und gehen verloren. Das passiert, wenn man sinnloses Material lernt, das sich nicht in vorhandene Strukturen einordnen lässt. Die Einordnung neuer Informationen und die Erweiterung einer vorhandenen Wissensstruktur können vom Anleiter unterstützt werden, indem er

- am Vorwissen anknüpft,
- einen Überblick über den Lernstoff gibt,
- den Inhalt gut strukturiert,
- zu Fragen auffordert,
- Fragen stellt, die mit eigenen Worten zu beantworten sind.

Lernen am Modell oder Beobachtungslernen. Viele komplexe Vorgänge werden durch Beobachtung gelernt. Man sieht jemandem zu, wie er etwas macht und ahmt das Verhalten nach. Dies wird *Lernen am Modell* oder *Beobachtungslernen* genannt (Edelmann 2000, Kap. 5.1). So wird man einen Zivildienstleistenden erst einmal zusehen lassen, wie ein bettlägeriger alter Mensch gewaschen wird. Es ist nicht gleichgültig, wer etwas vormacht. Personen werden am ehesten nachgeahmt, wenn

- sie mit ihrem Verhalten Erfolg haben,
- sie Prestige haben, anerkannt sind,
- sie kompetent sind,
- der Beobachter ein positives Verhältnis zu ihnen hat.

Das Lernen kann effektiver gestaltet werden, wenn der Lernende darauf hingewiesen wird, was er beobachten soll. Es ist daher nicht günstig zu sagen: „Kommen Sie mal mit, und sehen Sie mir zu, wie ich das mache!" Besser ist es, dem Lernenden vorher die Struktur des Lehrinhaltes zu vermitteln, auf die besonders wichtigen Punkte hinzuweisen und Erläuterungen zu geben. Damit wird eine bewusste und gezielte Beobachtung ermöglicht.

Verständnissicherung. Der Anleiter muss sich vergewissern, dass die Lehrinhalte tatsächlich vom Lernenden in der geplanten Weise verstanden werden. Um dies zu erreichen, kann der Anleiter dazu auffordern, das Gelernte mit eigenen Worten wiederzugeben. Nicht bei jedem wird man diese Methode anwenden können, einem alten Menschen käme eine solche Aufforderung seltsam vor. Es reicht jedoch nicht zu fragen: „Haben Sie das verstanden?" Es wird selten jemand zugeben, dass dies nicht der Fall ist. Die Fragen zur Verständnissicherung sind so zu formulieren, dass der Lernende sich respektiert fühlt. Man kann so anfangen: „Wenn es Ihnen recht ist, gehen wir das einmal gemeinsam durch." „Sollen wir das noch einmal probieren?"

Übung und Transfer. Für viele Pflegehandlungen reicht es nicht aus, die Inhalte verstanden und im Gedächtnis gespeichert zu haben. Komplexe Aufgaben müssen mehrmals durchgeführt werden, damit der Lernende Sicherheit erlangt. Auch bei motorischen Abläufen, z. B. Gehen mit einer Gehhilfe oder Anziehen eines Thrombosestrumpfes, ist mehrmaliges Üben erforderlich, bis der optimale Bewegungsablauf erreicht ist. Dabei ist es sehr viel effektiver, wenn diese Übungen nicht gleichförmig und mechanisch, sondern mit Variationen durchgeführt werden. Ein neuer Mitarbeiter wird das Anziehen von Thrombosestrümpfen besser üben, wenn er dies nicht nur bei Frau Müller durchführt, sondern auch bei Herrn Meier und bei Frau Schmidt. Das Üben ist dann weniger langweilig. Gleichzeitig lernt er dabei, die Technik verschiedenen Personen anzupassen.

Beim Üben ist an das Lernen durch Konsequenzen zu denken. Ein Verhalten tritt häufiger auf, wenn eine Verstärkung erfolgt. Schon die erfolgreiche Bewältigung kann eine Verstärkung darstellen. Die Übungsschritte sind so zu wählen, dass der Lernende sie sicher bewältigt, denn ein Misslingen kann als Strafe erlebt werden. Trotz aller sorgfältigen Planung kann es passieren, dass ein Durchgang misslingt. Wenn der Anleiter dann ungeduldig wird, wird die Strafe noch empfindlicher. Günstiger ist es, wenn Fehler als Chance begriffen werden, den Lernvorgang zu verbessern. Das setzt voraus, dass der Anleiter Fehler nicht als Ausdruck einer generellen Unfähigkeit ansieht, sondern als eine nützliche Lerngelegenheit. Alte Menschen, die es nicht mehr gewohnt sind, Neues zu lernen, lassen sich leicht entmutigen. Hier sind Einfühlungsvermögen, Einfallsreichtum und auch Humor gefragt, um die negativen Effekte eines Misserfolgs abzumildern.

Emotionale Unterstützung. Wenn etwas Neues gelernt werden soll, kann Unsicherheit, manchmal auch Angst entstehen. Ein alter Mensch ängstigt sich vor dem Erlernen des Gehens mit einer Gehhilfe, ein junger Mensch hat Angst, zu einem Sterbenden zu gehen. Große Angst hemmt das Lernen. Wer befürchten muss, dass Kritik destruktiv ist, dass man ihn abwertet, dass er lächerlich gemacht wird, wird Angst aufbauen und dadurch gehemmt werden. Eine angstfreie Atmosphäre ist deshalb eine wichtige Voraussetzung für erfolgreiches Lernen. Wer sich als Person wertgeschätzt fühlt und weiß, dass Kritik die Funktion hat, den Lernprozess zu optimieren, wird durch Fehler nicht so leicht irritiert und hat damit bessere Möglichkeiten, sie zu korrigieren.

Wer in einer Situation Angst hat, dem nützt es nichts, wenn er gesagt bekommt, dass er keine Angst zu haben brauche. Jeder, der einmal Angst hatte, weiß, dass er dieses Gefühl nicht einfach abstellen kann. In der Psychotherapie wurden wirksame Methoden zum Angstabbau entwickelt, die auch im Alltag angewandt werden können. Sehr effektiv ist die *Methode der kleinen Schritte.* Vor den Übungen muss der Lernende entspannt sein. Jede Entspannungsmethode, die die Beteiligten kennen, kann angewandt werden. Entspannung kann beispielsweise mit Musik (nicht gerade Heavy Metal), einem freundlichen Gespräch, Berührung (bei Frauen) oder durch Ablenkung erreicht werden. Sicherheit und damit Entspannung können auch vermittelt werden, wenn z. B. bei Gehübungen zwei Begleiter zur Seite stehen.

Die Lernschritte werden schon vor der Entspannung verabredet. Jeder Schritt sollte so gewählt werden, dass keine Angst aufkommt. Es wird verabredet, dass der Lernende abbrechen soll, wenn er den ersten Anflug von Angst verspürt. Der Lernende muss das Gefühl haben, dass er die Situation kontrollieren kann. Wenn ein alter Mensch Gehübungen machen soll, so kann man erst einmal einige Schritte im Zimmer verabreden, bei denen zwei Altenpflegerinnen zur Seite stehen. Wenn diese angstfrei bewältigt werden, kann man sich eine Strecke im Flur vornehmen, die dann immer weiter ausgedehnt wird. Wenn der alte Mensch sich sicher fühlt, können die Übungen auch mit nur einer Altenpflegerin durchgeführt werden.

Nicht immer kann man die Methode der kleinen Schritte anwenden. Angst kann auch überwunden werden, wenn eine vertraute Person mit in die angstauslösende Situation geht. Wenn etwa ein Schüler Angst hat, zu einem Sterbenden zu gehen, kann ihn jemand aus dem Team begleiten.

Für Lernende ist es eine Erleichterung, wenn sie der Anleiter auf ihre Gefühle anspricht. Das gilt auch für Unsicherheit, Abneigung gegen bestimmte Arbeiten oder Ekel. Wenn Lernende nach ihren ersten Übungen dem Anleiter berichten können, wie sie sich dabei gefühlt haben und sie Verständnis erfahren, können auftretende Störungen und Irritationen besser bewältigt werden. Es sind nur wenige Minuten nötig, um zu fragen: „Wie ist es Ihnen dabei ergangen?" Natürlich sollte auch das Gelingen zur Sprache kommen und anerkannt werden. Auch alten Menschen hilft es, wenn sie wissen, dass die Altenpflegerinnen ihre Anstrengungen oder Ängste bemerken und sich mit ihnen über die Überwindung von Hindernissen freuen.

Motivation. Lernprozesse setzen voraus, dass der Lernende motiviert ist, ein Ziel zu erreichen. Häufig wird gefragt, wie man jemanden motivieren kann. Wie bringe ich jemand dazu, sich anzustrengen, um etwas zu erreichen? Auch die Motivation, der Antrieb, etwas zu tun, ist ein sehr komplexes Geschehen. Einen einfachen Trick, andere zu motivieren, kann es nicht geben. Drei Bedingungen können unterschieden werden, die für die Anstrengungsbereitschaft wichtig sind (Edelmann 2000, Kap. 6):

- *Motiv*,
- *Anreiz*,
- *Erwartung*.

Motiv. Motive sind Bedürfnisse, wie sie in der Bedürfnispyramide von Maslow beschrieben wurden. Das Bedürfnis nach Bewegung kann dazu führen, dass ein alter Mensch lernen will, mit Gehhilfen zu gehen. Das Bedürfnis nach Wertschätzung treibt den neuen Mitarbeiter an, gute Arbeit zu leisten.

Anreiz. Die Energie, die in Lernprozesse gesteckt wird, hängt auch davon ab, ob das Ziel, das erreicht werden soll, eine positive Bedeutung für den Betreffenden hat. Ist das selbstständige Gehen im Bereich des Altenheims für den alten Menschen erstrebenswert? Vielleicht möchte er lieber ruhig sitzen bleiben und die Zuwendung der Pflegenden genießen. Dann hätte das Ziel wenig Anreiz für ihn.

Erwartung. Eine wichtige Bedingung für die Anstrengungsbereitschaft ist die Aussicht auf Erfolg. Wer erwartet, dass er etwas doch nicht schafft, wird sich kaum Mühe geben. Ob sich jemand anstrengt, hängt davon ab, wie ausgeprägt die *Hoffnung auf Erfolg* ist. Das hängt von der Lerngeschichte ab. Wer in seinem Leben nicht viel Erfolg hatte, wird eher eine Haltung entwickeln wie „Das kann ich doch nicht". Voraussetzung für die Hoffnung auf Erfolg ist, dass die Erfahrung des Gelingens gemacht wurde. Auch unter diesem Aspekt ist es wichtig, Lernschritte so zu planen, dass sie bewältigt werden können. Wer die Erfahrung macht, dass sein Lernen erfolgreich ist, steigert seine Leistungen. Wenn für einen neuen Mitarbeiter die Wertschätzung des Teams ein wichtiger Anreiz ist, so muss auch die Aussicht bestehen, dass er tatsächlich wertgeschätzt wird. Wenn eine Stationsleitung immer nur die Fehler bemerkt und keine Arbeit anerkennt, verringert sich die Motivation, etwas zu lernen und gut auszuführen. Motivieren kann man also, indem man

- Lernschritte so gestaltet, dass sie bewältigt werden können,
- Angst abbaut bzw. nicht aufkommen lässt,
- Rückmeldung gibt,
- Anteil nimmt und Fortschritte anerkennt.

Es ist ein Klima zu schaffen, in dem sich Lernende akzeptiert und wertgeschätzt fühlen.

68 **Gruppenarbeit:** Zwei Teilnehmer übernehmen die Rollen des Anleiters und des Ausführenden und verlassen den Raum.

- Die Gruppe arrangiert sechs Stühle nebeneinander, übereinander, gerade und schräg stehend zu einer stabilen Konstruktion.
- Der Anleiter wird hereingerufen und prägt sich die Stellung der Stühle ein (eventuell mit Skizze). Er hat die Aufgabe, dem draußen wartenden Teilnehmer später Anweisungen zu geben, die Stühle wieder so aufzubauen, wie er sie vorgefunden hat. Ein anderer Teilnehmer fertigt eine Zeichnung über die Position der Stühle an (oder eine Videoaufnahme). Die Stühle werden auseinandergenommen.
- Der draußen wartende Teilnehmer wird hereingerufen. Der Anleiter steht so im Raum, dass er nicht sehen kann, wie seine Anweisungen befolgt werden (Eventuell steht er hinter einem Schirm.). Der Anleiter gibt jetzt Schritt für Schritt präzise Anweisungen, um die Stühle wieder in die Position zu bringen, die sie innehatten. Nach jeder Einzelinstruktion sagt er „fertig".
- Der Ausführende führt die Anweisungen aus. Er sagt seinerseits nach jeder Ausführung einer Einzelinstruktion „fertig". Er bekommt keine Rückmeldung, ob die Stellung des Stuhles richtig ist.
- Schritt für Schritt wird die Konstruktion wieder aufgebaut.
- Das Ergebnis wird mit der Zeichnung oder Videoaufnahme verglichen.

Die beiden Akteure sagen, wo sie besondere Probleme hatten und wie sie sich bei der Aufgabe fühlten. Die Beobachter geben ihnen Rückmeldung (nach Günther/Sperber 2000, 33ff).

69 **Aufgabe:** Für das Anziehen eines Thrombosestrumpfes werden

- eine schriftliche Anleitung formuliert,
- der Vorgang anhand von Zeichnungen ohne Worte dargestellt,
- ein Videofilm ohne Ton gemacht.

Wo gab es Schwierigkeiten, den Vorgang nur durch einen Text zu erläutern? Wo gab es Probleme, den Vorgang nur durch eine Zeichnung oder einen Film ohne Worte darzustellen?

70 **Paarübung:** Einer übernimmt die Rolle einer professionellen Pflegekraft, einer die Rolle eines Zivildienstleistenden. Die professionelle Pflegekraft

- erklärt den Vorgang des Essenanreichens bei einem blinden alten Menschen,
- führt den Vorgang mit dem Zivildienstleistenden als blindem Bewohner durch und gibt dabei Erklärungen, wie sie etwas macht.

71 **Aufgabe:** Erstellen Sie eine schriftliche Information zu Lagerungen. Machen Sie den Text durch Zeichnungen anschaulich.

8.4 Beraten

Beim Anleiten wird vermittelt, wie jemand etwas durchführen soll. Wie etwas geht, liegt schon fest. Anders ist es, wenn jemand einen Rat sucht. Der Ratsuchende hat ein Problem. Ziel der Beratung ist es, dem Ratsuchenden zu helfen, mit seinem Problem fertig zu werden. Dabei ist noch offen, was die richtige Lösung sein könnte. Ein vom ambulanten Dienst betreuter alter Mensch, dem es schlechter geht, könnte fragen, ob er ins Altenheim gehen soll. Oder Angehörige sind überlastet und fragen nach Hilfe. Beratung kann darin bestehen,

- dass ein Problem geklärt wird,
- dass emotionale Unterstützung gegeben wird,
- dass Informationen gegeben werden,
- dass Alternativen gesucht und bewertet werden.

Probleme klären. Zunächst muss ein Problem ganz konkret beschrieben werden. Das ist die Aufgabe des Ratsuchenden. Der Berater kann dabei helfen, sie ihm aber nicht abnehmen. Er kann Fragen stellen wie: „Was ist es, was Sie wollen?" „Was möchten Sie erreichen?" „Wie soll es sein, wenn das Problem gelöst worden ist?" Der Ratsuchende muss sein Ziel formulieren. Dabei kann ein Konflikt zwischen unvereinbaren Wünschen zutage treten. Ein alter Mensch möchte die Angebote eines Altenheimes nutzen, aber seine Wohnung nicht aufgeben. Pflegende Angehörige möchten Entlastungen, wagen aber nicht, dem Gepflegten Vorschläge für Hilfe durch andere zu machen. Eine Schülerin möchte nicht mehr sexuell belästigt werden, andererseits aber das Verhältnis zum Bewohner nicht gefährden.

Ein erster Schritt zur Klärung ist es, den Konflikt, den der Ratsuchende hat, deutlich herauszuarbeiten. Das kann geschehen, indem der Berater die unvereinbaren Wünsche formuliert: „Einerseits möchten Sie Entlastung, andererseits möchten Sie Ihren Angehörigen nicht enttäuschen." Der Berater kann Denkanstöße geben. „Was wäre, wenn Sie Ihrem Angehörigen sagen würden, dass Sie Entlastung brauchen?"

Um ein Problem zu lösen, muss der Ratsuchende bereit sein, dieses als sein eigenes zu erkennen. Wenn dies akzeptiert wird, kann nach Lösungen gesucht werden.

Emotionale Unterstützung. Eine Klärung gelingt eher, wenn sich Ratsuchende verstanden und akzeptiert fühlen. Es ist hilfreich, einfühlend verstehend vorzugehen. Der Ratsuchende wird damit unterstützt, sich seiner Gefühle bewusst zu werden. Wenn der alte Mensch sich in seiner Trauer über den möglichen Verlust seiner Wohnung verstanden fühlt, kann er eher Lösungsmöglichkeiten suchen. Solange Gefühle übermächtig sind, ist es wenig aussichtsreich, sich mit Lösungsmöglichkeiten zu beschäftigen.

Alternativen suchen und bewerten. Wenn das Problem geklärt worden ist, kann nach Lösungen gesucht werden. Dazu sind eventuell Informationen nötig. Der alte Mensche, der überlegt, ob er in seiner Wohnung bleiben soll, kann über Hilfeleistungen informiert werden, die er in Anspruch nehmen kann. Pflegende Angehörige brauchen Informationen über Hilfsmöglichkeiten. Manchmal ist es nötig, verschiedene Alternativen, die zur Verfügung stehen, zu bewerten.

> *Herr Lüderitz wurde bisher zu Hause von seiner Tochter und einem ambulanten Dienst betreut. Während des Urlaubs der Tochter war er zur Kurzzeitpflege in einem Altenheim. Da seine Kräfte in der letzten Zeit nachließen, überlegte er, ob er ganz in ein Heim ziehen sollte. Er fragte Schwester Sophie um Rat. Diese sah ihre Aufgabe darin, Herrn Lüderitz zu helfen, eine wohlüberlegte Entscheidung zu treffen. Sie schlug ihm deshalb vor, eine Liste zu machen. Auf der einen Seite sollte „zu Hause" stehen, auf der anderen „Altenheim". Herr Lüderitz sollte alle Vorteile sammeln, die er zu Hause hätte, und alle, die er in einem Altenheim hätte. Genauso sollte er mit den Nachteilen verfahren. Schwester Sophie sprach mit ihm die so geordneten Vor- und Nach-*

teile durch. Dadurch hatte Herr Lüderitz die Möglichkeit, alle Aspekte seiner Wahlmöglichkeit durchzugehen und gegeneinander abzuwägen. Er konnte sich darüber klar werden, was für ihn wichtig ist.

Bei diesem Gespräch wurde ausschließlich auf der Sachebene verhandelt. Aber auch auf der Beziehungsseite wurden unterschwellig Botschaften vermittelt. Herr Lüderitz hätte auf dem Beziehungs-Ohr Folgendes hören können: „Sie sind mir wichtig, und ich nehme Ihr Problem ernst. Ich will Sie gerne unterstützen. Ich sehe Sie in der Lage, dass Sie selbst eine begründete Entscheidung treffen können." Wenn der Ratsuchende eine solche Botschaft auf der Beziehungsseite „hört", kann er seine Energie ganz für die Bearbeitung seines Problems einsetzen und seine Lösung finden.

Manchmal merkt der Berater, dass er zwar nach Informationen gefragt wird, der Ratsuchende aber gar nicht wirklich interessiert zu sein scheint. In solchen Fällen werden aufgezeigte Alternativen ohne Prüfung schnell verworfen. Hier ist es sinnvoll, auf die Selbstoffenbarungsseite, also zum Einfühlenden Verstehen zu wechseln, um zu einer Klärung des Problems zu kommen. Wenn etwa Angehörige alle Hilfen als nicht praktikabel zurückweisen, sind nicht die Hilfsmöglichkeiten das Problem, sondern ihre Angst, dem betreuten Familienangehörigen etwas Neues zuzumuten. Das Problem muss dann anders formuliert werden: „Sie fürchten sich davor, Ihrem Angehörigen andere Betreuer zuzumuten?"

Probleme bei der Beratung. Wenn ein Beratungsgespräch nicht befriedigend verläuft, können die Gründe sowohl beim Berater als auch beim Ratsuchenden liegen. Beim Berater kann das Problem auftauchen, dass er sich zu sehr mit dem Ratsuchenden identifiziert und dessen Problem zu seinem eigenen macht. Er möchte die richtige Lösung finden und sie dem Ratsuchenden auf jeden Fall schmackhaft machen. Manchmal wird der Berater auch in diese Rolle gedrängt. Der Ratsuchende versucht, ihm sein Problem aufzubürden: „Sie als Altenpfleger müssen doch wissen, was ich da tun soll." Der Berater ist an seiner Berufsehre gepackt. Jetzt keine Lösung zu wissen, wäre für ihn ein Versagen. Er beginnt zu „dirigieren". Der Ratsuchende wehrt sich nun gegen den Besserwisser. Der Berater macht weitere Vorschläge, der Ratsuchende lehnt sie ab. Das habe er schon ausprobiert, das ginge nicht. Ein Teufelskreis ist in Gang gekommen, der beendet werden kann, wenn der Berater sich nicht mehr darauf einlässt, dem Ratsuchenden Lösungen zu präsentieren. Solche „Beratungsfallen" können umgangen werden, wenn sich der Berater bewusst wird, dass er vom Ratsuchenden dazu gedrängt wird, das Problem in dessen Sinne zu lösen und dafür die Verantwortung zu übernehmen.

Wenn ein Beratungsgespräch nicht funktioniert, kann es auch sein, dass der Ratsuchende überhaupt nicht an einer Lösung arbeiten will. Vielleicht möchte er sich nur durch Schimpfen oder Klagen erleichtern, aber nichts ändern. Möglicherweise sucht er einen Bündnispartner oder eine Bestätigung dafür, dass er im Recht ist. Wenn der Berater das Gefühl hat, dass immer wieder dasselbe Problem auf den Tisch kommt, sollte er sich fragen, wer das Problem und die Verantwortung dafür hat. Das kann dazu führen, dass er sich aus der Beratung zurückzieht.

72 **Aufgabe:** Denken Sie an Beratungen, mit denen Sie nicht zufrieden waren. Suchen Sie nach Gründen für das Misslingen.

73 **Rollenspiel:** Ein Teilnehmer der Gruppe übernimmt die Rolle des Beraters, ein anderer die eines Zivildienstleistenden. Dieser fragt, ob er eine Ausbildung zum Altenpfleger machen solle. Für den Berater gilt Folgendes:

- Sie gehen zunächst einfühlend verstehend vor. Wie würden Sie ein solches Gespräch beginnen? (Welche Gefühle vermuten Sie hinter dieser Frage?)
- Geben Sie Informationen über die Ausbildung (nur auf der Sachebene).

Am Ende des Gespräches fragt der Zivildienstleistende: „Was würden Sie mir raten?" Formulieren Sie eine einfühlend verstehende Antwort. Vermeiden Sie eine Empfehlung.

- Die Gruppe achtet darauf, wo persönliche Wertungen eingeflossen sind und wo Empfehlungen abgegeben wurden.
- Der „Zivildienstleistende" berichtet darüber, wie er die Beratung erlebt hat.
- Der Berater berichtet, wo es ihm schwergefallen ist, bei der Selbstoffenbarung des Ratsuchenden bzw. auf der Sachebene zu bleiben.

8.5 In Krisen beistehen

Es gibt Zeiten, in denen die Probleme so groß werden, dass wir von Krisen sprechen. Sie können entstehen, wenn eine Situation schmerzhaft, neu und fremd ist. Unter Belastungen kann das Gefühl aufkommen, mit den Ereignissen und Lebensumständen nicht fertig zu werden. Angst, Verzweiflung, Feindseligkeit und Niedergeschlagenheit treten auf. Wir können zwischen *traumatischen Krisen* und *Veränderungskrisen* unterscheiden (Sonneck/Etzersdorfer 1995).

Traumatische Krisen. Sie werden durch plötzliche, meist nicht vorhergesehene Schicksalsschläge wie Krankheit, Tod eines nahestehenden Menschen, plötzliche Pflegebedürftigkeit oder unvorbereitete Aufnahme in ein Altenheim ausgelöst. Bei traumatischen Krisen kann ein typischer Verlauf beschrieben werden (Cullberg nach Goll/Sonneck 1995):

Schockphase: Die erste Reaktion ist ein *Krisenschock*, der wenige Sekunden oder auch Stunden und Tage dauern kann. In dieser Zeit wirkt der Betroffene starr und wenig ansprechbar, er wirkt wie betäubt. Das Ereignis, das zum Schock führte, wird noch nicht für wahr gehalten. Die Kommunikation mit der Umwelt ist tiefgreifend gestört.

Reaktionsphase: Die Konfrontation mit dem auslösenden Ereignis beginnt. Es kann zu einem Chaos von Gefühlen kommen. Tiefe Verzweiflung, Angst, Hilflosigkeit, Trauer, aber auch Wut und Feindseligkeit treten auf. Möglich sind auch Versuche, das Ereignis zu verleugnen. Es kann zum sozialen Rückzug kommen. Wechsel zwischen Phasen der Entspannung und neuerlichen Ausbrüchen der Verzweiflung sind möglich.

Bearbeitungsphase: Allmählich tritt das Trauma zurück, wenn es auch immer wieder zu Verzweiflung kommen kann. Andere Dinge gewinnen wieder an Bedeutung. Es kann an die Zukunft gedacht werden.

Neuorientierung: Wenn die Krise angemessen bearbeitet werden konnte, wird der Betroffene sein Leben wieder neu ausrichten. Ist die Krise durch plötzliche Pflegebedürftigkeit entstanden, bedeutet dies, dass er sich mit der Abhängigkeit arrangiert und mit den verbleibenden Kräften veränderte Ziele anstrebt.

Reichen die eigenen Kräfte nicht zur Bearbeitung aus und wird keine ausreichende Unterstützung geboten, wird eine Neuorientierung nicht erreicht. Es kann zu einem Rückzug, zur Resignation, zu einem psychischen Zusammenbruch, zur Depression, zu Alkohol- oder Medikamentenmissbrauch kommen, auch somatische Krankheiten können sich entwickeln.

Veränderungskrisen. Sie können entstehen, wenn die Kräfte nicht ausreichen, neue Situationen zu bewältigen (Goll/Sonneck 1995). Auch bei Veränderungskrisen lassen sich Phasen beschreiben.

1. *Phase:* Zunächst wird versucht, mit den Belastungen fertig zu werden. Dazu werden gewohnte Strategien benutzt und Hilfe gesucht.

2. *Phase:* Wenn dies misslingt, entsteht ein Gefühl des Versagens.

3. *Phase:* Es werden noch einmal alle eigenen Kräfte mobilisiert oder Hilfe gesucht.

4. *Phase:* Wenn es trotz aller Bemühungen nicht zu einer Bewältigung kommt, entsteht eine unerträgliche Spannung. Jetzt kann sich das Vollbild einer Krise zeigen. Der Betroffene zieht sich zurück. Angst, Hilflosigkeit und das Gefühl, überfordert zu sein, herrschen vor. Das Verhalten wirkt ungesteuert, Aktivitäten können ziellos sein. Der Betroffene kann sich auch wie gelähmt fühlen, sein Denken ist blockiert, er fühlt sich leer und unfähig zum Handeln. Es besteht die Gefahr eines Suizids.

Alte Menschen müssen viele Veränderungen bewältigen. Die Arbeit wird aufgegeben, die Sinnesfunktionen und die Körperkräfte lassen nach, es entstehen Abhängigkeiten. Pflegebedürftig zu werden bedeutet eine außerordentliche Veränderung des bisherigen Lebens. Zudem gibt es nicht den Trost, dass es ein vorübergehender Zustand ist. Ein Umzug in eine Einrichtung der Altenpflege – auch wenn er geplant wurde – ist immer eine einschneidende Veränderung. Das Bewusstsein, dass der Aufenthalt nur durch den Tod beendet wird, kann ein Gefühl der Ausweglosigkeit aufkommen lassen.

Auch pflegende Angehörige können in Krisen geraten. Die schwere Arbeit, zu der noch häufige Störungen der Nachtruhe kommen, ist belastend. Die Beziehung zum pflegebedürftigen Angehörigen verändert sich. Erwachsene Kinder erleben ihre Eltern als hilfsbedürftig, eine Rollenumkehr findet statt, für die erst neue Verhaltensweisen erarbeitet werden müssen. Wird ein Ehepartner krank und hilfsbedürftig, muss das gewohnte Zusammenleben verändert werden. Bei Krankheiten wie der Demenz wird die Partnerbeziehung verändert. Das Gleichgewicht des wechselseitigen Gebens und Nehmens in der Partnerschaft geht verloren. Der pflegende Partner hat nicht nur eine neue Belastung zu tragen, er verliert auch die Unterstützung, die er vorher erlebt hat. Zukunftspläne, die man vielleicht hatte, müssen endgültig aufgegeben werden. Eine Besserung der Krankheit steht nicht in Aussicht, es bleibt also nicht der Trost einer angenehmeren gemeinsamen Zukunft.

Nicht nur bei alten Menschen und deren Angehörigen kommt es durch Belastungen zu krisenhaften Entwicklungen. In sozialen Berufen wird vom *Praxisschock* gesprochen. Berufsanfängerinnen beginnen ihre Arbeit meistens mit viel Engagement. Wenn sie nicht auf Enttäuschungen vorbereitet wurden, kann sich eine Veränderungskrise entwickeln. Die Vorstellungen, die sich Anfängerinnen von der Altenpflege gemacht haben, stellen sich häufig als unzutreffend heraus. Die angewandten Strategien führen oft nicht zum Erfolg. Wenn keine Unterstützung durch das Team stattfindet, wenn die Kolleginnen eher als Belastung erlebt werden, scheint die Situation ausweglos. Tatsächlich denken viele Altenpflegeschülerinnen schon während der Ausbildung an einen Abbruch, 25 % geben im ersten Jahr nach der Ausbildung auf (Kuhlmey 1999).

Interventionsmöglichkeiten. Was können Helfer tun, um in einer Krise beizustehen? In der *Schockphase* ist die Handlungsfähigkeit eingeschränkt. Es kann zu starken Gefühlsausbrüchen kommen. Auch sind irrationale Verhaltensweisen möglich. In dieser Zeit ist die Aufnahmefähigkeit reduziert. Es ist daher nicht sinnvoll, zu argumentieren und Einsicht zu erwarten. Geholfen werden kann durch bloße Anwesenheit. Dem Betroffenen muss vermittelt werden, dass er nicht allein ist, dass er nicht in Stich gelassen wird. Der Helfer kann versuchen, ein Gefühl der Geborgenheit zu vermitteln. Das kann durch Körperkontakt geschehen oder durch Fürsorge. Der Betroffene muss seine Gefühle frei äußern dürfen. Erst nach dem Abbau starker Gefühle wie Angst, Panik oder Wut können notwendige Schritte eingeleitet werden. Hier muss der Helfer entscheiden, wie viel direkte Unterstützung notwendig ist und wo er stellvertretend handeln muss. Es kann hilfreich für den Betroffenen sein, wenn gemeinsam besprochen wird, was als Nächstes getan werden muss.

In der *Reaktionsphase* bei einer traumatischen Krise sowie in der in der *4. Phase* einer Veränderungskrise herrscht beim Betroffenen ein Gefühlschaos vor, Handlungen sind ziellos oder blockiert. Die Helfer können unterstützen durch:

- *emotionale Stabilisierung* und
- *Strukturierung der Aufgaben*

Emotionale Stabilisierung. Die Betroffenen brauchen Verständnis. Ihre Gefühle überwältigen sie, sie können das Chaos selbst nicht verstehen. Manche Gefühle erscheinen ihnen unpassend, wie etwa Wut auf einen verstorbenen Partner. Einfühlendes Verstehen bietet dem Betroffenen Entlastung. Wenn er sich verstanden und akzeptiert fühlt, wird die Heftigkeit der Gefühle nachlassen. Auch Fürsorge wird als wohltuend erlebt. Sie kann sich auch darin ausdrücken, dass der Helfer je nach Bedarf für Ruhe oder Aktivität sorgt. So können etwa gemeinsame Spaziergänge viel Spannung abbauen.

Strukturierung. Eine Krise zeichnet sich dadurch aus, dass die anstehenden Aufgaben nicht bewältigt werden können, konkrete Hilfe wird notwendig. Bei einer Krise, die durch Pflegebedürftigkeit ausgelöst wurde, ist die Organisation aller notwendigen Maßnahmen eine Hilfe. Wenn Angehörige unterstützt werden sollen, kann mit ihnen gemeinsam geklärt werden, welche Aufgaben sie bewältigen können und wo sie Unterstützung brauchen. Für alte Menschen, die keine Besserung ihres Zustandes erwarten können, ist das Akzeptieren von Hilfe notwendig. Dies kann leichter erreicht werden, wenn der betreute Mensch erlebt, dass er trotz seiner Pflegebedürftigkeit anderen nicht ausgeliefert ist. Dazu gehört auch das angemessene Informieren über die notwendigen Pflegemaßnahmen, wann, wie und von wem sie durchgeführt werden. Zuverlässigkeit der Pflegenden erhöht das Vertrauen und schafft ein Gefühl der Sicherheit, das hilft, die Krise zu bewältigen.

Manchmal ist es nützlich, Entspannung zu organisieren. Dazu können Vorschläge gemacht werden. Es kann über bestehende Angebote wie Gymnastik, Beschäftigungen oder Unterhaltungen informiert werden, wobei jedes Drängen zu vermeiden ist. Die Betroffenen haben ihr eigenes Tempo. Durch dirigierendes Eingreifen wird leicht Widerstand aufgebaut. Andererseits soll passives und abhängiges Verhalten nicht gefördert werden. Wenn Betroffene selbst aktiv werden, machen sie die Erfahrung, schwierige Situationen meistern zu können. Das stärkt ihr Selbstbewusstsein. Krisen, die bewältigt werden, fördern eine positive Entwicklung.

Schwierigkeiten im Umgang mit Krisen. Die Bemühungen der Altenpflege sind auch darauf ausgerichtet, Veränderungskrisen vorzubeugen. Dabei sind den Helfern jedoch Grenzen gesetzt. Manchmal können so viele Belastungen zusammenkommen, dass trotz der vorhandenen Unterstützung eine angemessene Verarbeitung im Moment nicht möglich ist. Es kann dann passieren, dass die kleinsten Anforderungen wie unüberwindliche Berge wahrgenommen werden. Für den Außenstehenden können es nichtige Kleinigkeiten sein, die eine Krise auslösen, wie der Tropfen, der das Fass zum Überlaufen bringt.

Die Verarbeitung von Belastungen hängt nicht nur von der Unterstützung ab, die die Umwelt bietet, sondern auch von den Ressourcen des Betroffenen. Wer im Laufe seines Lebens gelernt hat, hilflos zu sein, wird gar nicht den Versuch machen, Aufgaben anzugehen, sondern sich aus der Situation zurückziehen. Solche Lerngeschichten lassen sich nicht leicht revidieren. Es gibt auch noch andere Muster, die eine Bewältigung von Belastungen erschweren. Wer mit Anklagen gegen andere und Jammern reagiert, wird wenig Energie aufwenden, aktiv seine Probleme zu bearbeiten. Diejenigen, die in ihrem Leben wenig Unterstützung erfahren haben, werden sich nicht mitteilen und keine Hilfe anfordern. Die soziale Umwelt erfährt nichts von den Belastungen, die Krise kommt für sie völlig überraschend. Hier wird die emotionale Stabilisierung im Vordergrund stehen.

Die Unterstützung zur Bewältigung von Krisen müssen Altenpflegerinnen nicht allein leisten. Wenn ein betreuter alter Mensch Angehörige hat, können diese beteiligt werden. Zwar können Pflegende sehr viel bieten, manche Entwicklungen gehen jedoch über ihre Arbeit hinaus. Dann ist es sinnvoll, entsprechende Dienste, Psychologen oder Psychiater zu konsultieren.

> **74** **Anregungen zur Selbstreflexion:** Denken Sie an eine Krisensituation bei einem anderen Menschen.
> - Wie haben Sie sich selbst dabei erlebt?
> - Welche Reaktionstendenz herrschte bei Ihnen vor? Flüchten, Handeln oder anderes?
>
> **75** **Anregungen zur Selbstreflexion:** Wenn Sie selbst in einer Krise waren:
> - Wie haben Sie versucht, wieder herauszukommen?

- Welche Probleme haben sich ergeben?
- Welche Strategien waren hilfreich?

76 **Anregung für die Gruppenarbeit:** Berichten Sie über Krisen bei sich oder anderen.

- Sammeln Sie aus diesen Fällen Strategien, die zu einer Überwindung führten.
- Wenn es nicht zu einer Bewältigung kam, was waren die Ursachen dafür?

Bachmair, S. Faber, J. Hennig, C. Kolb, R., Willig, W. (2001): Beraten will gelernt sein. Ein praktisches Lehrbuch für Anfänger und Fortgeschrittene. 4. Aufl. Psychologie Verlagsunion, Weinheim, Kapitel 1

Günther, U., Sperber, W.(2000): Handbuch für Kommunikations- und Verhaltenstrainer: Psychologische und organisatorische Durchführungen von Trainingsseminaren. Ernst Reinhardt, München/Basel, Kapitel 3

Schulz von Thun, F. (1981): Miteinander reden 1: Störungen und Klärungen. 2. Aufl. Rowohlt Taschenbuch, Reinbek bei Hamburg, Teil B, Kapitel II

9 Gespräche mit alten Menschen

Wie können alltägliche Gespräche gestaltet werden, um den Bedürfnissen der betreuten Menschen gerecht zu werden? Wie ist mit alten Menschen zu reden, um sie bei der Bewältigung ihrer Aufgaben zu unterstützen? Wie kann man ihnen helfen, sich in einer Einrichtung der Altenpflege einzuleben? Wie kann in den verschiedenen Stadien der Demenz die Verständigung gesichert werden? Wie kann man mit depressiven alten Menschen reden, die alle Bemühungen zurückweisen? Wie kann man mit alten Menschen umzugehen, die den Ablauf der Einrichtung empfindlich stören oder sich aggressiv verhalten? Es geht um die Gestaltung des alltäglichen Miteinanders.

9.1 Informieren

Richtig informiert zu sein vermittelt Sicherheit. Alte Menschen können sich besser zurechtfinden, wenn sie über Struktur, Personal und Abläufe der Institutionen, denen sie sich anvertraut haben, sowie ihre Rechte Bescheid wissen. Erst dann können sie sich als handelnde Personen begreifen und fühlen sich weniger ausgeliefert. Auch über die Pflege brauchen die betreuten Menschen Informationen: Welche Ziele sollen erreicht werden? Welche Maßnahmen werden dazu wann und von wem durchgeführt? Informieren kann so aussehen: „Es besteht die Gefahr, dass Sie sich wund liegen. Um dies zu vermeiden, schlagen wir folgende Maßnahmen vor ... Das sieht dann praktisch so aus ...". Eine Information über das Ziel ist besonders dann wichtig, wenn die Maßnahmen unangenehm sind oder eine Einschränkung bedeuten. „Es wird nicht leicht für Sie sein, aber es dient folgendem Ziel: ...". Alte Menschen werden leicht beunruhigt, wenn es zu Veränderungen kommt. Deshalb ist es notwendig, diese ausführlich zu begründen, und es ist zu erklären, was sie in der praktischen Durchführung bedeuten. Um das Gefühl der Sicherheit zu erhöhen, sollten alle Pflegemaßnahmen angekündigt werden. „Ich werde Ihnen jetzt beim Waschen helfen." „Ich setze Sie jetzt auf, um Ihnen den Rücken abzuklopfen."

Beim Informieren alter Menschen ist es günstig, wenn verschiedene Kanäle benutzt werden. Bei Behinderungen müssen die Kanäle gewählt werden, die noch intakt sind. Bei Schwerhörigen ist es sinnvoll, etwas vorzuführen oder anhand einer Zeichnung zu erklären. Bei alten Menschen mit Aphasien werden einfache Sätze gebildet, und möglichst viel wird vorgeführt. Bei Blinden stehen die verbalen Erklärungen im Vordergrund. Zusätzlich kann der Tastsinn angesprochen werden. Nach entsprechender Ankündigung werden z. B. Pflegemaßnahmen am Körper demonstriert. Es ist sehr viel Geduld notwendig, um auf Reaktionen zu warten und das Verständnis zu sichern. Diese Zeit ist einzuplanen, um Druck zu vermeiden.

77 **Rollenspiel:** Einer übernimmt die Rolle eines alten Menschen mit Diabetes Typ 2 (nicht insulinpflichtig), der andere die Rolle einer Altenpflegerin. Die „Altenpflegerin" erklärt die allgemeinen Richtlinien der Diät, die im Altenheim zubereitet wird. Sie erklärt, warum diese Einschränkungen gemacht werden. Sie fragt nach, welcher Verzicht dem „alten Menschen" schwer falle. Der „alte Mensch" hat die Aufgabe, zur Verständnissicherung die Informationen, die er bekommen hat, zusammenzufassen. Im Anschluss

- berichtet der „alte Mensch", wo er Schwierigkeiten hatte, eine Zusammenfassung zu geben,
- berichtet die „Altenpflegerin", wo sie Schwierigkeiten hatte zu informieren,
- gibt die Gruppe Rückmeldung.

78 **Rollenspiel:** Es soll erklärt werden, welche prophylaktischen Maßnahmen zur Vermeidung von Kontrakturen durchgeführt werden. Dabei sollen verschiedene Informationskanäle benutzt werden.

- Eine übernimmt die Rolle der Altenpflegerin, ein anderer die Rolle eines blinden alten Menschen. (Die Augen werden verbunden.)
- Eine übernimmt die Rolle der Altenpflegerin, ein anderer die Rolle eines schwerhörigen alten Menschen. (Es werden Ohrenstöpsel benutzt.)

Im Anschluss
- berichten die „Altenpflegerinnen", wo sie Schwierigkeiten hatten zu informieren,
- berichten die „alten Menschen", wie sie sich gefühlt haben,
- gibt die Gruppe Rückmeldung.

9.2 Aufnahme in eine Einrichtung der Altenpflege

Aus einer Wohnung auszuziehen und in eine fremde Umgebung zu wechseln ist für alle Altersgruppen ein kritisches Lebensereignis. Noch mehr gilt dies für Menschen, deren Kräfte nachlassen, die noch weitere Verluste zu bewältigen haben und für die die Aufnahme in ein Heim die letzte Station in ihrem Leben und kein Aufbruch zu etwas Neuem bedeutet. Trauer über das Verlorene und völlige Neuorientierung fallen zusammen.

Das Einleben kann durch verschiedene Umstände erschwert werden. Der physische und psychische Zustand sowie Behinderungen der Informationsaufnahme erschweren die Orientierung in der neuen Umgebung. Eine Heimübersiedlung wird meistens lange nicht in Erwägung gezogen, weil sich ein Großteil der älteren Menschen mit dieser Lebensform nicht auseinandersetzt (Baumann u. a. 2002). In ländlichen Gebieten herrscht die Überzeugung vor, dass die Übersiedlung in ein Altenheim ein Versagen der Familie bedeute, weil Kinder ihre Eltern nicht „abschieben" dürften. Besonders belastend ist ein Umzug, wenn er überraschend kommt, nicht ausreichend vorbereitet werden konnte und wenn er gegen den Willen des alten Menschen geschieht.

In den Medien wird häufig ein sehr negatives Bild von Altenheimen gezeichnet. Das Personal würde die alten Menschen nicht richtig versorgen und Gewalt anwenden. Solche Bilder sind für das Einleben nicht hilfreich. Eine andere Erschwernis kann es sein, dass die heutigen alten Menschen ihre Erfahrungen mit Institutionen zu einem großen Teil während des Dritten Reiches gemacht haben. In dieser Zeit wurde gefordert, sich vollkommen unterzuordnen. Man befürchtet, im Altenheim einen Massenbetrieb mit Kasernenhofton und einer restriktiven Hausordnung anzutreffen, in dem Zuwiderhandlungen streng bestraft werden.

Auch die gelernten Bewältigungsstrategien der alten Menschen können das Einleben behindern. Es kann eine Einstellung vorherrschend sein wie: „Ich muss dankbar sein, dass ich versorgt werde. Ich muss mich anpassen, damit ich das Wohlwollen der Pflegenden nicht verliere." Andere können in ihrem Leben andere Strategien entwickelt haben, wie etwa: „Ich muss von Anfang an zeigen, wer das Sagen hat. Ich muss mich auf jeden Fall durchsetzen. Ich will sie dazu zwingen, meine Wünsche zu erfüllen." Diese Einstellung zeugt von der Angst, ein wehrloses Opfer zu werden.

Beiden Einstellungen kann man mit Einfühlendem Verstehen begegnen. Wenn die alten Menschen in den ersten Gesprächen erleben, dass man sich die Mühe macht, sie zu verstehen und ihre Gefühle zu respektieren, können sie ihre Ängste abbauen. Diejenigen, deren Strategie Anpassung ist, erleben, dass sie auch wertgeschätzt werden, wenn sie sich so geben, wie sie sind und Wünsche äußern. Die, deren Strategie der Machtkampf ist, sehen, dass sie auch ohne diesen respektiert werden. Die Zeit, die investiert wird, neu aufgenommenen Bewohnern zuzuhören, erleichtert nicht nur das Einleben für die Betroffenen, sondern auch den Umgang mit ihnen.

Bedürfnisse der neu aufgenommenen Menschen. Um die Aufnahme zu strukturieren, wird anhand der Bedürfnispyramide von Maslow (1999) beschrieben, welche Themen in den ersten Gesprächen behandelt werden sollten.

Physiologische Bedürfnisse. Inwieweit alte Menschen selbst in der Lage sind, ihre physiologischen Bedürfnisse zu befriedigen, hängt von ihrem Gesundheitszustand ab. Dies ist in einem Gespräch vor der Aufnahme oder am Aufnahmetag zu klären. Am Ende eines Aufnahmegespräches zu diesem Thema sollte der alte Mensch das Gefühl haben, dass für ihn gesorgt wird, wenn er es selbst nicht kann, und dass er auch bei Hilfsbedarf eigene Gestaltungsmöglichkeiten hat, indem seine Wünsche in einem bestimmten Rahmen berücksichtigt werden.

Dabei sollte auch über die speziellen Pflegevorgänge informiert werden. Beispiel: Wird er bei der Körperpflege unterstützt, so muss ihm erklärt werden, zu welchen Tageszeiten sie stattfindet und wie sie durchgeführt wird. „Wir helfen Ihnen jeden Tag beim Waschen. Das geschieht so und so (im Bett, am Waschbecken). Einmal in der Woche helfen wir Ihnen bei einem Bad (oder einer Dusche). Das geht so vor sich … ."

Sicherheitsbedürfnisse. Der Entschluss zur Übersiedlung in ein Altenheim wird häufig gefällt, wenn die Sicherheit in der eigenen Wohnung nicht mehr gewährleistet ist. Es ist eine wichtige Aufgabe der Altenpflege, vom ersten Tag an ein Gefühl der Sicherheit zu vermitteln. Das fängt damit an, dass eine Bezugsperson da ist, auf die sich der alte Mensch verlassen kann. Die betreuende Altenpflegerin erklärt ihm den Ablauf eines Tages, wer jeweils für ihn zuständig ist und wie er Hilfe erreichen kann. Wenn sie sich am Ende ihres Dienstes verabschiedet, macht sie ihn mit der betreuenden Altenpflegerin der nächsten Schicht bekannt und sagt, wann sie wiederkommt. Auch während einer Schicht ist es für die Orientierung des alten Menschen wichtig, wenn er weiß, wann seine Altenpflegerin wieder bei ihm erscheint.

Zugehörigkeit. Wenn ein alter Mensch nur von wenigen Altenpflegerinnen betreut wird, kann er am schnellsten eine Beziehung aufbauen und ein Gefühl der Zugehörigkeit entwickeln. Diese „Bezugspersonen" können ihn unterstützen, mit den anderen Mitgliedern des Teams und den Mitbewohnern bekannt zu werden. Nützlich ist eine Checkliste, bei der alle Personen, mit denen der alte Mensch in Kontakt kommen wird, aufgelistet werden und jeweils vermerkt wird, mit wem er schon bekannt gemacht worden ist. Die Kontaktaufnahme hängt von seinen Fähigkeiten zur Verarbeitung neuer Informationen und dem Bedürfnis nach Kontakten ab. Hilfreich ist, wenn Rituale entwickelt werden, wie ein neuer Bewohner vom Team und den anderen Bewohnern begrüßt wird.

Achtung und Wertschätzung. Wertschätzung kann auf vielfältige Weise vermittelt werden: durch Interesse an der Person des alten Menschen, Berücksichtigung seiner Bedürfnisse und seiner Wünsche, Geduld beim Zuhören und durch promptes Reagieren. Es kann mitgeteilt werden, wie auf Wünsche eingegangen werden kann, z. B.: „Wir legen zum Kaffeetrinken Musik auf. Gibt es ein Stück, das Sie besonders mögen?"

Wertschätzung bedeutet auch, sich auf die alten Menschen einzustellen. Diese haben in ihrer Kindheit gelernt, mit älteren Menschen anders umzugehen als mit gleichaltrigen. Sie sind nicht immer mit den Umgangsformen junger Leute vertraut. Damit alte Menschen sich respektiert fühlen, sind die für sie gebräuchlichen Höflichkeitsformen zu verwenden, z. B. „Guten Tag" statt „Hallo" oder „Hi".

Die ersten Gespräche. Es ist wünschenswert, wenn schon vor der Übersiedlung Gespräche geführt werden können, um Informationen zu geben und den alten Menschen kennen zu lernen. Nicht immer ist dies möglich. Am ersten Tag sind sehr viele Informationen einzuholen, um die Aufnahme zu regeln und die Pflege gestalten zu können. Der neue Bewohner kann sich leicht ausgefragt fühlen. Die Fragen beziehen sich auch auf eine andere Welt als die, die er kennt, deshalb kann es ihm auch manchmal schwer fallen zu antworten. Eine Hilfe zur Verständigung ist es, zu erklären, warum man diese Informationen braucht.

Um alte Menschen nicht zu überfordern, ist zu überlegen, welche Informationen sie am ersten Tag in einer Einrichtung benötigen. Es sollte nur über das informiert werden, was unbedingt für die nächsten Stunden wichtig ist, z.B. wann die nächste Mahlzeit stattfindet und welche sonstigen Ereignisse zu erwarten sind. Wichtig ist, dass sie wissen, an wen sie sich bei Fragen wenden können. Checklisten, in denen abgehakt werden kann, was ein alter Mensch kennen gelernt hat, stellen sicher, dass auch in den nächsten Tagen alle nötigen Informationen vermittelt werden.

Auf jeden Fall sollten die Altenpflegerinnen neu aufgenommenen Bewohnern auch Gelegenheit geben, über sich selbst zu erzählen. Das kann geschehen, indem man aufmerksam zuhört und damit Interesse an ihren Mitteilungen zeigt. Wenn alte Menschen selbst keine Anknüpfungspunkte bieten, kann man ein Gesprächsangebot machen, z.B. danach fragen, was sie in der letzten Zeit gern gemacht haben oder was ihnen Freude macht. Wenn ein alter Mensch von den Anstrengungen des Tages erschöpft ist, ist es besser, ihm Ruhe zu gönnen.

Spätestens beim Verabschieden am Abend sollte er Gelegenheit haben, über die Erlebnisse des Tages zu sprechen. Solche Gespräche können beginnen mit: „Das war für Sie ein anstrengender Tag." Oder: „Es war sicher nicht leicht für Sie heute." Durch das Verständnis soll dem alten Menschen vermittelt werden, dass auch seine Trauer akzeptiert wird. Am Ende sollte der Hinweis auf die Betreuung stehen. „Ab jetzt ist der Nachtdienst für Sie zuständig. Sie können klingeln, wenn Sie Probleme haben. Im Frühdienst wird sich Schwester X um Sie kümmern, und im Spätdienst bin ich wieder für Sie da." Ein neuer Bewohner sollte am Ende des Tages das Gefühl haben, dass seine Betreuung sichergestellt ist.

79 **Aufgabe:** Überlegen Sie, welche Informationen ein neu aufgenommener Bewohner am ersten Tag auf jeden Fall braucht und wie sie ihm im Laufe des Tages vermittelt werden können.

80 **Aufgabe:** Stellen Sie schriftliche Informationen über einen Wohnbereich oder eine Pflegestation für neu aufgenommene Bewohner zusammen. Achten Sie auf eine übersichtliche Darstellung, auf eine große Schrift und auf Anschaulichkeit, z.B. können Fotos der Mitarbeiter es den alten Menschen erleichtern, diese kennen zu lernen. Gestalten Sie diese Informationen ansprechend.

9.3 Biografiearbeit

Bei der *Biografiearbeit* geht es um das Interesse an den Lebenserfahrungen der betreuten alten Menschen. Durch Biografiearbeit können alte Menschen angeregt werden, über Erlebtes nachzudenken und darüber zu erzählen. Dadurch kann ein Zugang zu alten Menschen geschaffen werden (Blimlinger u. a. 1996, Gereben/Kopinitsch-Berger 1998).

Das Erzählen über das eigene Leben fördert das Selbstwertgefühl und die Selbstachtung auf verschiedene Weise (Ernst 2002):

- Wir sind das, was wir über uns selbst erzählen. Erst durch das Erzählen bekommt das eigene Leben einen Zusammenhang. Die Darstellung des Erlebten hilft, die Frage „Wer bin ich?" zu beantworten. Das eigene Leben wird in das Bewusstsein gehoben.
- Das Benennen von Problemen und das Mitteilen kann zu einer emotionalen Entlastung führen.
- Das Leben kann neu geordnet, ein Zusammenhang kann hergestellt werden. Die Einstellung zum eigenen Leben kann durch das Erzählen verändert werden.
- Das Interesse eines anderen am eigenen Leben vermittelt ein Gefühl der Zugehörigkeit.

Nicht nur die Erzähler haben einen Nutzen von der Biografiearbeit, sie hilft auch den Zuhörern:

- Die Altenpflegerinnen bekommen durch die Biografiearbeit einen besseren Zugang zu den betreuten alten Menschen. Unverständliche Verhaltensweisen oder Widerstände werden verständlicher.
- Durch das Vertrauen, das der alte Mensch mit dem Erzählen entgegenbringt, wird die Beziehung intensiviert.
- Die Pflegenden bekommen einen Einblick in andere Welten. Sie können ihre eigene Zeit als eine Episode in der Geschichte begreifen und damit relativieren. Veränderungen wie etwa die der ökonomischen Bedingungen oder des Wertewandels werden konkret und anschaulich.

Biografiearbeit führt zu mehr Aktivität der alten Menschen und macht den Alltag abwechslungsreicher.

Die Sicht auf das eigene Leben. Nicht die Tatsachen selbst, sondern wie wir sie erleben und bewerten, bestimmen die Sicht auf uns selbst. Eine Lebensgeschichte kann als beengend, lähmend und zerstörend dargestellt werden. Es können aber auch die guten Erfahrungen in den Vordergrund gestellt werden. In einer skandinavischen Untersuchung (Ruth/Oberg nach Ernst 2002) wurden alte Menschen nach ihren Lebenswegen befragt. Die Forscher ordneten die Erzählenden in fünf Kategorien. Sie wurden wie folgt bezeichnet:

- ständige Verlierer,
- Kämpfer,
- sich aufopfernde Altruisten,
- Aufsteiger oder Karrieristen,
- Glückskinder.

Für die Altenpflegerinnen ist der Umgang mit denen schwierig, die sich als Opfer darstellen und andere anklagen. Ob sich jemand auf der Verliererseite sieht, hängt davon ab, welche Ursachen er für sein Schicksal annimmt. Ist er derjenige, der die Umwelt kontrollieren kann, oder ist er ein Spielball des Schicksals? Die Pflegenden können durch geeignete Fragen Erinnerungen auf positive Ereignisse und Erfolge lenken. „Was hat Ihnen am meisten Spaß gemacht?" „Was konnten Sie besonders gut?" Damit wird auch das in Erinnerung gerufen, was zu einer aktiven Bewältigung des Lebens beitrug.

Biografiearbeit im Pflegealltag. Es gibt vielfältige Anlässe, betreuten alten Menschen Gelegenheit zu bieten, über ihr Leben zu berichten. Anknüpfungspunkte sind Fotografien oder Erinnerungsstücke, nach deren Bedeutung gefragt werden kann. Feste, Ereignisse, die zu bestimmten Zeitpunkten stattfinden wie Einschulung, Erstkommunion, Konfirmation, Schulentlassung oder Hochzeiten bieten Gelegenheit zu fragen: „Wie war das damals bei Ihnen?" Es gibt täglich Anlässe und Hinweise, die zu Fragen nach der Vergangenheit führen können. „Wie haben Sie das damals gemacht?" „Wie hat man damals darüber gedacht?" „Was war damals wichtig?" Die Altenpflegerinnen brauchen in der Regel nur kleine Anstöße zu geben und aufmerksam zuzuhören. Interesse und Verständnis ermutigen die betreuten alten Menschen, über sich zu reden.

Bei manchen Bewohnern wird sehr viel Geduld erforderlich sein, besonders bei denen, die innerhalb ihrer Familie gelebt und nur mit

Menschen Kontakt gehabt haben, die sie schon lange kannten. Sie sind es nicht gewohnt, mit fremden Leuten zu sprechen. Manche glauben auch, es sei nicht erzählenswert, was sie erlebt haben. Oder es sei peinlich, und es wäre besser, nichts zu berichten. Sie befürchten auch, bewertet zu werden. Bei solchen Menschen ist es besonders wichtig, durch aufmerksames Zuhören Interesse zu vermitteln und nach Dingen zu fragen, die eine positive emotionale Bedeutung haben.

Bei jedem Menschen gibt es Themen, über die er aus den verschiedensten Gründen nicht sprechen will. Solche Tabuthemen lösen Angst aus und behindern den Kontakt. Alte Menschen fühlen sich sicherer und werden damit eher zum Erzählen bereit sein, wenn sie nicht durch Fragen bedrängt werden und wenn sie wissen, dass ihre Grenzen respektiert werden.

Um ein Gespräch in Gang zu setzen, können vorher Fragen überlegt werden. Zum Thema „Spiele in der Kindheit" können folgende Fragen formuliert werden:

- Welche Spiele haben Sie gespielt?
- Mit wem haben Sie gespielt?
- Wann war Zeit zum Spielen?
- Was haben die Jungen, was die Mädchen gespielt?
- Welche Spielsachen hatten Sie?
- Hätten Sie gerne etwas anderes gespielt, was aber nicht möglich war?

Solche Fragen können Anregungen sein, damit ein Gespräch in Gang kommt. Durch aufmerksames Zuhören wächst das Interesse, und es entwickeln sich von selbst weitere Fragen.

Biografiearbeit in Gruppen. Wird die Biografiearbeit in Gruppen durchgeführt, hilft sie, das gegenseitige Verständnis zwischen den Bewohnern zu fördern und ein Gefühl der Zusammengehörigkeit zu entwickeln. Für die geplante Gruppenarbeit können zu den jeweiligen Themen Gegenstände oder Fotos mitgebracht werden, es kann die passende Musik ausgesucht, oder es können gemeinsam Lieder gesungen werden. Es ist hilfreich, sich Gesprächsleitfäden zusammenzustellen. Auch hier gilt es, die Themen der Teilnehmer aufzugreifen und weiterzuführen, z. B. kann man nach einem Beitrag fragen, ob andere das auch so erlebt haben oder andere Erfahrungen gemacht haben. Durch das gemeinsame Erinnern können auch unter den alten Menschen Kontakte intensiviert werden.

81 **Aufgabe:** Erzählen Sie über das Leben eines alten Menschen, den Sie kennen.

82 **Aufgabe:** Überlegen Sie, was Sie bei folgenden Themen interessieren würde, welche Fragen Sie stellen könnten:
- Berufswahl und Ausbildung,
- Heirat und Haushaltsgründung.

83 **Paarübung:** Ein Teilnehmer stellt Fragen zur Biografie, der andere erzählt aus seinem Leben. Der Fragesteller hört aufmerksam zu.

9.4 Umgang mit dementen alten Menschen

In diesem Abschnitt sollen psychologische Aspekte der Demenz behandelt werden. Sie zeichnet sich vor allem durch den Abbau des Gedächtnisses aus. Das führt zu einigen Verhaltensauffälligkeiten, die für die Kommunikation bedeutsam sind. Zwar verlaufen Demenzen je nach Ursache unterschiedlich, doch für die Kommunikation mit dementen alten Menschen spielt dies keine Rolle. Deshalb wird hier nur von Demenz gesprochen.

Zwei Drittel der alten Menschen, die in Pflegeheimen oder auf Pflegestationen betreut werden, befinden sich in einem fortgeschrittenen Stadium der Demenz (Jakob u. a. 2002). Betrachtet man die Gesamtheit der alten Menschen in Einrichtungen der Altenpflege, so ist fast die Hälfte dement.

Eine Demenz liegt vor, wenn das Kurz- und Langzeitgedächtnis beeinträchtigt sind, d. h. wenn neue Informationen nicht mehr gelernt werden können oder Gelerntes nicht mehr abgerufen werden kann und wenn mindestens eine der folgenden Störungen auftritt (Diagnostisches und Statistisches Manual Psychischer Störungen, DSM-IV, 1996):

- Aphasie (Störung der Sprache),
- Apraxie (Beeinträchtigung der Ausführung motorischer Aktivitäten trotz intakter Motorik),
- Agnosie (Gegenstände können trotz intakter sensorischer Funktionen nicht wiedererkannt werden),

- Störung der Exekutivfunktionen (es kommt zu Störungen beim Planen, Organisieren, Einhalten der Reihenfolge und beim Abstrahieren).

Buijssen (1997) schlägt vor, sich das Langzeitgedächtnis wie eine Reihe von Tagebüchern vorzustellen, für jedes Lebensjahr gibt es einen Band. Nach Ausbruch der Demenz werden keine neuen Tagebücher mehr angelegt, die Ereignisse dieser Jahre können nicht mehr abgerufen werden. Dann lösen sich auch die geschriebenen Tagebücher auf, die letzten Jahre zuerst, dann immer weiter zu den frühen Jahren des Lebens fortschreitend. In der letzten Phase verfügt der demente alte Mensch nur noch über die Tagebücher der ersten fünf Jahre, und schließlich verschwinden auch diese noch.

Verlauf der Demenz. Die Demenz ist durch einen fortlaufenden Abbau gekennzeichnet. Im *frühen Stadium* sind es vor allem die sprachlichen Veränderungen, die auffallen. Die alten Menschen haben Wortfindungsstörungen, sie haben Schwierigkeiten, Ideen und Vorstellungen zu entwickeln und verlieren in ihren Geschichten den roten Faden. Sie verstehen nicht immer, was der Gesprächspartner sagt. Die indirekte Rede bereitet Schwierigkeiten, manches, was bildhaft oder ironisch gemeint war, wird wörtlich verstanden. Das auffallendste Merkmal ist jedoch die Vergesslichkeit.

In diesem frühen Stadium nehmen die alten Menschen ihre Defizite wahr. Das ist ihnen sehr unangenehm, und sie versuchen, ihre Fehler zu vertuschen. Sie gebrauchen Ausreden. Wenn sie etwas nicht wiederfinden, beschuldigen sie andere, es weggenommen zu haben. Oder es wird eine – manchmal absurde – Erklärung gefunden. Dies nennt man *Konfabulation*.

> So antwortete ein alter Mann, der ohne seinen Mantel nach Hause gekommen war, auf die Frage, wo er ihn gelassen haben könnte, prompt: „Ich bin ohne Mantel weggegangen, ich habe ihn in den Werkzeugschrank gelegt." Dort war er nicht, er hatte ihn unterwegs verloren.

Im *mittleren Stadium* häufen sich die Erinnerungslücken. Trotzdem kann versucht werden, mit anderen zu kommunizieren. Im folgenden Beispiel wird deutlich, wie die sprachlichen Probleme überspielt und Fassaden aufrechterhalten werden (Schütze u. a. 1999, 139–140):

Frau Gärtner ist 95 Jahre alt und lebt in einem Altenheim. Sie kann sich an die Mehrzahl der Ereignisse ihres Lebens nicht mehr erinnern. Sie weiß kaum noch etwas von ihrem Mann, auch nicht, wann und wie sie sich kennen gelernt haben. Auf Fragen nach Besuchen in den letzten vier Wochen nennt sie erst ihren Schwiegersohn und dann ihre Tochter, deren Namen sie auch nicht gleich parat hat. Wenn sie keine Antwort weiß, antwortet sie mit Floskeln wie „Das ist schwer zu sagen" oder „Wie soll ich das sagen?" Auf die Frage, was das Schwierigste in ihrem Leben war, antwortet sie mit „Teils, teils".

Im weiteren Verlauf der Demenz werden Sätze oder Wörter immer wieder wiederholt. Wenn eine Geschichte einmal begonnen wurde, kann sie endlos wiederholt werden. Es kann kaum noch etwas Neues eingeprägt werden. Was die Altenpflegerinnen eben gesagt haben, ist sofort wieder vergessen. Es wird unmöglich, Verabredungen zu treffen. In diesem Stadium geht der Bezug zur Umwelt Schritt für Schritt verloren. Die dementen alten Menschen leben immer mehr in ihren Erinnerungen und beschäftigen sich mit sich selbst. Es kann zu heftigen Gefühlsausbrüchen kommen.

Wörter können nicht mehr den Gegenständen zugeordnet werden, obwohl die Sehfähigkeit noch vorhanden ist, es kommt zur *Agnosie*. Auch kann manchmal die Bedeutung eines Wortes nicht erfasst werden, z. B. dass „Hallo" als Gruß gemeint ist.

Komplexere *Bewegungsabläufe* gelingen nicht mehr. Die alten Menschen können sich nicht mehr wie üblich anziehen, es wird etwa die Schlafanzugjacke unter das Hemd gezogen. Auch Abläufe, wie sich waschen, können nicht mehr selbstständig durchgeführt werden.

Die *räumliche Orientierung* lässt nach. Sie erkennen die Stadt, in der sie leben, nicht wieder. Im Altenheim wissen sie nicht, wo ihr Zimmer ist, oder sie erkennen es nicht als ihren Raum.

Frau Hartmann steht vor ihrem Zimmer, liest ihren Namen auf dem Türschild und sagt: „Das bin ja ich. Dann müsste das also mein Zimmer sein." Sie ist irritiert, weil sie keinerlei Erinnerungen damit verknüpfen kann.

Schließlich werden Familienangehörige nicht mehr erkannt. Dafür werden Personen aus der Vergangenheit wieder lebendig, wie etwa die verstorbenen Eltern. Die dementen alten Menschen werden *zeitlich desorientiert*. Sie verlieren auch ihr *Körpergefühl*. Sie werden inkontinent. Es kommt vor, dass sie ihren Kot überallhin schmieren.

Im *Endstadium* geht die Sprache endgültig verloren. Auch die Kontrolle über den Körper verschwindet. In dieser Phase können die alten Menschen nicht mehr gehen, sich nicht mehr selbstständig aufrichten und keine gezielten Bewegungen mehr ausführen. Ihr Körper scheint ihnen fremd geworden zu sein. Zuletzt verschwindet das Lächeln. Sie scheinen auf niemanden, auch nicht mehr auf die Angehörigen, zu reagieren. Sie dösen die meiste Zeit reglos vor sich hin. Die meisten alten Menschen sterben, bevor der Abbau dieses Stadium erreicht hat.

Verhaltensauffälligkeiten. Im Laufe der Entwicklung der Demenz kommt es zu Begleitsymptomen, die den Umgang manchmal schwer machen (Eberhardt/Plattner 1999).

Besonders problematisch für die Pflegenden ist das *aggressive Verhalten*. Je weniger alte Menschen sich selbst versorgen können, desto eher kann es vorkommen, dass sie handgreiflich werden. Besonders häufig verhalten sich Männer so, wenn sie gewaschen oder gebadet werden sollen oder wenn sie unvorhergesehen berührt werden. Frauen wehren sich eher durch Schreien oder Fluchen. Manchmal sind Angehörige entsetzt, weil die Mutter, die nie ein unanständiges Wort in den Mund genommen hat, sie jetzt mit den unflätigsten Ausdrücken beschimpft.

Ein weiteres Begleitsymptom ist das *depressive Verhalten*. Einige der dementen alten Menschen ziehen sich zurück und werden passiv, sie verlieren jegliches Interesse an ihrer Umwelt. Zu Konflikten mit den Pflegenden kommt es vor allem dann, wenn die alten Menschen Nahrung, Medikamente oder Körperpflege verweigern.

Manche demente alte Menschen fallen durch ständiges *lautes Rufen* oder *Schreien* auf. Problematisch ist auch der Drang zum *Davonlaufen*. Bewohnerinnen wollen „nach Hause", um etwa das Vieh zu füttern oder das Essen für den Vater zu kochen. Das Davonlaufen ist nicht nur im Altenheim ein Problem. Es kann auch vorkommen, dass demente alte Menschen ihre eigene Wohnung nicht mehr erkennen und zu ihren Eltern aufbrechen wollen. Manche fallen durch ständiges *Umherlaufen*, *Unruhe* oder *Nachlaufen* auf.

Es werden auch *Halluzinationen* entwickelt, d.h. es wird etwas wahrgenommen, das nicht vorhanden ist. So kann es vorkommen, dass dunkle, bedrohliche Gestalten gesehen oder Stimmen gehört werden, die beunruhigen oder quälen.

Ziele bei der Pflege dementer alter Menschen. Die Aufgabe der Pflegenden ist es, während des fortlaufenden Abbaus die Anforderungen so anzupassen, dass weder Überforderungen noch Unterforderungen auftreten. Demente alte Menschen müssen eine Vielzahl von Verlusten emotional bewältigen. Es ist schmerzlich, die Selbstständigkeit aufzugeben, die Mobilität zu verlieren und sich in der Welt nicht mehr zurechtzufinden. Sie brauchen viel Verständnis und Unterstützung, um diesen Abbau zu verkraften und sich sicher zu fühlen.

Bei der Pflege dementer alter Menschen kommt es häufig zu Zielkonflikten. Das gilt nicht nur für professionelle Altenpflegerinnen, sondern auch für Angehörige. Ein Konflikt entsteht, wenn entschieden werden muss, ob die Freiheit des alten Menschen oder seine Sicherheit Vorrang haben soll. Bei Verweigerung der Pflege ist zu entscheiden, ob der Wille des alten Menschen respektiert werden soll oder ob vorrangig Mangelzustände vermieden werden sollen. Jeder Pflegende muss klären, inwieweit der betreute alte Mensch Verantwortung für sich übernehmen kann, und wo geführt und gelenkt werden muss. Dabei muss sich jede Pflegeperson klarmachen, dass sie für einen anderen entscheidet, und sich Rechenschaft darüber ablegen, ob dies im Sinne des Betroffenen geschieht.

Die alltägliche Kommunikation. Das Verarbeiten von neuen Informationen ist bei dementen alten Menschen sehr eingeschränkt. Um diese Einschränkungen zu berücksichtigen, werden folgende Vorschläge gemacht (Buijssen 1997):

- Zunächst ist es wichtig, sich dem alten Menschen vollständig zuzuwenden und Blickkontakt herzustellen. Wenn man ihn von hinten anredet, kann ein dementer Mensch erschrecken und sich aus Angst wehren. Hintergrundgeräusche, z. B. Radio, sind abzustellen, Türen zu schließen. Es ist auch ungünstig, etwa während der Körperpflege wichtige Mitteilungen zu machen oder Fragen zu stellen, denn auf zwei Vorgänge gleichzeitig können sich demente alte Menschen nicht konzentrieren.

- Demente alte Menschen können besser verstehen, was zu ihnen gesagt wird, wenn kurze Sätze gebildet werden und jeder Satz nur eine Mitteilung enthält. Es sollten auch Fragen vermieden werden, bei denen demente Menschen zwischen mehreren Dingen auswählen müssen, wie etwa: „Möchten Sie heute Nachmittag im Zimmer bleiben oder zum Spielenachmittag gehen?" Es ist günstig, Fragen so zu formulieren, dass mit „ja" oder „nein" geantwortet werden kann: „Möchten Sie zum Spielenachmittag gehen?"

- Auch wenn ein alter Mensch geantwortet hat, ist es notwendig, sich zu vergewissern, ob er es tatsächlich verstanden hat. Manchmal ist etwas verstanden worden, aber er ist nicht in der Lage, es auszuführen, weil er ein Detail vergessen hat. Dann kann es nützlich sein, den Vorgang vorzumachen oder zusätzliche Informationen zu geben.
- Bei Ausdrucksschwierigkeiten kann Unterstützung geboten werden. Wichtig ist es, Spannungen zu vermeiden. „Es macht nichts, es wird Ihnen gleich wieder einfallen." Wenn alte Menschen trotz aller Bemühungen nicht verstanden werden, hilft es, dies zu sagen: „Ich gebe mir Mühe, aber es gelingt mir nicht, Sie zu verstehen. Wir versuchen es später noch mal." Meistens sind sie damit zufrieden.
- Es ist wenig sinnvoll, Fragen zu stellen, die mit „Warum" beginnen. Demente alte Menschen sind nicht mehr in der Lage, Ursachen und Wirkungen zusammenzufügen und ihre Gedankengänge zu ordnen.
- Streitgespräche sollten auf jeden Fall vermieden werden. Es ist darauf zu achten, dass Wörter wie „trotzdem" nicht benutzt werden. Demente alte Mensch können ihre Gedanken nicht mehr so ordnen, dass sie auf Widerspruch angemessen reagieren können und werden ungehalten. Wenn Kritik geäußert werden soll, ist es besser, „Ich-Botschaften" zu formulieren.
- Weil alte Menschen manchmal nicht verstehen, was mit ihnen geschieht, sind Handlungen mit Worten zu begleiten. „Darf ich Sie jetzt ins Badezimmer bringen? Darf ich Ihnen beim Ausziehen helfen?" Wenn sie auf diese Art vorbereitet werden, werden sie sich weniger wehren.
- Da das Einspeichern in das Langzeitgedächtnis nicht mehr gelingt, kann häufig nicht mehr nach kurz zurückliegenden Dingen gefragt werden. Wenn ein Gesprächsthema gesucht wird, ist es günstiger, nach der Vergangenheit zu fragen.
- Zuneigung und Wertschätzung können auch nonverbal vermittelt werden. Ein Lächeln wird verstanden. Den meisten alten Menschen gefällt es, wenn sie am Arm berührt oder untergehakt werden, auch eine Berührung der Schulter wird als angenehm empfunden. Es ist jedoch Vorsicht geboten, besonders Männer mögen Berührungen nicht.

Auch wenn die Aufnahme von Informationen sehr eingeschränkt ist, werden Gedichte, Musik und Lieder genossen. Ein Gedicht kann immer vorgetragen werden, es gibt im Alltag viele Gelegenheiten dazu.

Es ist ratsam, einige auswendig zu können und eine Sammlung anzulegen. Kinderreime und Kinderlieder bleiben lange im Gedächtnis und können von den alten Menschen mitgesprochen oder mitgesungen werden. Es ist manchmal erstaunlich, wie demente alte Menschen bei Musik aufblühen.

> *In einem Haus für Kurzzeitpflege hat Schwester Elfriede eine Sammlung mit Volksliedern, Walzern, alten Schlagern, gängigen Stücken aus der klassischen Musik und Marschmusik zusammengestellt. Zum Kaffeetrinken, Abendessen oder bei Spielen wird Musik aufgelegt. Es kommt vor, dass eine Bewohnerin spontan zu singen anfängt. Wenn andere einfallen, wird ein Singkreis zusammengestellt. Ein dementer Bewohner, der sehr passiv war und wenig auf Gespräche einging, forderte während einer Tanzmusik Schwester Elfriede zum Tanz auf und erwies sich als außerordentlich guter Tänzer. Ein Bewohner fing an zu dirigieren und begeisterte damit die anderen Bewohner, die sich sonst nur mit ihm stritten.*

Demente alte Menschen verstehen. Häufig ist es sehr schwer nachzuvollziehen, warum demente Menschen etwas tun. Das ist vor allem dann der Fall, wenn es sich um ungewöhnliches Verhalten handelt. Für den Umgang damit ist es nützlich, nach den Ursachen zu suchen. Durch Kenntnisse der Biografie kann manchmal eine Erklärung auch für bizarres Verhalten gefunden werden.

> *Ein Bewohner stieg hin und wieder auf den Tisch und fuchtelte mit den Armen. Das sah bedrohlich aus. Wenn man jedoch weiß, dass der Bewohner früher Anstreicher war und auf diese Art Zimmerdecken weißte, lässt sich sein Verhalten leicht erklären (Lind 2001).*

Ein häufiges Problem ist es, dass alte Menschen sich nicht waschen oder baden lassen wollen.

> *Frau Hansmann sträubte sich dagegen, überhaupt das Badezimmer zu betreten. Die Altenpflegerin hörte von den Angehörigen, dass Frau Hansmann ihren Mann tot in der Badewanne gefunden hatte. Damit sind ihre Widerstände zu erklären. Die Pflege kann erleichtert werden, wenn Frau Hansmann in ihrem Zimmer gewaschen wird.*

> *Frau Siebert wehrte sich mit aller Macht, gewaschen zu werden. Die Befragung der Angehörigen ergab, dass Frau Siebert einmal verge-*

waltigt worden war. Wenn jemand sie auszieht, wird diese Situation wieder lebendig. Hier hilft es nur, wenn vor der Aktion beruhigt wird, wenn das Waschen angekündigt wird und vor allem, wenn auf Widerstände Rücksicht genommen wird.

Nicht immer können solche Zusammenhänge hergestellt werden. Dann kann man Vermutungen, *Hypothesen*, über Ursachen eines bestimmten Verhaltens formulieren. Dabei ist es sinnvoll, möglichst viele unterschiedliche Hypothesen zu bilden.

Ein Bewohner irrt unruhig umher. Verschiedene Hypothesen sind möglich (Schützendorf 1999):

- Er könnte Schmerzen haben.
- Er könnte Stuhl- oder Harndrang haben.
- Er findet sich nicht zurecht. Er möchte „nach Hause".
- Er ängstigt sich vor etwas.
- Er baut eine innere Unruhe ab.

Um herauszufinden, welche der Hypothesen die richtige ist, ist viel Beobachtung nötig. Man kann den alten Menschen versuchsweise zur Toilette führen oder ihn nach Schmerzen fragen. Tritt das Verhalten nach bestimmten Ereignissen auf? Gibt es Auslöser dafür? Tritt das Umherirren regelmäßig auf? Dann könnte die Ursache in seinen früheren Aktivitäten zu finden sein. Wenn ein alter Mensch nicht mehr selbst Auskunft geben kann, können Angehörige gefragt werden. Um Regelmäßigkeiten oder Auslöser herauszufinden, ist es sinnvoll, Beobachtungsbogen anzulegen, auf denen die Uhrzeit, die Situation, in der das Verhalten auftritt, Dauer, Beendigung und Verhalten der Pflegenden eingetragen werden.

Nicht immer ist es möglich, die Ursachen für ein Problemverhalten zu finden. Genaue Beobachtungen können trotzdem weiterhelfen.

Herr Gerhardt wehrte sich beim Waschen am Waschbecken. Es waren zwei Altenpflegerinnen nötig, um die Prozedur durchzuführen. Ein dritter Beobachter stellte fest, dass Herr Gerhardt sich immer dann wehrte, wenn er an das Waschbecken herangebracht wurde. Warum das Waschbecken solche Abwehr auslöste, konnte nicht erklärt werden. Um eine Lösung zu finden, war dies auch nicht nötig. Es wurde beobachtet, dass Herr Gerhardt sich am Tisch in seinem Zimmer sicher fühlte. Zum Waschen wurde daher eine

Waschschüssel auf den Tisch gestellt. Herr Gerhardt ließ sich dort widerstandslos waschen.

Zwar ist die Prozedur etwas umständlicher, es wurde aber trotzdem viel Zeit gespart, weil nicht mehr zwei Pflegekräfte nötig waren. Herr Gerhardt und die Altenpflegerinnen fühlten sich mit dieser Lösung viel wohler (Schützendorf 1999).

Die genaue Beobachtung, Fallbesprechungen, in denen Erfahrungen zusammengetragen werden, das Erarbeiten kreativer Lösungen erleichtern die Pflege dementer alter Menschen. Um die Erfahrungen zu nutzen, muss sorgfältig dokumentiert werden, welche Gewohnheiten, welche Kapazitäten, welche Vorlieben und welche Abneigungen ein dementer alter Mensch hat. Dazu können Kategorien gebildet werden, z. B.:

- Was macht er/sie gerne?
- Worüber regt er/sie sich auf?
- Womit lässt er/sie sich beruhigen?
- Womit ist er/sie überfordert?
- Wann reagiert er/sie mit aggressivem Verhalten?

Validation. In den letzten Jahren gab es Entwicklungen, bei denen mehr die emotionalen Bedürfnisse Demenzkranker in den Vordergrund gestellt wurden (Elfner 2008). In Deutschland ist vor allem Feil (2002, 2004) bekannt geworden, deren Methode der Validation die emotionalen Bedürfnisse dementer alter Menschen anspricht. Die Pflegenden folgen in die Welt der alten Menschen, versuchen, deren Wahrnehmungen und deren Gedankengänge zu verstehen und die Gefühle herauszuarbeiten und zu akzeptieren. Die dementen alten Menschen erhalten Gelegenheit, ihre durch den Gedächtnisabbau verwirrten Gedanken zu ordnen, ihr Erleben zu klären und zu einem Abschluss zu kommen. Feil macht dazu drei Annahmen:

- Schmerzliche Gefühle, die irgendwann im Leben durch traumatische Erlebnisse ausgelöst wurden und nicht verarbeitet werden konnten, gären weiter, auch wenn sie nicht im Bewusstsein präsent sind. Demente Menschen können solche Erinnerungen nicht mehr unterdrücken und sind ihnen ausgeliefert.
- Wenn Entwicklungsaufgaben nicht bewältigt wurden, kann dies zu psychischen Problemen führen. Am Ende des Lebens entsteht

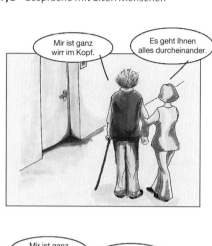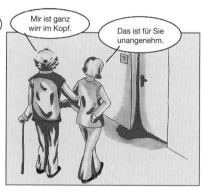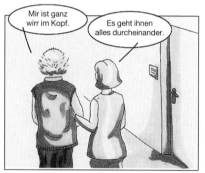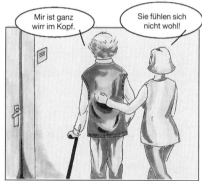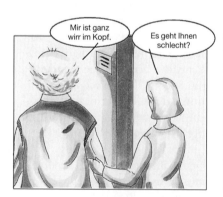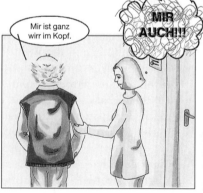

Abb. 17: Einfühlendes Verstehen

das Bedürfnis zur Aufarbeitung. Alte Menschen möchten ihr Leben klären, um in Ruhe sterben zu können.

- Fühlen sich demente alte Menschen akzeptiert und verstanden, erleichtert dies ihre emotionale Last. Sie können ihre Gefühle verarbeiten.

Für die Methoden der Validation gibt es spezielle Fortbildungsveranstaltungen. Hier werden einige Empfehlungen beschrieben, die auch ohne besondere Ausbildung angewandt werden können.

Mit eindeutigen, nicht wertenden Wörtern Vertrauen aufbauen. Es werden Wörter verwendet, die eine Tatsache beschreiben. Es ist günstig, die Fragewörter „wer", „was", „wo", „wann" und „wie" zu verwenden, nie jedoch „warum".

Wiederholen. Es ist der Sinn des Gesagten herauszuarbeiten und mit eigenen Worten wiederzugeben. Dabei sollten Schlüsselwörter, Wörter, die für den alten Menschen sehr wichtig sind, verwendet werden. Durch das Paraphrasieren fühlt sich der alte Mensch verstanden.

Polarität – Fragen nach einer extremen Situation oder einem heftigen Gefühl. „Wann ist es am schlimmsten?" oder „Wie sehr tut es weh?" können solche Fragen sein. Die Betroffenen können so über ihre Beschwerden reden und sie damit besser verarbeiten. Sie können auf diese Weise auch Ärger und Enttäuschungen abbauen.

Anregen, sich das Gegenteil vorzustellen. Wenn eine Bewohnerin berichtet, dass immer ein Mann in ihr Zimmer kommt, kann gefragt werden, ob es auch Zeiten gibt, in denen er nicht kommt. Sie kann sich mit den Umständen befassen, unter denen das schlimme Ereignis nicht eintritt.

Erinnerungen aktivieren. Demente alte Menschen können keine neuen Strategien zur Bewältigung ihrer Probleme lernen, aber sie können auf alte zurückgreifen. Man kann danach fragen, wie sie früher gehandelt haben. „War es immer so?" „Was haben Sie damals gemacht?" So können früher bewährte Methoden wieder aktiviert werden.

Mehrdeutigkeit klären. Wenn Wörter nicht verstanden werden, kann man „er", „sie", „es" oder „etwas" bzw. „jemand" einsetzen. Beispiele: „Diese Katagänge tun furchtbar weh." „Wo tun *sie* weh?" „Ich drodle mit den Wumsern." „War *es* lustig?"

Auf Emotionen reagieren. Das Einfühlende Verstehen kann auch bei dementen alten Menschen angewandt werden. Eine Bewohnerin will aus dem Altenheim weg. „Meine Mutter braucht mich!" Einfühlende Antworten könnten lauten: „Sie sind sehr besorgt um Ihre Mutter." „Sie lieben Ihre Mutter sehr."

Zur Veranschaulichung der Validation wird ein Gespräch (Feil 2002, 78–79) wiedergegeben:

> *Frau Mint, 93 Jahre, geht im Badezimmer des Pflegeheimes ängstlich auf und ab. Schwester Angela ist bei ihr.*
>
> *Frau Mint (Tränen strömen über ihre Wangen.):* Fetzlet, Fetzlet. *(Sie schaut unter das Klo, das Waschbecken, den Schrank.)*
> *Schwester A.:* Sie sind weg? Sie können sie nicht finden?
> *Frau Mint:* Alle sind weg. Ich habe es gefudet, und es ist gefitzt. *(Das Weinen wird heftiger.)*
> *Schwester A. (berührt Frau Mint sanft am Nacken):* Sie vermissen es so sehr.
>
> *Frau Mint stellt die Bewegungen ein und schaut Schwester Angela traurig an. Schwester A. hält den Blick fest, legt den Arm um Frau Mint, streicht ihr über Nacken und Schultern und beginnt ein Kirchenlied zu singen. Frau Mint singt das ganze Lied mit. Sie weint, hört dann zu weinen auf, lächelt Schwester Angela an und streicht ihr über das Haar: Was für ein nettes Mädchen!*

Integrative Validation. Als eine weitere Möglichkeit, Verständnis zu zeigen, empfiehlt Richard (1994), Aussagen mit Redewendungen, Sprichwörtern, Volksweisheiten oder Moralvorstellungen zu verknüpfen, sie in Altbekanntes zu integrieren. Sie nennt dies *Integrative Validation*. Um dementen alten Menschen Sicherheit zu geben, werden ihre Aussagen in einen Zusammenhang gestellt, in vorhandene Kenntnisse und Erfahrungen eingebunden. Auf eine Aussage wie „Ich will nach Hause zu meiner Mutter" könnte mit folgenden Redewendungen geantwortet werden:

- Daheim ist daheim.
- Zuhause ist es immer noch am schönsten.
- Mutter ist die Beste.

Wenn eine Bewohnerin „nach Hause" gehen will, um Essen zu kochen, kann auf früh gelernte Tugenden zurückgegriffen werden:

- Sie wollen Ihre Pflicht tun.
- Eine Frau sorgt sich immer um ihre Familie.
- Erst kommt die Arbeit, dann das Vergnügen.

> *Herr Kormann steht nachts auf und möchte zur Arbeit gehen. Die Nachtwache sagt zu ihm: „Ja, ja, die Pflicht geht bei Ihnen vor. Ich seh' grade, Sie haben noch ein halbes Stündchen Zeit, da können Sie sich noch etwas ausruhen." Herr Kormann lässt sich widerspruchslos zu seinem Bett führen und legt sich hin (Wilz u. a. 2001).*

Wann kann im Pflegealltag validiert werden? Das kann immer geschehen, bei jedem Gespräch, auch im Vorübergehen. Bei Zuständen, die für demente alte Menschen unangenehm sind, bei Unruhe, Klagen, vor allem in Krisensituationen, führt die Validation am ehesten zur Beruhigung.

Belastungen für die Pflegenden. Bei der Pflege dementer alter Menschen werden immer wieder Grenzen sichtbar. Manchmal erschöpft sich die Geduld bei den immer gleichen Sätzen, manchmal durch das fortwährende Schreien. Aggressives oder verweigerndes Verhalten können Ärger und Wut bei den Pflegenden auslösen. Für die Altenpflegerinnen ist es eine schwere Aufgabe, den dementen alten Menschen in eine Welt zu folgen, in der die Realität nicht mehr gilt. Umso wichtiger es, sich sehr bewusst mit den eigenen Gefühlen auseinander zu setzen und sie zu akzeptieren, um Überforderungen zu vermeiden.

84 **Anregung zur Gruppenarbeit:** Zeichnen Sie einen verwirrten alten Menschen. Das muss keine Figur sein, sondern das, was Ihnen durch den Kopf geht. Dabei kommt es nicht auf Ihre Zeichenkünste an. Wenn Sie nicht zeichnen mögen, schreiben Sie alles auf, was Ihnen zu „ein verwirrter alter Mensch" einfällt.

Sprechen Sie in der Gruppe über ihre Zeichnungen oder Einfälle.

85 **Anregung zur Selbstreflexion:** Überlegen Sie, wie Sie sich fühlen würden, wenn Sie

- plötzlich nicht mehr wüssten, was Sie gerade getan haben;
- zugeben müssten, dass Ihre Aussage falsch war, bzw. dass Sie gelogen haben;
- zugeben müssten, etwas ganz Alltägliches nicht zu wissen;
- nichts mehr in Ihrer Umgebung erkennen würden, wenn alles um Sie herum fremd und unverständlich wäre.

86 **Aufgabe:** Stellen Sie sich einen dementen Menschen vor, den Sie pflegen:

- Was tut er? Was sind seine Lieblingsbeschäftigungen?
- Wie spricht er? Welche Eigenarten fallen Ihnen auf?
- Wann regt er sich auf? Wie lässt er sich beruhigen?

87 **Aufgabe:** Bilden Sie Hypothesen über ein besonderes Verhalten:

- Frau Müller faltet immer wieder ihre Serviette und streicht sie liebevoll glatt.
- Herr Jahn kommt regelmäßig bei der Übergabe ins Dienstzimmer.

88 **Aufgabe:** Formulieren Sie Antworten auf Aussagen alter dementer Menschen, ohne zu korrigieren und ohne zu widersprechen. Dazu ein Beispiel:

Frau Siemens sagt: „Da unten im Flur treiben sich böse Männer herum."
Mögliche Antwort: „Wir passen auf Sie auf. Es ist immer jemand da, auch nachts. Niemand kann Ihnen etwas tun."

Frau Geyer sagt: „Man hat mir mein Portemonnaie gestohlen."
Mögliche Antwort: _____

Herr Schmidt sagt: „Auf der Straße sind Männer vom Geheimdienst, überall. Dass ihr die nicht seht!"
Mögliche Antwort: _____

89 Aufgabe: Formulieren Sie validierende Antworten:

Beim Zubettgehen sagt Herr Hinrichsen: „Meine Tochter soll sofort kommen." (Die Tochter lebt im Ausland.)
Validierende Antwort: _____

Frau Gossmann klagt: „Ich kann es nicht finden. Ich habe überall gesucht."
Validierende Antwort: _____

90 Aufgabe: Finden Sie integrativ validierende Antworten:

Frau Adelmann sagt beim Servieren des Essens: „Ach Schwester, stellen Sie doch bitte Bello das Futter hin."
Validierende Antwort: _____

Herr Hüttinger will am Abend weggehen: „Ich muss den Garten umgraben, sonst können wir nicht rechtzeitig säen."
Validierende Antwort: _____

91 Anregung zur Selbstreflexion:
- Welche Verhaltensweisen machen Sie besonders ungeduldig?
- Wann fällt es Ihnen schwer, demente Menschen ernst zu nehmen?
- Bei welchen Aussagen oder Verhaltensweisen werden Sie schnell verärgert?

9.5 Umgang mit depressiven alten Menschen

Im Alltag wird das Wort „depressiv" häufig gebraucht, um einen Zustand von Trauer zu beschreiben. Nicht jede Traurigkeit ist jedoch ein Symptom für die Krankheit Depression. Von einer *Depression* als Krankheit spricht man, wenn die depressive Verstimmung den größten Teil des Tages anhält. Der Betreffende fühlt sich traurig oder leer, er scheint den Tränen nahe. Das Interesse an der Umwelt und an Aktivitäten nimmt ab, er kann keine Freude mehr empfinden.

Es werden verschiedene Arten der Depression unterschieden (Diagnostisches und Statistisches Manual Psychischer Störungen, DSM-IV 1996). Die *Major Depression* (Endogene Depression) verläuft in Schüben. Bei einer *Dysthymen Störung* (Neurotische Depression) dauert die depressive Verstimmung mindestens zwei Jahre an. Von einer *An-*

passungsstörung mit depressiver Verstimmung (Reaktive Depression) wird gesprochen, wenn nach einer schweren Belastung wie dem Tod eines nahestehenden Menschen, einer Trennung, plötzlicher Pflegebedürftigkeit oder der Übersiedlung in ein Altenheim innerhalb von drei Monaten eine depressive Stimmung auftritt und länger als sechs Monate anhält.

Bei allen Formen kommen noch weitere Symptome dazu: Schlaflosigkeit oder vermehrter Schlaf, Unruhe oder Verlangsamung, Energiemangel, Konzentrationsstörungen und Gefühle der Hoffnungslosigkeit. Hinzu kommen typische Denkinhalte und Denkstörungen (Beck u. a. 2001):

- Depressive Menschen haben eine negative Sicht von sich selbst. Sie setzen sich selbst herab und sehen in jedem Misserfolg ein Zeichen für ihre Unfähigkeit. Wenn ihnen etwas gelingt, sehen sie als Ursache dafür das Glück oder den Zufall an.
- Sie sehen ihre Umwelt negativ. Sie machen keine positiven Erfahrungen.
- Die Zukunft ist für sie hoffnungslos. Ein Einfluss darauf ist nicht möglich.
- Es werden unzulässige Schlussfolgerungen gezogen. Beispiel: Ein Misslingen führt zu der Schlussfolgerung: „Ich kann gar nichts mehr."
- Es wird unzulässig verallgemeinert. Beispiel: Eine Verwandte kann an einem bestimmten Tag nicht kommen. Die Reaktion: „Niemand kümmert sich um mich."
- Durch Übertreibungen werden Gefahren gesehen. Beispiel: Eine Rechnung muss bezahlt werden: „Jetzt werde ich arm."
- Misserfolge anderer werden als eigenes Versagen angesehen. Der Sohn trinkt zuviel. „Ich bin schuld. Ich habe in der Erziehung Fehler gemacht."

Die Diagnose einer Depression ist durch Psychiater oder Klinische Psychologen zu stellen, sie legen auch die Therapie fest. Für den Umgang mit depressiven alten Menschen in der Altenpflege sind Ursachen und Verlaufsformen der depressiven Krankheiten weniger bedeutsam, sie sollen deshalb hier nicht behandelt werden.

In der Berliner Altersstudie (Linden u. a. 1999) wurde bei fast 5% der untersuchten alten Menschen zwischen 70 und 100 Jahren eine Depression diagnostiziert. Bei älteren Menschen in Heimen und anderen Institutionen wurden höhere Werte geschätzt. Rechnet man depressive Symptome hinzu, die noch nicht zu einer Diagnose „Depression" führen, so sind ungefähr ein Viertel der betreuten alten Menschen betroffen (Hautzinger 2002).

Unterstützung depressiver alter Menschen. Durch ihre Krankheit sind depressive alte Menschen nicht mehr in der Lage, sich um ihr Wohlbefinden zu kümmern. Die Ablehnung notwendiger Pflege oder der Rückzug aus sozialen Beziehungen sind keine freie Willensentscheidungen, sondern Symptome einer Krankheit. Hier müssen die Pflegenden Verantwortung übernehmen.

In der Altenpflege stellen sich zwei Aufgaben. Alte Menschen können nach kritischen Lebensereignissen darin unterstützt werden, ihre Belastungen zu verarbeiten. Dabei handelt es sich um *Vorbeugung*. Alte Menschen mit schon ausgebildeten depressiven Störungen können durch die Pflege *Unterstützung* erhalten, die die medikamentöse Therapie oder die Psychotherapie ergänzt.

Bei der *Vorbeugung* geht es darum, nach kritischen Ereignissen wie plötzlicher Pflegebedürftigkeit oder einer Übersiedelung in ein Altenheim Gefühle der Hilflosigkeit nicht aufkommen zu lassen und einen Rückzug zu verhindern. Die betreuten alten Menschen müssen immer wieder die Erfahrung machen, dass sie ihre Situation kontrollieren können und nicht hilflos den Pflegenden ausgeliefert sind. Wenn sie sich geachtet und wertgeschätzt fühlen, werden Gedanken der Wertlosigkeit und der Sinnlosigkeit des Daseins vermindert.

Zur *Unterstützung* bieten sich bei allen Formen der Depression Verständnis, Aktivierung und Strukturierung an. Depressive Menschen haben wahrscheinlich oft gehört, dass sie sich zusammennehmen, sich aufraffen und positiv denken sollten. Solchen Aufforderungen können sie jedoch nicht folgen, sie steigern nur ihre Schuldgefühle. Für den Aufbau einer Beziehung ist es wichtig, dass sich depressive Menschen verstanden fühlen: „Ich weiß, wie Ihnen zumute ist." „Für Sie sieht jetzt alles hoffnungslos aus." Es ist wichtig, dass sich jemand geduldig die Klagen anhört, auch wenn es im Moment so aussieht, als nütze es nichts (Elfner 2008, Kap. 6).

So wichtig Verständnis auch ist, alleine führt es nicht weiter. Es ist hinzuzufügen: „Es gibt Behandlungsmaßnahmen." Oder: „Sie können wieder herausfinden. Wir werden Sie unterstützen." Depressive alte Menschen dürfen nicht sich selbst überlassen werden, sondern brauchen konkrete Hilfe.

Zur Aktivierung ist es nützlich, bei früher ausgeführten und geschätzten Aktivitäten anzuknüpfen. Durch Befragung oder Beobachtung erhält man eventuell Hinweise, welche Tätigkeiten Freude gemacht haben. Das können Hausarbeiten sein, Handarbeiten, Gymnastik, Spaziergänge, alles, wozu die Energie ausreicht und was Spaß macht. Günstig ist es, wenn dadurch gleichzeitig die Selbstständigkeit gefördert und ein Rückzug vermieden wird. Jede Aktivität kann durch Lächeln, Lob usw. verstärkt werden. Die Angehörigen sind entsprechend zu informieren, damit auch sie gewünschtes Verhalten verstärken.

Die Denkmuster, dass positive Ergebnisse nur durch Zufall oder Glück zustande gekommen sind, können beeinflusst werden, indem man darauf hinweist, was durch Anstrengung oder Fähigkeiten erreicht worden ist. „Sie haben sich angestrengt, und es ist Ihnen gelungen." Oder: „Das ist etwas, was Sie ganz besonders gut können."

Für depressive alte Menschen ist es hilfreich, wenn Tages- und Wochenabläufe strukturiert werden, wenn sie ein „Gerüst" bekommen, an das sie sich halten können. Die auszuführenden Aktivitäten werden in einen Plan eingetragen. Die alten Menschen haken selbst ab, was sie ausgeführt haben. Bei der Aufgabenstellung ist in kleinen Schritten vorzugehen. Misserfolge sind zu vermeiden, sie würden die speziellen Denkmuster des Nicht-Könnens aktivieren.

Depressive alte Menschen brauchen auch Hilfe, um ihre soziale Isolation durchbrechen zu können. Im Altenheim kann Unterstützung dabei gegeben werden, dass sie Bekanntschaften mit anderen Bewohnern machen. Auch hier muss in kleinen Schritten vorgegangen werden. Der Vorschlag etwa, an einer Gruppe teilzunehmen, kann zuviel Stress auslösen und zur Ablehnung führen. Es ist günstiger, wenn sie zunächst zu einzelnen Personen Kontakt aufnehmen. Bei der Betreuung im ambulanten Dienst kann gemeinsam mit den Angehörigen überlegt werden, welche Kontakte erhalten bzw. aufgenommen werden können.

Schwester Claudia berichtet: Frau Ingelmann lebt mit ihrer Schwester im eigenen Haus zusammen. Sie wird von unserem ambulanten Dienst betreut. Frau Ingelmann hat sich vollkommen zurückgezogen, sie liegt nur noch im Bett und will nichts mehr tun. Manchmal sagt sie: „Ach, was bin ich für ein armer Mensch. Ich will sterben und sonst nichts."

Die beiden Schwestern kamen mit ihren Eltern aus Schlesien. Der Vater war sehr streng und ließ die Töchter nur zur Arbeit aus dem

Haus. Sie durften mit niemanden sprechen, schon gar keine Bekanntschaften anknüpfen. Das Verhalten der Familie fiel im Dorf auf. Die Hausärztin der Schwestern erzählte, dass man von der Mutter erst etwas hörte, als der Vater in ihre Praxis kam und sagte, man solle nach seiner Frau sehen. Sie habe sich ins Bett gelegt und stünde nicht mehr auf. Bald darauf habe sich auch der Vater ins Bett gelegt. Frau Ingelmanns Schwester hat beide bis zum Tod gepflegt. Nun hat sich Frau Ingelmann ins Bett gelegt und erwartet von ihrer Schwester, dass diese sich um sie kümmert. Die Schwester ist aber selbst sehr krank.

Ich möchte Frau Ingelmann wieder aktivieren. Gott sei Dank, wäscht sie sich noch selbst. Ich sage ihr, dass sie das gut macht. Ich lege ihr die Tageskleidung hin und mache ihr ein Kompliment, wie gut ihr das Kleid stehe und wie hübsch sie das Haar frisiert habe. Damit sie sich nicht gleich wieder hinlegt, benutze ich einen Trick. Ich sage, dass ich das Bett richten müsse und sie doch schon in die Küche gehen könne, um zu frühstücken.

Nach dem Frühstück bekommt sie eine kleine Arbeit, etwas, was sie früher auch gemacht hat. Wenn sie Kartoffeln schält, sage ich ihr, dass ich mein Lebtag noch nicht so dünn schälen konnte. Frau Ingelmann freut sich darüber und schält sogar noch eine Kartoffel mehr. Trotzdem sagt sie bei allem, was sie tun soll, erst einmal: „Ich kann nicht." Die Arme sinken herunter. Ich sage ihr, dass es ihr schwer falle, einen Anfang zu finden, und dass es sie bestimmt viel Kraft kosten würde. Sie würde aber mit ihrer Hausarbeit ihrer Schwester sehr helfen, und sie könne diese Arbeiten doch auch so gut.

Ich habe mit den beiden Schwestern einen Wochenplan entworfen, um die Tage zu strukturieren. Es wurden die Zeiten für die Mahlzeiten festgelegt. Auch die Aktivitäten für Frau Ingelmann wurden eingetragen. Sie hakt sie jeweils ab, wenn sie sie ausgeführt hat. Am Anfang hat sie manchmal gemogelt. Da habe ich ihr erklärt, dass der ganze Plan nur zu ihrem eigenen Wohlbefinden erstellt wurde.

Frau Ingelmann wird immer aktiver. Eines Tages kam sie freudestrahlend in Socken durch den Flur gerannt, als ich die Wohnungstür öffnete. Ich rief erschrocken: „Frau Ingelmann, Sie dürfen nicht so rennen, Sie könnten hinfallen." Ich merkte sofort, dass ich einen großen Fehler gemacht hatte. Frau Ingelmann sank in sich zusammen und sagte nichts mehr. Ich habe sie in den Arm genommen und ihr gesagt, dass ich sehr erschrocken sei und Angst um sie gehabt hätte. Aber ich hätte mich auch darüber gefreut, dass sie mich so nett begrüßen wollte. Frau Ingelmann beruhigte sich und richtete sich wieder auf.

Ich möchte Frau Ingelmann zu mehr Aktivitäten anregen. Als nächste Arbeit werde ich mit ihr zusammen die Schmutzwäsche sortieren und die Waschmaschine füllen, damit sie dies in Zukunft selbst tun kann."

Schwester Claudia plante die Aktivitäten für Frau Ingelmann sehr genau. Unauffällig fordert sie sie auf, etwas zu tun, und knüpft an vorhandene Fähigkeiten an. Bei Passivität und Mutlosigkeit greift sie diese Gefühle auf, so dass sich Frau Ingelmann verstanden fühlt und für sie kein Druck entsteht. Schwester Claudia weist sie jedoch darauf hin, wie hilfreich ihre Mitarbeit im Haushalt ist. Frau Ingelmann akzeptiert dies, für sie ist damit ein sinnvolles Ziel gegeben, sie kann sich nützlich fühlen.

Das aktive Verhalten wird von Schwester Claudia gezielt verstärkt. Das Lob wird dabei so formuliert, dass es für Frau Ingelmann glaubwürdig ist. Es ist durchaus möglich, dass eine jüngere und berufstätige Frau nicht so dünn Kartoffeln schälen kann. Die Komplimente für Kleidung und Frisur werten ihre Person auf. Frau Ingelmann bekommt ein Gefühl für sich selbst und mehr Interesse am Leben.

Schwester Claudia gibt Frau Ingelmann ein Gerüst, an das sie sich halten kann. Dieses wird weiter ausgebaut. Dabei geht Schwester Claudia in kleinen Schritten vor und bezieht auch die Schwester in die Planung mit ein. Auf diese Weise werden beide aktiviert. Gleichzeitig wird sichergestellt, dass die Interessen beider Beteiligten berücksichtigt werden.

Schwester Claudia ist die Einzige im Team des ambulanten Dienstes, die nach diesem Pflegeplan vorgeht. Die anderen Teammitglieder wollen die Pflege ohne besondere Berücksichtigung der psychischen Verfassung von Frau Ingelmann durchführen. Diese reagiert unterschiedlich auf die einzelnen Teammitglieder. Während sie bei Schwester Claudia zunehmend aktiver wird, bleibt sie bei den anderen passiv und behindert deren Bemühungen um die Pflege.

Belastungen für die Pflegenden. Der Rückzug depressiver alter Menschen aus sozialen Beziehungen und der Verlust des Antriebes erschweren die Pflege. Manchmal nehmen depressive alte Menschen Pflegepersonen sehr in Anspruch. Das wird besonders durch Klagen über körperliche Symptome erreicht.

Für die Pflegenden ist es schwer, einen Kontakt herzustellen. Ihre Vorschläge, Anregungen und Bemühungen um eine gute Pflege werden oft zurückgewiesen. Diese Zurückweisung trifft die Altenpflegerinnen in ihrem Selbstverständnis, sie erleben Misserfolge. Ihre Geduld wird strapaziert, wenn sie immer wieder mit den Wahrnehmungsverzerrungen und den typischen Denkmustern konfrontiert werden. Auch die häufigen Klagen über körperliche Beschwerden sind nicht leicht zu ertragen.

Eine andere Gefahr besteht darin, dass sich die Pflegenden in die Depression hineinziehen lassen. Eine Einstellung wie „Bei einem solchen Schicksal würde ich auch depressiv" vergrößert die Gefahr, in einen Sog hineinzugeraten. Den Pflegenden hilft es, wenn sie sich bewusst machen, dass die fehlende Kooperation nicht eine Ablehnung ihrer Person, sondern Ausdruck der Krankheit ist. Auf diese Weise können sie sich besser abgrenzen und die fehlende Anerkennung verarbeiten.

92 **Aufgabe:** Überlegen Sie, wie Sie neu aufgenommenen Bewohnern ein Gefühl der Kontrolle vermitteln können.

- Wo können diese, auch im bescheidenen Rahmen, z. B. bei der Auswahl des Essens, der Kleidung, der Beschäftigungen ... Entscheidungen treffen?
- Wie kann ihnen vermittelt werden, dass sie nicht dem Personal ausgeliefert sind.

93 **Aufgabe:** Denken Sie an einen depressiven alten Menschen. Beschreiben Sie sein Verhalten. Überlegen Sie, wo er Aktivitäten zeigt, wo ihm etwas gefällt oder was ihm Wohlbehagen bereitet. Wie könnte man ihn zu Aktivitäten anregen und sein Wohlbefinden steigern?

94 **Anregung zur Selbstreflexion:** Denken Sie an einen depressiven alten Menschen.

- Wann haben Sie Schwierigkeiten, sich ihm mit Interesse zuzuwenden?
- Wann sind Sie ungeduldig oder gereizt?

9.6 Umgang mit aggressivem Verhalten

Fast jede Altenpflegerin hat die Erfahrung gemacht, von alten Menschen angeschrieen, beschuldigt, beschimpft, geschlagen, gekratzt, gebissen, gekniffen oder mit Gegenständen beworfen worden zu sein. Aggressives Verhalten tritt bei dementen alten Menschen häufig auf. Es kann ein Grund zur Übersiedlung in eine Einrichtung der Altenpflege sein (Wojnar 2000).

Ursachen für aggressives Verhalten. In den Alltagstheorien, die Altenpflegeschülerinnen zur Erklärung aggressiven Verhaltens entwickelt haben, werden eine ganze Reihe unterschiedlicher Ursachen aufgeführt (siehe Kap. 2). Auch wissenschaftliche Ansätze zur Erklärung aggressiven Verhaltens gehen von unterschiedlichen Ursachen aus. Hier werden diejenigen behandelt, die Hilfen für den Umgang mit aggressivem Verhalten bieten.

Zu aggressivem Verhalten kommt es vor allem dann, wenn Vorhaben behindert werden, wenn Wünsche nicht erfüllt oder geplante Aktivitäten nicht ausgeführt werden können. Diese Behinderungen werden *Frustrationen* genannt. Aber nicht jeder reagiert nach Frustrationen aggressiv. Hier spielt die *Lerngeschichte* eine Rolle. Wer mit aggressivem Verhalten Erfolg hatte, wird es beibehalten. Wer keinen Erfolg hatte, wird nach anderen Lösungsmöglichkeiten suchen.

Es sind nicht nur psychische Vorgänge, die beim aggressiven Verhalten eine Rolle spielen, sondern auch neurophysiologische. Besonders im Alter kommt es zu verschiedenen Störungen und Abbauprozessen. Die Verletzung bestimmter Hirnstrukturen und Hirnfunktionsstörungen können zu unkontrollierbarem aggressiven Verhalten führen. Aggressives Verhalten ist eine häufige Begleiterscheinung bei Demenzen. Bei dementen alten Menschen wird durch Einbußen beim Denken und der Kommunikationsfähigkeit die Kontrolle des Verhaltens vermindert, sozial wenig akzeptierte Verhaltensweisen brechen durch. Eine andere Ursache für aggressives Verhalten bei dementen alten Menschen ist das fehlende Körpergefühl. Sie nehmen Körpersignale wie Hunger, Durst oder Schmerzen nicht mehr als solche wahr und reagieren mit aggressivem Verhalten. Es kann auch durch das Festhalten bei der Körperpflege ausgelöst werden. Die häufigsten Auslöser aggressiven Verhaltens bei dementen alten Menschen sind (Wojnar 2000):

- Angst,
- unangenehme äußere Reize (z. B. Dunkelheit, Gestank usw.),

- Reizüberflutung (z. B. laute Musik, auch Gesprächsangebote, die überfordern) oder Reizmangel,
- Zwang, Aufforderungen (besonders dann, wenn sie ihnen nicht nachkommen können),
- Verständigungsschwierigkeiten,
- aggressives Verhalten anderer,
- Verkennung der Situation,
- Diskrepanz zwischen Selbst- und Fremdwahrnehmung,
- Über- und Unterforderung,
- Missverstehen der Körpersprache anderer.

Fehlhandlungen dementer alter Menschen können aggressiv wirken, müssen aber gar nicht so gemeint sein. Durch die Verkennung der Situation können leicht Missverständnisse auftreten.

Umgang mit aggressivem Verhalten. Die Ursachen für aggressives Verhalten sind vielfältig, daher kann es nicht nur eine Strategie für den Umgang damit geben. Zudem sind verschiedene Aspekte zu beachten.

- Wie ist auf aggressive Ausbrüche unmittelbar zu reagieren?
- Was kann getan werden, um aggressives Verhalten gar nicht erst aufkommen zu lassen?
- Wie hängt das eigene Erleben und Reagieren von der Bewertung aggressiven Verhaltens ab?
- Wie können Grenzen gesetzt werden, um die eigene Person nicht zu überlasten?

Umgang mit der akuten Situation. Welches Verhalten der Pflegenden hilft einem alten Menschen, der einen Zornausbruch hat, sich zu beruhigen? Wichtig ist es, in solchen Fällen Ruhe und Sicherheit auszustrahlen und eine angemessene Kommunikation aufrechtzuerhalten. Damit wird dem Bedürfnis des alten Menschen nach Sicherheit Rechnung getragen. Zusätzlich können folgende Empfehlungen gegeben werden (Buijssen 1997):

- Fragen Sie: „Was ist los?"
- Hören Sie zu. Sprechen Sie selbst nicht viel.

- Lassen Sie den alten Menschen sich bewegen, um Spannung abzubauen.
- Fragen Sie den alten Menschen, was er von Ihnen möchte, was Sie für ihn tun können.
- Bleiben Sie bei dem alten Menschen, berühren Sie ihn aber erst, wenn er seine Zustimmung dazu gegeben hat.
- Achten Sie darauf, dass Sie nicht die Tür blockieren. Das Gefühl, eingeschlossen zu sein, kann Aggressionen verstärken.
- Bleiben Sie im Gespräch, zögern Sie es hinaus, indem Sie weiter fragen, z. B. „Ich kann Ihnen noch nicht folgen. Was ist denn passiert?"

In emotional aufwühlenden Situationen hilft es alten Menschen, wenn ihre fundamentalen Bedürfnisse nach Sicherheit, Zuneigung und Wertschätzung berücksichtigt werden.

Aggressives Verhalten nicht aufkommen lassen. Eine Möglichkeit dazu wäre, Frustrationen zu vermeiden. Es ist jedoch unrealistisch anzunehmen, alle Frustrationen ausschalten zu können. Auch beim besten Willen können nicht alle Wünsche erfüllt werden, das Zusammenleben erfordert immer Einschränkungen.

Frustrationen müssen nicht zu Aggressionen führen. Wenn ein alter Mensch erlebt, dass die Altenpflegerinnen seine Wünsche nach Möglichkeit erfüllen und es begründen, wenn dies nicht möglich ist, und ihr Bedauern ausdrücken, wird er weniger aggressiv reagieren als wenn er eine Schikane vermutet. Wenn Frustrationen nicht zu vermeiden sind, kann Unterstützung dabei geboten werden, sie zu verarbeiten. Die Altenpflegerin, die einen Wunsch versagen muss oder erlebt, dass einem alten Menschen etwas misslingt, kann einfühlend verstehend auf seine Gefühle eingehen. „Sie sind enttäuscht, dass ich Ihnen diesen Wunsch nicht erfüllen kann." Oder: „Sie ärgern sich, dass Ihnen dies nicht gelingt." Dieses Verständnis hilft, Frustrationen zu verarbeiten. Bei dementen alten Menschen ist es manchmal so, dass ihre Anliegen und Wünsche trotz aller Anstrengungen nicht verstanden werden. Die Altenpflegerin kann dies mitteilen: „Ich gebe mir Mühe, aber ich verstehe Sie nicht." Wenn alte Menschen das Bemühen und den guten Willen wahrnehmen, nehmen aggressive Reaktionen ab.

Bewertung aggressiven Verhaltens. Altenpflegeschülerinnen meinen, aggressives Verhalten alter Menschen diene der Regelung sozialer Beziehungen, der Abgrenzung und der Durchsetzung von Interessen.

Psychologische Untersuchungen haben gezeigt, dass aggressives Verhalten alter Menschen auch als Indiz für ihren Überlebenswillen und als eine direkte Auseinandersetzung mit einer unbefriedigenden Lebenssituation gesehen werden kann (Fischer 1981).

Es sind nicht die tatsächlichen Ereignisse, die uns frustrieren oder wütend machen, sondern die Bedeutung, die wir ihnen beimessen. Wir fragen z. B. danach, ob etwas absichtlich getan wird. Nur dann können wir darüber wütend werden. Altenpflegerinnen werden nicht wütend, wenn sie die tätlichen Angriffe eines alten Menschen auf seine Demenz zurückführen. Dann sehen sie es als ihr Berufsrisiko an, angegriffen zu werden. Es hilft, wenn man sich bei körperlichen und verbalen Angriffen fragt, was der alte Mensch mitteilen und erreichen will. Auf diese Weise kann Distanz gewonnen werden, und es entsteht weniger Ärger.

Grenzen setzen. Nicht immer gelingt es, Angriffe auf die eigene Person ohne Ärger oder Wut auszuhalten. Manchmal wird ein aggressiver Angriff als absichtlich und gezielt wahrgenommen. In solchen Fällen müssen die Pflegenden Grenzen setzen. Sie müssen unmissverständlich mitteilen, was sie nicht mehr tolerieren. Das soll ohne Angriff und ohne Bewertung des alten Menschen geschehen. Hier eignen sich Ich-Botschaften: „Ich möchte das nicht." Um deutlich zu sagen, welche Grenzen nicht überschritten werden dürfen, ist es immer wieder notwendig, für sich selbst zu klären, was man aushalten möchte und was nicht mehr geht. Damit wird verhindert, dass die eigenen Grenzen der Belastbarkeit überschritten werden.

95 **Anregung zur Selbstreflexion:**
- Wo will ich Aggressionen zulassen?
- Wo will ich Grenzen setzen?
- Welche Art von Aggressionen kann ich schwer ertragen?
- Welche Gründe könnte es geben, dass ich manche Aggressionen ertragen kann und andere nicht?
- Wenn Sie einen Zornausbruch bei einem alten Menschen erlebt haben, wie haben Sie sich gefühlt? Wie reagierten Sie darauf?
- Überlegen Sie, bei welchen alten Menschen Sie sich über Angriffe auf Ihre Person ärgern und bei welchen Sie es nicht tun. Überlegen Sie, was die Ursachen für Ihre unterschiedlichen Reaktionen sein könnten.

96 **Aufgabe:** Stellen Sie sich vor, dass Sie zu einem alten Menschen kommen, der gerade einen Zornausbruch hat. Lassen Sie Ihren Atem fließen und sagen Sie mit ruhiger, warmer Stimme: „Was ist los, Herr Meier?"

97 **Aufgabe:** Überlegen Sie, wie Sie am besten Ruhe und Sicherheit vermitteln können.

98 **Aufgabe:** Sammeln Sie Fälle, bei denen nach Frustrationen aggressives Verhalten auftrat.

99 **Aufgabe:** Sammeln Sie Fälle, bei denen Sie vermuten, dass aggressives Verhalten – ohne Absicht – verstärkt wurde. Überlegen Sie, ob das Verstärken vermieden werden könnte. Wenn das nicht möglich ist, überlegen Sie, welche Bedürfnisse mit dem aggressiven Verhalten befriedigt werden. Wie könnten diese Bedürfnisse anders berücksichtigt werden?

Blimlinger, E., Ertl, A., Koch-Straube, U., Wappelshammer, E. (1996): Lebensgeschichten. Biografiearbeit mit alten Menschen. Vincentz, Hannover

Schützendorf, E. (2008): Das Recht der Alten auf Eigensinn. 4. Aufl. Ernst Reinhardt, München/Basel

Buijssen, H. (1997): Senile Demenz. 2. Aufl. Beltz, Weinheim

Elfner, P (2008): Personzentrierte Beratung und Therapie in der Gerontopsychiatrie. Ernst Reinhardt, München/Basel

Feil, N. (2004): Validation in Anwendung und Beispielen. 4. Aufl. Ernst Reinhardt, München/Basel

Sachweh, S. (2002): „Noch ein Löffelchen?": effektive Kommunikation in der Altenpflege. Huber, Bern

10 Gespräche mit Angehörigen

„Es sind nicht die alten Menschen, die mir die meisten Probleme machen, es sind die Angehörigen", sagte eine Altenpflegerin. Was macht die Beziehung zu den Angehörigen häufig so unerfreulich? Warum können Angehörige nicht immer als Partner in der Betreuung der alten Menschen gesehen werden? Eine Klärung der Einstellungen der Altenpflegerinnen zu den Angehörigen wird notwendig.

Hintergrund der Beziehung zu den Angehörigen sind die jeweiligen Auffassungen von der Familie und deren Pflichten. Was sollte eine Familie für ihre pflegebedürftigen Angehörigen tun? Wie sollte sie sich ihnen gegenüber verhalten? Wann kann sie die Pflege anderen überlassen? Die Klärung solcher Fragen bedingt das Selbstverständnis der professionellen Altenpflege.

10.1 Angehörige und professionelle Pflegekräfte

Die Pflege alter Menschen wird nicht nur durch direkten Umgang mit ihnen geleistet, sondern auch indirekt. Um die Pflege zu optimieren, werden Angehörige informiert, angeleitet, beraten und unterstützt. Diese Aufgaben der professionellen Pflegekräfte können durch Einstellungen und Vorurteile erschwert werden. Die Altenpflegerinnen in Heimen sehen in den Angehörigen manchmal verantwortungslose Menschen, die ihre alten Eltern „abschieben", die ihren Pflichten nicht nachkommen und stattdessen ihnen die Arbeit aufbürden. Bei einer solchen Betrachtungsweise sehen sich die professionellen Pflegekräfte als Opfer, die Arbeiten übernehmen müssen, die andere nicht tun wollen. Wenn man der Auffassung ist, dass es unmoralisch sei, die Eltern in einem Heim pflegen zu lassen, wertet man die eigene professionelle Arbeit ab. Die Verurteilung der Angehörigen erschwert so die Wertschätzung der eigenen Arbeit.

Es gibt verschiedene Vorstellungen über die Familie, ihre Funktionen und ihre Aufgaben. Diese Vorstellungen werden durch die unterschiedlichen Kulturen und Epochen geprägt. Häufig wird das Bild von Großfamilien früherer Zeiten beschworen, in der mehrere Generationen zusammenlebten. Diese Vorstellungen treffen zumindest für West- und Mitteleuropa nicht die Realität. Auch schon vor Jahrhunderten suchten in diesem Gebiet ältere Menschen eine räumliche Trennung von ihren Kindern. Alleinlebende ältere Ehepaare und auch Einpersonenhaushalte waren üblich. Das Zusammenleben mehrerer Generationen war eher eine Folge der Not, etwa nach Kriegen. Die genauen Vorschriften bei der Übergabe eines Bauernhofes vom Vater auf den Sohn, die die Versorgung der Eltern regelten, lassen darauf schließen, dass das Zusammenleben der Generationen auch in früheren Zeiten nicht ohne Probleme war (Mitterauer/Sieder 1991).

Die Vorstellungen über die Familie haben sich in den letzten Jahrzehnten grundlegend verändert. Die Zunahme der Berufstätigkeit der Frauen bedeutet, dass sie häufig nicht mehr für die häusliche Pflege zur Verfügung stehen. Die Anforderungen der modernen Arbeitswelt wie etwa nach Mobilität erschweren zusätzlich die Übernahme der Pflege durch Kinder. Für alte Menschen würde dies häufig die Umsiedlung in eine fremde Stadt bedeuten, die nicht immer gewünscht wird. Diese Entwicklungen machen ein Umdenken in der Gestaltung des Alters und der Pflege notwendig.

Nicht nur die Altenpflegerinnen haben Einstellungen und Vorurteile. In den Medien wird ein sehr negatives Bild von Einrichtungen der Altenpflege gezeichnet. Es wird berichtet, dass pflegebedürftige alte Menschen in Heimen unterernährt seien, dass sie misshandelt und manchmal auch getötet würden. Zudem ist auch in der Gesellschaft die Einstellung verbreitet, dass man Angehörige nicht in einem Heim pflegen lässt. Diejenigen, die es tun, müssen sich vor anderen und sich selbst rechtfertigen. Das schlechte Gewissen und das Misstrauen gegenüber der professionellen Pflege führen dazu, dass Angehörige sich selbst unter Druck setzen, die Arbeit im Heim kontrollieren zu müssen. Das ist keine gute Basis für eine zufriedenstellende Arbeitsbeziehung.

| 100 | **Anregung zur Gruppenarbeit:** Tragen Sie Gründe zusammen, die für eine professionelle Betreuung pflegebedürftiger alter Menschen in Heimen sprechen. |

101 Anregung zur Selbstreflexion:

- Wie erleben Sie Angehörige, die wenig zu Besuch kommen?
- Wie erleben Sie Angehörige, die sehr häufig kommen und sich informieren wollen?
- Wie erleben Sie Angehörige, die sich beschweren?

102 **Anregung zur Gruppenarbeit:** Wie stellen Sie sich eine ideale Beziehung zwischen professionell Pflegenden und Angehörigen vor?

10.2 Informieren

Angehörige betreuter alter Menschen brauchen in Regel viele Informationen, um angemessen mit pflegebedürftigen alten Menschen umgehen und mit den professionellen Pflegekräften kooperieren zu können. Angehörige können sich in den Heimen als Eindringlinge in eine fremde Welt fühlen. Sie sind unsicher, wie sie sich gegenüber den Pflegekräften verhalten sollen. Sie kennen deren Fachsprache nicht. Im Umgang mit dem betreuten alten Menschen können ebenfalls Unsicherheiten entstehen. Er lebt in einer anderen Welt und in anderen Beziehungen. Sie wissen nicht, wie sie sich verhalten sollen, um nicht zu stören und nichts Falsches zu tun. Um angemessen kooperieren zu können, müssen sie Bescheid wissen über

- die Einrichtung oder Organisation, die den pflegebedürftigen alten Menschen betreut,
- das Pflegekonzept, nach dem gearbeitet wird,
- Krankheit und Behinderung des pflegebedürftigen alten Menschen.

Je mehr Informationen die Angehörigen über die *Einrichtung* haben, sei es ein Heim, eine Tagesbetreuung, eine Einrichtung zur Kurzzeitpflege oder ein ambulanter Dienst, desto sicherer fühlen sie sich. Es hilft ihnen, wenn sie wissen, wie sich der Tag für die alten Menschen im Heim gestaltet, wer die betreuenden Personen sind und wer Ansprechpartner für sie selbst sind, wie diese zu erreichen sind und wann eine günstige Zeit zur Besprechung von Problemen ist. Oft ist es hilfreich, wenn sie darüber informiert werden, was sie selbst für ihre Angehörigen tun können. Vorschläge für Spaziergänge, Spiele oder sonstige Beschäftigungen, auch Hilfe bei der Pflege sollten so gemacht werden, dass die Angehörigen Sicherheit gewinnen, sich aber nicht bedrängt fühlen. Damit wird zudem gewährleistet, dass Angehörige nicht durch ihre Anwesenheit den Stationsbetrieb stören. Je mehr die Altenpflegerinnen die Angehörigen informieren, desto weniger brauchen sie sich selbst bei deren Besuchen kontrolliert zu fühlen.

Fragen der Angehörigen sollten selbstverständlich ausführlich behandelt werden. Durch ihre Fragen wird deutlich, welche Sorgen sie bewegen und welche Informationen sie brauchen. Wenn Angehörige erleben, dass Fragen willkommen sind, werden sie umso eher bereit sein, sich selbst um Informationen zu bemühen. Damit wird wiederum die Aufgabe der Altenpflegerinnen erleichtert.

Um Missverständnisse zu vermeiden, ist es auch nötig darzustellen, was in einer Einrichtung geleistet werden kann und was nicht. Wenn Angehörige wissen, was nicht möglich ist, können sie sich damit auf der Sachebene auseinandersetzen. Das verhindert Vorwürfe.

Manche Probleme entstehen, weil unterschiedliche Auffassungen über die richtige *Pflege* bestehen. Die Angehörigen möchten es dem Familienmitglied so angenehm wie möglich machen, die Altenpflegerinnen möchten Kompetenzen erhalten oder steigern. Es widerstrebt den Angehörigen manchmal, wenn Altenpflegerinnen Anforderungen an die alten Menschen stellen, um deren Selbstständigkeit zu erhalten oder wiederherzustellen. In solchen Fällen ist ein sachliches Gespräch notwendig, um die Pflegeziele darzustellen. Wichtig ist, dass die Angehörigen nicht das Gefühl bekommen, alles falsch gemacht zu haben. Es ist für sie beruhigend, wenn sie den Eindruck gewinnen, dass die individuellen Bedürfnisse des alten Menschen berücksichtigt werden. Je mehr Offenheit besteht, desto eher sind Angehörige bereit zu glauben, dass das Beste getan wird.

Wenn Angehörige pflegebedürftige alte Menschen unterstützen, brauchen sie Wissen über deren *Krankheiten* und *Behinderungen*. Das gilt besonders dann, wenn die Pflege zu Hause durchgeführt wird.

Bei Verhaltensauffälligkeiten wie im Fall der Demenzen ist das Wissen über die Krankheit eine große Hilfe. Gerade in der Anfangsphase der Krankheit entstehen Probleme oft durch unangemessenes Verhalten der Angehörigen, das auf ihr fehlendes Wissen zurückgeht. Sie interpretieren die Unzulänglichkeiten der dementen Menschen manchmal als böse Absicht. Diese wiederum nehmen den Missmut und die Gereiztheit der Angehörigen wahr und reagieren ihrerseits aggressiv oder depressiv. Spätestens zu diesem Zeitpunkt benötigen die Angehörigen Informationen. Sie müssen die Krankheit auch emotional akzeptieren, d. h. Gedächtnisstörungen und Verhaltensauffälligkeiten genauso auffassen wie Fieber oder Kopfschmerzen bei einem grippalen Infekt. Erst mit dem Wissen und dem Akzeptieren können Störungen verstanden und verarbeitet werden (Stuhlmann 1997).

Altenpflegerinnen können den Angehörigen auch Hilfe bieten, wenn es darum geht, dementen alten Menschen Sicherheit und Übersichtlichkeit zu vermitteln. Sie können gemeinsam überlegen, wie Schutz zu gewährleisten ist (Strukturierung des Tagesablaufs, Einrichtung der Wohnung, Laufwege). Sie können Empfehlungen geben, wie man sich in kritischen Situationen verhält und damit ein Gefühl der Sicherheit vermitteln.

103 **Gruppenarbeit:** Vergleichen Sie die Informationsschriften für Angehörige Ihrer Einrichtungen.

104 **Aufgabe:** Stellen Sie ein Informationsblatt für Angehörige darüber zusammen, was in Ihrer Einrichtung geleistet werden kann und was nicht. Beschreiben Sie, was nicht geleistet werden kann, auf der Sachebene, ohne dass Sie sich dafür rechtfertigen.

105 **Aufgabe:** Formulieren Sie Vorschläge, wie Angehörige der in Pflegeheimen betreuten alten Menschen mit den professionellen Pflegekräften kooperieren können.

106 **Aufgabe:** Einer aus der Gruppe übernimmt es, einen Vortrag über Verhaltensauffälligkeiten bei Demenzen wie vor einer Angehörigengruppe zu halten (fünf bis zehn Minuten). Die anderen stellen Fragen oder beschreiben Probleme, wie sie sie von Angehörigen kennen. Der Vortragende versucht, sie zu beantworten. Die Gruppe gibt ihm Rückmeldung.

10.3 Anleiten

Wenn Angehörige an der Pflege beteiligt sind, brauchen sie eine entsprechende Anleitung. In der häuslichen Pflege besteht besonders für folgende Bereiche Anleitungsbedarf (Steimel 2004):

- Umgang mit Hilfsmitteln,
- Mobilitätsübungen,
- individuell angepasste Lagerungen,
- Übungen zur Förderung der Wahrnehmung,
- Übungen zu speziellen Lebensaktivitäten,
- Gebrauch von Inkontinenzhilfen, Kontinenztraining,
- Nutzung von Prophylaktika,
- Umgang mit speziellen Therapeutika.

Wichtig ist, dass die Angehörigen wissen, welches Ziel mit den jeweiligen Maßnahmen erreicht werden soll. Zur Einübung der Techniken erweist es sich als günstig, wenn sie am eigenen Leibe erfahren werden. So kann die Altenpflegerin z. B. bei der Anleitung zur Mobilisation zunächst den Angehörigen selbst mobilisieren. Auf diese Weise wird deutlich, auf welche Griffe es bei der jeweiligen Technik ankommt.

Angehörige, die ihre Eltern pflegen, erleben oft Scham, wenn es um Hilfen bei Inkontinenz geht. Sachliche Informationen über die verschiedenen Möglichkeiten der Inkontinenzhilfen sind geeignet, solche Gefühle zu reduzieren. Die professionelle Pflegekraft ist auch ein Modell für das Verhalten in solchen Situationen. Das hilft auch, Hemmungen abzubauen.

Anleitung hilft den Angehörigen, Angst abzubauen. Die erworbenen Kenntnisse verschaffen Sicherheit. Sie stärken das Gefühl, die Situation bewältigen zu können.

107 **Rollenspiel:** Hierzu ist ein Bett nötig. Einer übernimmt die Rolle einer professionellen Pflegekraft, einer die Rolle eines pflegenden Angehörigen. Die professionelle Pflegekraft

- erklärt den Vorgang des Bettens bei einem Zustand nach Apoplexie mit einer Hemiparese rechts,
- führt den Vorgang mit dem Angehörigen als Patienten durch und gibt dabei Erklärungen, wie sie etwas macht.

108 **Aufgabe:** Erstellen Sie eine schriftliche Information über Inkontinenzhilfen. Machen Sie den Text durch Zeichnungen anschaulich.

109 **Aufgabe:** Einer übernimmt es, einen Kurzvortrag zur Vorbeugung von Lungenentzündung zu halten. Er zeigt die verschiedenen Maßnahmen an einem Modell. Die Gruppe gibt Rückmeldung.

10.4 Emotionale Unterstützung

Für Angehörige ist die Pflegebedürftigkeit der Eltern oder des Partners eine Aufgabe, die viel Kraft erfordert. In vielen Fällen bedeutet die Pflege einen langsamen Abschied von einer geliebten Person.

Frau Birk hatte ihre Mutter zu sich geholt, als diese pflegebedürftig wurde. Die ersten Monate konnte die Mutter noch aufstehen. Frau Birk machte ihr Beschäftigungsangebote, auf die die Mutter nicht reagierte. Das irritierte Frau Birk, denn sie wollte es der Mutter so angenehm wie möglich machen. Später konnte diese das Bett kaum noch verlassen. Die Demenz schritt fort. Frau Birk litt sehr darunter, dass die Mutter sie nicht mehr erkannte. Auch deren unfreundliches Verhalten machte ihr zu schaffen. Die Mutter redete nur in einem barschen Befehlston mit der Tochter. Sie ließ Dinge fallen und sagte: „Du musst das aufheben, dafür bist du da."

Frau Birk war Tag und Nacht im Einsatz. Wenn Frau Birk Besuch hatte, gab die Mutter in kurzen Zeitabständen Zeichen, dass sie Hilfe brauchte. Frau Birks Bruder wohnte sehr weit weg, er konnte sie selten entlasten. Die Mutter lehnte fremde Personen zur Pflege ab, Frau Birk wollte ihr das auch nicht zumuten. So kam es, dass sie nur wenige Tage im Jahr ausspannen konnte. Frau Birk, die immer sehr tatkräftig war, die nie eine Arbeit scheute, wurde müde und verzagt. Es war das erste Mal in ihrem Leben, dass sie über eine Belastung klagte.

Über die psychische und soziale Situation pflegender Angehöriger sind mehrere Forschungsarbeiten durchgeführt worden (Gräßel 1998; Kruse 1994; Urlaub 1988). Mit der Übernahme der Pflege ändert sich die Lebenssituation der Angehörigen. Töchter oder Schwiegertöchter geben häufig den Beruf auf, sie können weniger ihren Interessen nachgehen und Kontakte zu anderen Menschen pflegen. Zukunftsperspektiven fehlen, die Situation wird als unveränderlich erlebt (Kruse 1994). Das zeitliche Eingebundensein, die körperliche Beanspruchung, die Konflikte, die dadurch entstehen, weil auch noch andere Aufgaben wahrgenommen werden müssen, werden als belastend erlebt. Weniger

häufig werden die Pflegetätigkeit als solche und das Verhältnis zu den gepflegten Angehörigen genannt (Größel 1998).
Besonders belastend ist die Pflege dementer alter Menschen. Von den pflegenden Angehörigen, die psychisch veränderte Personen betreuen, geben 94% an, schwer belastet zu sein. Sie sind niedergeschlagen und hadern mit dem Schicksal (Kruse 1994).
Die Betroffenen verarbeiten die Belastung unterschiedlich (Größel 1998, Kruse 1994, Urlaub 1988). Je nach Untersuchung sind es 26% bis 43% der pflegenden Angehörigen, die die Belastungen gut verkraften. Das sind vor allem diejenigen, die in ihren gewohnten Beziehungen bleiben können. 40%–63% der Angehörigen erleben die Belastung als schwerwiegend und bilden selbst körperliche Symptome aus.
Professionelle Pflegekräfte können Unterstützung bieten. Neben Informationen über den Verlauf von Krankheiten und über mögliche Hilfen sowie der Anleitung zur Pflege ist es wichtig, Angehörige auch emotional zu unterstützen. Vielfach erleben diese keine Anerkennung. Ihre Belastung wird nicht wahrgenommen und ihre Arbeit nicht gewürdigt. Deshalb ist es wichtig zu vermitteln, dass die professionellen Pflegekräfte auch für die Probleme der Angehörigen ein offenes Ohr haben und ihre Arbeit anerkennen. Zu Beginn der Pflege und besonders dann, wenn die professionell Pflegenden nur zu einem halbjährlichen Beratungsgespräch kommen, sollte nach der Situation der pflegenden Angehörigen gefragt werden: „Wie kommen Sie mit der Situation zurecht?" Weitere Fragen, die sich auf die psychische Situation der Pflegenden beziehen, können gestellt werden (Wilz u. a. 2001):

- Was ist für Sie das größte Problem bei der Pflege?
- Welche Verhaltensweisen Ihres Angehörigen machen Ihnen die meisten Probleme?
- Hat sich Ihr Angehöriger in seiner Persönlichkeit verändert?
- Haben Sie selbst Gesundheitsprobleme?
- Können Sie Kontakte zu anderen aufrechterhalten?
- Können Sie noch anderen Aktivitäten nachgehen?
- Haben Sie Hilfe von anderen Personen?
- Was fällt Ihnen leicht in der Pflege?

Die Art der Fragen hängt von der Beziehung zu den pflegenden Angehörigen ab. Für Angehörige ist es sehr hilfreich, wenn sie Interesse an ihrer Person verspüren und einen Ansprechpartner haben. Allerdings sollten sie nicht das Gefühl haben, selbst als Klienten betrachtet zu werden, die ihre Situation einem Helfer offenbaren müssen.

Schon das Verständnis für ihre Situation wird als Entlastung erlebt. Es können Sätze formuliert werden wie:

- Es ist nicht leicht für Sie, Ihren Angehörigen so hilflos sehen.
- Sie sind sehr eingespannt in die Pflege.
- Es ist nicht einfach für Sie, Ihre Bedürfnisse zurückzustellen.

Schwester Claudia berichtet: Frau Dresen (Zustand nach Apoplex, Hemiparese, motorische Aphasie) weint manchmal bitterlich, wenn ich im Spätdienst zu ihr komme. Wenn ich nachfrage, höre ich, dass es mit ihrem Mann Streit gab, weil sie ein Pflegefall ist. Der Ehemann war ein erfolgreicher Naturwissenschaftler, ist zu Hause jedoch vollkommen unbeholfen. Frau Dresen fühlt sich sehr einsam und im Stich gelassen.

Wenn man die Situation des Ehemannes betrachtet, kann man folgende Vermutungen formulieren:

- Für den Ehemann ist es ein großer Verlust, dass er mit seiner Frau nicht mehr wie früher reden kann.
- So hat er sich das Leben nicht vorgestellt. Vielleicht hatte er noch viel mit seiner Frau zusammen geplant. Dieser Verlust muss bewältigt werden.
- Er wird durch die Pflege an eigenen Aktivitäten gehindert.
- Der bisher im Haushalt hilflose Mann muss nun alles bewältigen. Es hat eine Rollenumkehr stattgefunden.
- Er hat keine Bewältigungsstrategien für seine jetzigen Aufgaben gelernt, daher sein Schreien und Schimpfen.

Vorhaltungen oder Belehrungen würden dem Ehemann wenig helfen. Zu den einzelnen Vermutungen können einfühlend verstehend Gesprächsangebote formuliert werden:

- Es ist schwer für Sie, dass Sie nicht mehr mit Ihrer Frau reden können?
- Es ist nicht einfach für Sie, sich jetzt um alles kümmern zu müssen?
- Die Pflege ist für Sie nicht einfach?
- Sie können nicht mehr das tun, was Sie gern möchten?

Natürlich braucht jemand, der noch nie Hausarbeit gemacht und schon gar nicht Kranke gepflegt hat, auch ganz konkrete Hilfe. Schwester Claudia kann den Ehemann bei der Pflege anleiten und gemeinsam mit ihm überlegen, wer ihn im Haushalt und auch bei der Betreuung seiner Frau unterstützen könnte.

Manchmal hilft ein einziger Satz, um Angehörigen das Gefühl des Verständnisses zu vermitteln.

Schwester Andrea berichtet: Die Tochter einer vor drei Wochen aufgenommenen Bewohnerin beschwerte sich bei mir, dass ihre Mutter viel allein sei. Sie hätte mehr Betreuung erwartet. Ich erklärte ihr, dass wir da seien, wenn sie Hilfe benötige. Ansonsten hätten wir ihr angeboten, an Gemeinschaftsveranstaltungen teilzunehmen. Das habe die Mutter höflich, aber bestimmt, abgelehnt. Die Tochter erklärte, warum sie die Mutter ins Heim bringen musste, und dass sie es sich anders vorgestellt habe. Ich habe dann gesagt: „Die Heimübersiedlung war für Ihre Mutter sehr schwer, und für Sie ist es auch nicht leicht. Sie könnten Ihrer Mutter helfen, sich einzugewöhnen." Die Tochter fragte, wie die Hilfe aussehen könnte. Ich habe ihr gesagt, dass sie die Mutter in den Tagesraum begleiten könnte. Dann fiele es dieser nicht so schwer, zu den anderen Bewohnern Kontakt aufzunehmen. Die Tochter hat dann noch gesagt, dass es nicht immer leicht wäre mit ihrer Mutter.

Schwester Andrea antwortete auf die Beschwerden der Tochter zunächst auf der Sachebene. Aber erst als die Tochter sich durch den Satz „ …für Sie ist es auch nicht leicht …" verstanden fühlte, war sie bereit, Vorschlägen zu folgen. Sie konnte dann auch zugeben, dass es nicht nur an den Altenpflegerinnen lag, dass ihre Mutter Schwierigkeiten mit dem Eingewöhnen hatte.

110 **Anregung zur Gruppenarbeit:** Im Fallbeispiel „Schwester Andrea" wird beschrieben, wie Angehörige Probleme mit der neuen Situation haben. Sammeln Sie aus Ihren Einrichtungen Fallbeispiele, wie Angehörige versuchen, mit der Pflegebedürftigkeit oder Übersiedelung in ein Altenheim zurechtzukommen. Überlegen Sie, wie sie sich ausgedrückt haben, um ihre Schwierigkeiten mitzuteilen.

111 **Aufgabe:** Denken Sie an einen Fall aus ihrer Praxis, wo das Verhalten der Angehörigen Ihnen Probleme bereitete. Überlegen Sie wie im Fallbeispiel von Schwester Claudia, welche Schwierigkeiten der oder die Angehörige zu bewältigen hatten.

10.5 Familienbeziehungen

Familien bilden ein System. Wenn neue Mitglieder dazu kommen, wenn Kinder geboren werden oder ein pflegebedürftiges Elternteil hinzukommt, muss sich das System ändern und ein neues Gleichgewicht ausbilden. Wenn Mitglieder der Familie diese Veränderungen nicht akzeptieren, entstehen Probleme. Wenn alte Eltern ihre Elternrolle nicht aufgeben wollen, erwachsene Kinder sich aber nicht mehr wie Kinder behandeln lassen wollen, kommt es immer wieder zu Auseinandersetzungen. Das Festhalten an Rollen verhindert die Bearbeitung der jeweiligen Entwicklungsaufgaben.

Angehörige pflegebedürftiger alter Menschen müssen es leisten, die Beziehungen in der Familie neu zu strukturieren. Wenn es sich um pflegebedürftige Eltern handelt, müssen Rollenumkehrungen verkraftet werden. Die Kinder werden zu denen, die für die Eltern sorgen. Die Eltern müssen die Veränderung vom Geber zum Empfänger verkraften. Sie können darunter leiden, nicht mehr gebraucht zu werden.

In diese schwierige Phase der Umstrukturierung treffen die professionellen Pflegekräfte. Sie übernehmen Aufgaben, die von der Familie nicht geleistet werden können. Das kann bei den Angehörigen ambivalente Gefühle auslösen, die sich in Misstrauen ausdrücken. Manchmal klagen betreute alte Menschen über ihre Kinder und andere Verwandte, dass diese sich nicht genug um sie kümmerten, und erwarten von den Pflegekräften, dass sie ihnen Recht geben und Partei für sie ergreifen. Wenn Pflegekräfte sich darauf einlassen, werden sie in ein System hineingezogen und können nicht mehr die erforderliche professionelle Distanz wahren.

Schwester Annette hörte sich die Klagen einer von ihr betreuten Dame über ihre Schwiegertochter an. Diese habe nie ein freundliches Wort für sie, sie sei sehr hartherzig. Schwester Annette hatte Mitleid mit der freundlichen alten Frau. Eines Tages schüttet die Schwiegertochter ihr Herz aus. Die Schwiegermutter habe ihr als Ausländerin das Leben zur Hölle gemacht. Sie sei immer gegen sie gewesen. Jetzt bringe sie es trotz allen Bemühens nicht fertig, warmherzig gegenüber der

Schwiegermutter zu sein. Schwester Annette weiß nun nicht, wen sie bedauern soll.

Den Altenpflegerinnen ist meistens unbekannt, was sich über Jahrzehnte zugetragen hat. Sie hören oft nur eine Seite. Mit Beurteilungen des Verhaltens der Angehörigen erschweren sich die Altenpflegerinnen ihre Arbeit. Es ist natürlich manchmal schwer, keine Partei zu ergreifen, die klagenden Menschen nicht zu bedauern, herzlose Angehörige nicht zu verurteilen. In solchen Fällen hilft es, sich bewusst zu machen, dass es sich um Beziehungen handelt, die sich über Jahre und Jahrzehnte entwickelt haben und für die alle Beteiligten Verantwortung tragen, niemand ist nur Opfer. Ändern kann sich nur etwas, wenn es die Beteiligten wirklich wollen und bereit sind, dafür auch Anstrengungen zu unternehmen. Häufig ist dies aber nicht der Fall. So wird dann jemand gesucht, dem man sein Leid klagen kann, um sich kurzfristig zu entlasten.

In solchen Situationen ist es sinnvoll, sich jeder Stellungnahme zu enthalten. Da aber in irgendeiner Form reagiert werden muss, kann auf die vermuteten Gefühle eingegangen werden. „Sie sind enttäuscht von Ihrer Schwiegertochter?" „Sie ärgern sich, dass …?" Dabei wird mitgeteilt, dass man Gefühle wie Enttäuschung oder Ärger versteht, ohne Partei zu ergreifen oder das Verhalten anderer zu beurteilen.

Auch nicht offen ausgesprochene Erwartungen beeinflussen die professionellen Pflegekräfte. Es ist nicht immer leicht, sich ihnen zu entziehen.

Schwester Claudia berichtet: Ich betreue Anna S., eine Frau von Mitte 30. Sie leidet an einem inoperablen Gehirntumor, der langsam wächst. Die Lähmungen sind inzwischen so weit fortgeschritten, dass sie sich nur noch im Rollstuhl fortbewegen kann. Anna versucht, sich allen Pflegemaßnahmen zu entziehen. Sie lässt sich nicht richtig waschen, sie will ihre Medikamente nicht nehmen. Was immer getan werden soll, sie sagt: „Keine Lust." Oder sie schreit: „Au, au, Papi, Papi!" Ich habe dann immer das Gefühl, mich rechtfertigen zu müssen, obwohl nichts vorgefallen ist.

Der Vater ist die unbestrittene Autorität in der Familie. Er kann alles und regelt alles. Anna erwartet auch von den Pflegekräften, dass sie sich dem „großen Vater" unterordnen. Er kommt sofort, wenn Anna bei der Pflege um Hilfe schreit, um nachzuschauen, was los ist. Er versucht dann, einen Scherz darüber zu machen. Er vermittelt aber gleichzeitig den Eindruck, dass er jederzeit los schreien könne und auch das Recht dazu habe.

> *Die Mutter, 70 Jahre alt, kontrolliert das Haus, putzt, wäscht und kocht. Sie klagt, dass sie nicht mehr könne, sie sei kaputt, aber ohne sie geht auch nichts. Die Mutter lässt sich gern von den Altenpflegerinnen in den Arm nehmen. Wenn alles über ihr zusammenschlägt, ist es an den Altenpflegerinnen, sie zu trösten. Konkrete Angebote zu ihrer Entlastung nimmt sie allerdings nicht an.*

Anna entwickelte mit ihren eingeschränkten körperlichen und geistigen Fähigkeiten Strategien, um mit den Verlusten und der daraus resultierenden Hilflosigkeit umzugehen:

- Sie fällt in kindliche Verhaltensmuster zurück. Sie ruft nach dem Papi. Diese Verhaltensmuster werden durch die Familienkonstellation begünstigt. Der Vater spielt mit.
- Sie verbündet sich mit dem „starken" Vater gegen die Altenpflegerinnen. Er kann für sie durchsetzen, was ihr nicht mehr gelingt. Sie „leiht" sich seine Autorität.

Schwester Claudia fühlt, wie sie in diese Familienstruktur hineingezogen wird. Wenn Anna nach ihrem Vater schreit, beobachtet sie an sich selbst: „Ich habe immer das Gefühl, mich rechtfertigen zu müssen." Das Gefühl stellt sich ein, obwohl sie weiß, dass sie ordentlich gearbeitet hat. Sie weiß auch, dass sie dem Vater keine Rechenschaft schuldig ist. Erwartungen wirken, auch wenn man es nicht will. Wichtig ist es daher, sich solch „unpassender" Gefühle bewusst zu werden, nur damit kann der Gefahr begegnet werden, nicht mehr die notwendige professionelle Distanz zu wahren.

112 Aufgabe: Sammeln Sie Fallbeispiele aus ihrer Praxis, wo

- alte Menschen sich über ihre Angehörigen beklagten,
- Angehörige sich über die pflegebedürftigen alten Menschen beklagten.

Wie versuchten die Betreffenden, Sie dazu aufzufordern, Partei zu ergreifen?

> **113** **Anregung zur Selbstreflexion:** Wie erleben Sie es, wenn alte Menschen sich über ihre Angehörigen beklagen. Welche Gefühle steigen in Ihnen auf?

> **114** **Aufgabe:** Gehen Sie bei den folgenden Aussagen nicht auf die Vorwürfe ein, ergreifen Sie nicht Partei und nehmen Sie nicht Stellung. Formulieren Sie einfühlend verstehende Antworten, d.h. Sie gehen auf das Gefühl der Sprecherin ein. (Verteidigen oder entschuldigen Sie nicht die Angehörigen!)
> - Wieder ist meine Tochter nicht gekommen. Wie finden Sie das? Nie hat sie Zeit für mich. Alles andere ist ihr wichtiger.
> - Ist es nicht unmöglich, dass mein Sohn nicht gekommen ist? Da steckt wieder die Schwiegertochter dahinter. Für ihre Mutter hat sie immer Zeit.
> - Geht man so mit seiner Mutter um, frage ich Sie? Sie lassen mich hier liegen. Wenn Sie nicht kämen, hätte ich gar niemanden.

10.6 Gewalt durch Angehörige

Altenpflegerinnen, die in ambulanten Diensten arbeiten, haben nicht selten die Erfahrung gemacht, dass pflegebedürftige alte Menschen von ihren Angehörigen auf die eine oder andere Art vernachlässigt oder misshandelt wurden. Sie haben erlebt, dass alten Menschen Getränke verweigert wurden, damit sie nicht so häufig urinieren müssen, dass sie in ihrem Kot liegen gelassen wurden, dass sie in der Wohnung eingeschlossen wurden und keinen Kontakt hatten. Sie haben erlebt, dass pflegebedürftige alte Menschen beschimpft, gedemütigt und geschlagen wurden.

Unter *Gewalt* werden *Vernachlässigung* und *Misshandlung* verstanden (Dieck 1987).

Von *Vernachlässigung* wird gesprochen, wenn physische, psychische und soziale Grundbedürfnisse nicht befriedigt werden.

- *Aktive Vernachlässigung* bedeutet, bewusst Handlungen zu unterlassen, z.B. Essen und Trinken zu verweigern.
- *Passive Vernachlässigung* heißt, dass notwendige Hilfeleistungen vergessen werden oder dass Bedürfnisse nicht wahrgenommen werden.

Misshandlungen können körperlich und psychisch sein. Auch finanzielle Ausbeutung und die Einschränkung des freien Willens gehören dazu.

- *Körperliche Misshandlung* reicht vom groben und harten Anfassen über Schlagen bis zur aktiven Tötung. Auch Einsperren ist körperliche Misshandlung.
- *Psychische Misshandlungen* können Beschimpfungen, verbale Verunglimpfung, Einschüchterungen, Demütigungen, Angst machen und soziale Isolierung sein. Drohungen wie „Du kommst ins Altenheim" gehören dazu.
- *Finanzielle Ausbeutung* bedeutet die missbräuchliche Verwendung von Geld und Eigentum der Gepflegten. Sie werden ausgebeutet, wenn sie veranlasst werden, Eigentum zu überschreiben oder Vollmachten zu erstellen, die es den Angehörigen erlauben, über das Geld der Gepflegten gegen deren Willen zu verfügen.
- *Einschränkung des freien Willens bedeutet*, dass die Menschenrechte verletzt werden oder der Gepflegte gehindert wird, seine Zivilrechte auszuüben wie die Wahl des Wohnortes oder Abfassen eines Testamentes.

Ursachen. Es ist nicht leicht, einen kranken, besonders einen verwirrten Menschen über längere Zeit rund um die Uhr zu pflegen. Welche Bedingungen können dazu führen, dass es zu Misshandlungen kommt? Die Gründe dafür sind vielfältig, es gibt keine einfachen Erklärungen. Zu diesem Thema liegen viele Forschungsergebnisse vor (Zusammenfassung bei Görgen u. a. 2002). Ein zentrales Ergebnis der Untersuchungen ist, dass nicht die tatsächliche Pflegebelastung ausschlaggebend ist, sondern wie diese von den Betroffenen erlebt wird. Zu Gewalthandlungen kommt es eher, wenn die Hauptpflegeperson in die Pflege gedrängt wurde, wenn es also keine bewusste Entscheidung war. Sie muss auf vieles verzichten, ohne dass sie das eigentlich wollte, und sie sieht keine Besserung des Zustandes (Hoefer 1995). Wenn die Pflegenden zudem ein geringes Selbstwertgefühl haben und ihre Situation als Falle erleben, wenn sie das Gefühl haben, nichts richtig machen zu können, wird es eher zu gewalttätigen Handlungen kommen. Die Gefahr ist besonders groß, wenn die Pflegenden finanziell von den Gepflegten abhängig sind, wenn sie beruflich erfolglos, sozial isoliert oder alkoholabhängig sind.

Es gibt auch Merkmale der gepflegten alten Menschen, die gewalttätige Handlungen begünstigen. Das ist der Fall, wenn Pflegebedürftige sich selbst aggressiv verhalten. Das kann schon immer ihr Stil gewesen sein, es kann aber auch ein Symptom der Demenz sein. Wenn die Gepflegten den Angehörigen jede Anerkennung verweigern, Vorwürfe machen oder eine optimale Pflege erschweren, führt das bei den Pflegenden zu Gefühlen der Ohnmacht, die sich als Aggression entladen können.

Gewalt gegen pflegebedürftige Angehörige muss auch auf dem Hintergrund der Familiengeschichte gesehen werden. Die extreme gegenseitige Nähe wird zu einer Quelle von Verstimmungen und Gefühlen der Unausweichlichkeit. Lang schwelende Konflikte können wieder aufbrechen. Zwischen „Tätern" und „Opfern" bestehen wechselseitige Abhängigkeiten. Das Festhalten an früheren Rollen erschwert den Umgang in der veränderten Situation. In manchen Familien wurden Konflikte schon immer auf gewalttätige Weise gelöst. Die Belastungen, die Gepflegte und Pflegende zu verkraften haben, verstärken diese Muster noch. Eltern, die ihre Kinder misshandelt haben, werden als Pflegebedürftige eher misshandelt. Männer, die gewalttätig gegen ihre Ehefrauen waren, bleiben dies auch bei deren Pflegebedürftigkeit.

Soziale Isolation in der Verwandtschaft und Nachbarschaft verschärfen die Bedingungen, die Entgleisungen der pflegenden Angehörigen begünstigen. Familien, in denen Gewalt vorkommt, sind meistens isoliert, und sie suchen von sich aus keine Hilfe.

Was kann getan werden? Für pflegende Angehörige besteht ein Bedarf an Beratung und Hilfe, und zwar auch schon dann, wenn die Belastungen noch nicht zu Fehlentwicklungen geführt haben. Da Familien, in denen Gewalt vorkommt, keine Hilfe suchen, werden Beratungsangebote, um die sie sich aktiv bemühen müssten, nicht in Anspruch genommen. Eine „zugehende" Beratung ist daher der Weg, um in Kontakt zu kommen. Die professionellen Pflegekräfte der ambulanten Dienste sind die Personen, die in die Familien kommen und am ehesten in der Lage sind zu erkennen, dass Gefahr für Misshandlungen oder Vernachlässigung besteht oder es schon dazu gekommen ist.

In der Familie als Ort des vertrauten Miteinanders wird in der Regel keine Gewalt vermutet. Deshalb kann es leicht geschehen, dass die professionellen Pflegekräfte Misshandlungen „übersehen" oder bagatellisieren. Das ist besonders der Fall, wenn nicht eindeutig „Täter" und „Opfer" unterschieden werden können. Das Erleben von Gewalt löst bei den professionell Pflegenden gewöhnlich starke Gefühle wie

Wut, Abscheu, Angst, Hilflosigkeit oder Ohnmacht aus. Diese lassen leicht Reaktionstendenzen wie Ausweichen übermächtig werden. Das erschwert ein besonnenes Handeln.

Die Altenpflegerinnen brauchen in diesen Fällen die Unterstützung ihres Teams wie auch die anderer Einrichtungen. In mehreren Städten sind speziell für alte Menschen Notrufe entstanden, die Hilfe anbieten. Die Altenpflegerinnen können sich bei solchen Einrichtungen selbst Rat holen. Sie können auch die Angehörigen dorthin verweisen. (Ein Beispiel für solche Einrichtungen ist die Initiative „Handeln statt Misshandeln" in Bonn. Sie bietet ein Notruftelefon für die betroffenen alten Menschen, kostenlose Beratung für pflegende Angehörige sowie Beratung und Weiterbildung für professionelle Pflegekräfte an.) Unterstützen können auch Hausärzte, psychosoziale Dienste und Beratungsstellen.

Die Mitarbeiter der ambulanten Dienste sind oft die ersten oder auch die einzigen Ansprechpartner für die pflegenden Angehörigen. Sie sind deshalb diejenigen, die das Problem ansprechen können. Ein solches Gespräch fällt gewöhnlich nicht leicht. Dies kann man den Angehörigen mitteilen, und zwar mit einer Ich-Botschaft: „Es fällt mir nicht leicht, darüber zu sprechen." „Es ist mir sehr unangenehm, mit Ihnen darüber zu reden." Eine solche Einleitung vermindert die Abwehr bei den Angehörigen. Ein Gespräch über Misshandlungen oder Vernachlässigung sollte ohne Anklagen, Vorwürfe und moralische Verurteilungen geführt werden, es sollte vielmehr auf der Sachebene stattfinden, d. h. die Altenpflegerin teilt ihre Beobachtungen mit. Die Sätze können mit „Mir fällt auf …", „Ich habe gesehen, dass …" beginnen, es folgen die Beobachtungen. Die Angehörigen müssen Gelegenheit haben, ihre Sicht der Dinge darzustellen.

Ziel des Gespräches muss es sein herauszufinden, wie Abhilfe geschaffen werden kann. Es kann über Hilfsmöglichkeiten bei der Pflege, psychosoziale und psychotherapeutische Maßnahmen und wirtschaftliche Unterstützung informiert werden sowie über Stellen, die Hilfe bieten. Auch hier ist es wichtig, dass sich die Angehörigen nicht gedrängt fühlen, das würde nur dazu führen, dass sie alle Vorschläge ablehnen.

In solchen kritischen Situationen sollten die Altenpflegerinnen sich ihrer Grenzen bewusst sein. Es ist nicht ihr Versagen, wenn Hilfen nicht akzeptiert und erarbeitete Lösungen nicht angenommen werden. In einer amerikanischen Untersuchung (nach Dieck 1987) sprachen Ärzte bei Betroffenen das Thema Gewalt in der Familie an. Nur 28% der Angehörigen zeigten sich erleichtert bis dankbar, die anderen stritten die Gewalt ab oder zeigten sich indifferent bis ablehnend.

Wenn auch der Grundsatz „Hilfe vor Strafe" gelten sollte, muss in Situationen, in denen jede Möglichkeit der Unterstützung abgelehnt wird, über die Einschaltung von Behörden nachgedacht werden.

Die beste Strategie gegen Gewalt ist Vorbeugung. Dazu gehört eine umfassende Beratung. Angehörige sollten von professionellen Pflegekräften möglichst vor der Übernahme und kontinuierlich während der Pflege informiert, angeleitet und emotional unterstützt werden. Altenpflegerinnen können Angehörigen helfen, sich nicht zu überfordern. Professionelle Pflegekräfte können wahrnehmen, wann sich kritische Entwicklungen anbahnen und schon frühzeitig Hilfe anbieten und vermitteln. Wenn sich die Altenpflegerinnen als Ansprechpartner der pflegenden Angehörigen betrachten und diese in ihre Arbeit einbeziehen, leisten sie einen wesentlichen Beitrag zur Vorbeugung von Gewalt.

115 **Anregung zur Gruppenarbeit:** In welcher Form sind Ihnen Vernachlässigung und Misshandlung begegnet?

116 **Aufgabe:** Wenn Sie Gewalt gegen pflegebedürftige Angehörige erlebt haben: Beschreiben Sie die Familie. Was könnten die Ursachen für Vernachlässigung oder Misshandlung sein?

117 **Aufgabe:** Stellen Sie die Einrichtungen in Ihrer Gemeinde zusammen, die Familien mit pflegebedürftigen Angehörigen Hilfe leisten können.

118 **Anregung zur Selbstreflexion:**
- Wie haben Sie auf das Erleben von Gewalt reagiert?
- Was macht es Ihnen schwer, mit den „Tätern" darüber zu sprechen?

Buijssen, H. (1996): Die Beratung von pflegenden Angehörigen. Beltz, Weinheim

Hirsch, R. D. (1997) Aggression und Gewalt. In: Buijssen, H., Hirsch, R. D. (1997): Probleme im Alter. Beltz, Weinheim

Wilz, G., Adler, C., Gunzelmann, C. (2001): Gruppenarbeit mit Angehörigen von Demenzkranken. Ein therapeutischer Leitfaden. Hogrefe, Göttingen

11 Gespräche im Team

„Vom Reden allein ist noch niemand gewaschen oder mit Essen versorgt worden", sagte ein Altenpfleger. Sollte man sich nicht lieber um die alten Menschen kümmern statt im Team miteinander zu reden?
Altenpflege wird in der Regel im Team durchgeführt. Man muss die Arbeit miteinander abstimmen, man muss Informationen vermitteln, anleiten, sich in schwierigen Situationen verständigen. Man kann sich in einem Team wohlfühlen oder auch nicht. Man kann sich bei seiner Arbeit unterstützt fühlen oder die Kolleginnen als eine zusätzliche Belastung erleben. Wie das Team erlebt wird, wirkt sich auch auf die Pflege aus. Die Zeit, die investiert wird, um im Team miteinander auszukommen, kommt auch den betreuten Menschen zugute.

11.1 Miteinander im Team

Bei Befragungen zum Thema Belastungen in der Altenpflege werden am häufigsten Kommunikationsprobleme im Team genannt, die Arbeit mit den alten Menschen scheint dagegen weniger zu beeinträchtigen (Becker/Meifort 1997). Das Arbeitsklima hat Auswirkungen auf die Gesundheit: Je schlechter das Verhältnis zu Kollegen und Kolleginnen erlebt wird, desto häufiger kommt es zu Gesundheitsproblemen. Bei knapp einem Drittel der Altenpflegerinnen ist ein kritischer Punkt der emotionalen Erschöpfung erreicht (Zimber/Weyerer 1998). Die Belastungen führen in vielen Fällen zu Resignation. Ein Jahr nach der Ausbildung ist ein Viertel der Altenpflegerinnen ausgeschieden, nach fünf Jahren ist nur noch die Hälfte im Dienst (Meifort 1997). Die Auffassung, man solle sich lieber um die alten Menschen kümmern statt über Probleme im Team zu reden, führt also auf lange Sicht nicht zu mehr Betreuung, sondern zu weniger.

Synergie. Was ist ein Team in der Altenpflege? Wir können dann von einem *Team* sprechen, wenn

- die Betreuung alter Menschen gemeinsam gestaltet wird,
- Pflegeziele, -inhalte und -methoden miteinander abgestimmt werden,
- im Einzelfall eine fachliche Kooperation stattfindet.

Das Miteinander soll dazu führen, dass gemeinsam mehr geleistet wird als wenn jeder für sich arbeitet. Dieses Mehr, das durch die Zusammenarbeit entsteht, wird *Synergie* genannt. Wie kann es möglich sein, dass gemeinsam mehr geleistet wird?

Stellen Sie sich einen Korb voll mit Aufgaben vor, die in einzelne Päckchen verpackt sind. Ein Teil der Aufgaben erfordert zur Lösung die Fähigkeit A, sie heißen A-Aufgaben. Der andere Teil erfordert die Fähigkeit B. Von außen kann man den Aufgaben nicht ansehen, zu welcher Gruppe sie gehören. Nun sollen zwei Personen die Aufgaben lösen. Person A hat die Fähigkeit A, Person B die Fähigkeit B. Wenn A und B aus dem Korb Aufgaben entnehmen, werden beide sowohl A- als auch B-Aufgaben erhalten. Arbeitet nun jeder für sich allein, bleibt ein Teil der Aufgaben ungelöst: A kann nur A-Aufgaben lösen und scheitert bei B-Aufgaben, B scheitert bei A-Aufgaben.

Wenn beide miteinander reden, können alle Aufgaben gelöst werden. A könnte B fragen, ob er die Fähigkeit B habe, er selbst habe sie nicht. Er habe jedoch die Fähigkeit A. Wenn B also die B-Aufgaben lösen könne, wäre folgende Vereinbarung zu treffen: A gibt seine ungelösten Aufgaben an B, B gibt seine ungelösten Aufgaben an A. So wären am Ende alle Aufgaben gelöst.

Die Zusammenarbeit führt zu einem besseren Ergebnis als die Einzelarbeit. Die Kommunikation kann jedoch nur gelingen, wenn

- beide an einem optimalen Arbeitsergebnis interessiert sind,
- beide Interesse füreinander zeigen (Was kannst du, was kannst du nicht?),
- beide offen über ihre Fähigkeiten sprechen,
- beide bereit sind, ihre Arbeit miteinander abzustimmen.

Wenn die Zusammenarbeit zu einem besseren Arbeitsergebnis führt, entsteht Synergie. Eine optimale Lösung würde nicht erreicht, wenn ein Streit darüber ausbräche, ob Fähigkeit A wertvoller sei als B, wer über wem rangieren solle, wer wem etwas zu sagen habe. Eine optimale Lösung würde auch behindert, wenn B dem Vorschlag A's misstrauen würde, wenn er Angst hätte, reingelegt zu werden. Natürlich wäre es auch nicht hilfreich, wenn A dem B die Fähigkeit B nicht zutraut oder wenn er es ihm nicht zugestehen könnte, dass er auf einem Gebiet besser ist. Wenn einer besser sein will als der andere, kommt nur eine schlechtere Lösung zustande.

Durch falsche Vorstellungen und falsche Strategien wird Synergie häufig verhindert. Und nicht nur das, manche Altenpflegerin fühlt sich von den anderen gehindert, das zu geben, was sie könnte und was sie auch wollte. Durch eine Veränderung der Sichtweise und der Sprache können Bedingungen geschaffen werden, die die Entwicklung von Synergie begünstigen.

Unterstützung im Team. Wie kann Unterstützung im Team konkret aussehen? Gibb (nach O'Rourke u. a. 2001) wertete über einen Zeitraum von acht Jahren Teamgespräche verschiedener Organisationen aus. Er unterschied zwischen Aussagen, die Gesprächspartner abweisen oder abwerten und damit ein negatives Klima schaffen und solchen, die unterstützen und ein positives Klima bewirken. Aus diesen Ergebnissen hat er sechs konkrete Ratschläge für die Praxis abgeleitet:

- *Beschreiben Sie ein Problem, verzichten Sie auf eine Bewertung.*
- *Gehen Sie Problem lösend vor, verzichten Sie auf Anordnungen.*
- *Seien Sie spontan statt berechnend.*
- *Zeigen Sie Einfühlung und Verständnis, seien Sie nicht distanziert.*
- *Stellen Sie sich auf eine Stufe mit den anderen, verzichten Sie auf Überlegenheit.*
- *Seien Sie offen für neue Informationen, verzichten Sie darauf, sich ein für alle Mal festzulegen.*

Beschreiben statt Bewerten. Im Alltag gibt es vieles, was nicht funktioniert: Eine Arbeit wird nicht richtig ausgeführt, es wird etwas übersehen oder vergessen. Es fehlt z. B. etwas auf dem Verbandswagen. Dies kann unterschiedlich mitgeteilt werden. „Dies und das ist nicht aufgefüllt worden." Das wäre eine Beschreibung auf der Sachebene. Häufig hört man aber Sätze wie: „Wer hat denn schon wieder nicht ..." oder „Wie kann man nur ..." oder „Wer hat denn das wieder verbrochen!" Bei solchen Aussagen findet eine Bewertung statt. Die Kollegin, die etwas vergisst, ist schuldig, sie ist unzuverlässig und schlimm (Konfliktlösungsstrategie „Direkte Abwertung"). Es wird in erster Linie eine Nachricht über die Beziehung vermittelt („So eine bist du!"), und gewöhnlich wird auch auf dem Beziehungs-Ohr gehört. Natürlich steigt Ärger hoch, wenn man in seiner Arbeit behindert wird, weil ein anderer etwas vergessen hat. Um diesen Ärger loszuwerden, kann man auf Ich-Botschaften zurückgreifen. „Es hat mich geärgert, dass ich noch mal raus laufen musste." Eine solche Aussage wertet die Kollegin nicht ab. Da sie sich nicht verteidigen muss, kann sie sachlich darauf reagieren.

Problem lösender Ansatz statt Anweisung und Kontrolle. Ist es nun zum wiederholten Mal passiert, dass der Verbandswagen nicht aufgefüllt wurde, kann unterschiedlich vorgegangen werden. Problemlösend bedeutet, das Problem zu benennen und gemeinsam nach Abhilfe zu suchen. „Der Verbandswagen ist nicht aufgefüllt worden. Was können wir tun, damit dies in Zukunft nicht mehr passiert?" Es wird darauf verzichtet, eine Lösung vorzugeben, Anordnungen zu treffen und Kontrolle auszuüben wie etwa: „Jeder, der den Verbandswagen benutzt hat, füllt ihn auf. Schwester X wird jeden Morgen nachsehen, ob das geschehen ist." Solche Anordnungen verursachen nur Unzufriedenheit und funktionieren nicht. In Tabelle 4 werden „Anordnungen" und „Problem lösendes Vorgehen" gegenübergestellt.

Spontaneität statt Strategie und Manipulation. Spontan zu sein, sich so zu zeigen, wie man ist, setzt voraus, sich sicher zu sein, Selbstbewusstsein zu haben. Wenn jemand etwas darstellen möchte, was er nicht ist, etwa überlegen und jeder Situation gewachsen, muss er Schwächen verbergen und Fassaden aufbauen. Wenn eine Stationsleiterin der Auffassung ist, dass sie immer Vorbild sein muss, da sonst ihre Mitarbeiterinnen schlampig arbeiten würden, muss sie viel Energie aufbringen, um den Eindruck von Perfektion zu vermitteln. Spontane Äußerungen sind dann nicht möglich.

In einem Team, in dem Konkurrenz vorherrscht und jeder vermeidet, Schwächen zu zeigen, kann es manchmal befreiend wirken, wenn jemand berichtet, dass ihm etwas schwer fällt oder dass nicht ganz korrekte Gefühle in ihm hochsteigen. Plötzlich können dann alle über ihre Schwierigkeiten reden und fühlen sich erleichtert. Spontan zu sein bedeutet aber nicht nur, Schwächen zu zeigen, auch Freude kann ausge-

Tabelle 4: Anordnung/Kontrolle und Problem lösendes Vorgehen

Anordnung und Kontrolle	Problem lösend
Ihr müsst das so und so machen!	Wie lösen wir das Problem?
Dieser Fehler darf nicht wieder vorkommen.	Wie können wir in Zukunft diesen Fehler vermeiden? Hat jemand eine Idee?
Das muss bis dahin fertig sein!	Lasst uns sehen, wie wir es schaffen, bis dahin fertig zu sein.

drückt werden oder Stolz, dass etwas gut gelungen ist. Solche Offenheit schafft Vertrauen.

Einfühlung statt Distanz. Auch für Altenpflegerinnen ist es wohltuend, wenn sie sich verstanden fühlen, wenn jemand ihre Gedankengänge nachvollzieht oder ihre Gefühle wahrnimmt. Das Gegenteil davon wäre, sich bei allem, was eine Kollegin betrifft, desinteressiert zu zeigen, weil schließlich keine Zeit für so etwas ist und auch keine Notwendigkeit dafür bestehe. Diese Einstellung, dass jeder mit den Widrigkeiten des Berufs fertig werden müsse, ohne Worte darüber zu verlieren, wird als Gleichgültigkeit oder auch als Zurückweisung erlebt.

Es gibt viele Gelegenheiten, andere zu fragen: „Wie haben Sie das erlebt?" „Wie geht es Ihnen mit Frau X?" Gerade auch neuen Kolleginnen und Schülerinnen tut es gut, wenn sie beachtet werden und wenn sich jemand die Mühe macht, sie kennenzulernen: „Wie geht es Ihnen bei uns?" „Hatten Sie sich die Praxis so vorgestellt?" Man kann sich fragen, wie es dem anderen zumute ist. Wie erlebt der Zivildienstleistende demente Bewohner? Ist es vielleicht ein Schock für ihn? Mit dieser Unterstützung, die wenig Zeit kostet, wird das Arbeitsklima verbessert.

Gleichheit statt Überlegenheit. Es gibt verschiedene Arten der Überlegenheit. Da ist einmal die Position in der Hierarchie. Aber auch ohne formelle Hierarchie gibt es Unterschiede. Altgediente Altenpflegerinnen haben natürlich mehr Erfahrung als Berufsanfängerinnen und spielen dies auch gelegentlich aus: „Hab' du erst mal meine Erfahrung!" Beispiel: Schwester Katrin berichtet, dass sie bei der Körperpflege von Herrn X Schwierigkeiten hat. Schwester Renate antwortet, dass sie keine hat. Auf der Beziehungsseite teilt sie mit: „Ich bin kompetenter als du." Schwester Katrin sagt wahrscheinlich nichts mehr, sie dürfte sich zumindest unbehaglich fühlen. In Zukunft wird sie es vermeiden, über ihre Probleme zu sprechen, Unterstützung erwartet sie keine mehr.

Es wäre es jedoch sinnvoll, wenn Schwester Renates besonderes Geschick im Umgang mit Herrn X anderen zum Nutzen gereichte. Sie könnte ihre Hilfe anbieten: „Ich habe diese Schwierigkeiten bei Herrn X noch nicht erlebt. Wenn du willst, können wir gemeinsam überlegen, was seine Abwehr auslöst." Diese Aussage ist lösungsorientiert. Schwester Katrin fühlte sich nicht abgewertet und könnte auf das Angebot ohne Gesichtsverlust eingehen. Auf diese Weise entsteht Synergie.

Offenheit für neue Informationen. Es ist ein menschliches Bedürfnis, ein sicheres Wissen zu haben. Das, was wir einmal als richtig erkannt haben, soll richtig bleiben. Tatsachen, die dem widersprechen, werden ignoriert oder uminterpretiert. Das eigene Wissen in Frage zu stellen, würde eine Unsicherheit auslösen, die schwer zu ertragen ist. Es ist also nicht leicht, offen für neue Informationen zu sein. „Wir haben es schon immer so gemacht", das drückt aus, dass man sich nicht verunsichern lassen will.

Offen zu sein hieße, auch der Schülerin zuzuhören und Veränderungen in Erwägung zu ziehen. Das hätte auch noch den Effekt, dass die Schülerin sich akzeptiert fühlte. Offen sein kann nur, wer das eigene Denken und die eigenen Werturteile als vorläufig ansieht. Das verhindert Erstarrungen und lässt einen Austausch mit anderen zu. Das Interesse an Personen und neuem Wissen fördert nicht nur die eigene Entwicklung, sondern lässt auch Synergie entstehen.

In Tabelle 5 werden ein unterstützendes und ein abweisendes Gespräch dargestellt. In der unterstützenden Version verhält sich die Stationsleitung problemorientiert und offen. In der abweisenden Version wird die Kollegin bewertet, und es wird dirigiert. Der Zeitaufwand dürfte für beide Gespräche gleich groß sein. Die Gefühle der Mitarbeiterin dürften sich jedoch unterscheiden. Bei der unterstützenden Version wird sie sich akzeptiert fühlen und zufrieden sein, bei der abweisenden Version dürfte sie unzufrieden, verärgert oder deprimiert sein.

119 Aufgabe: Schwester Renate ist abends so lange mit der Pflege beschäftigt, dass die Zeit oft nicht für eine ordnungsgemäße Dokumentation ausreicht. Sie will weder die Bewohner vernachlässigen noch Überstunden machen. Die Stationsleitung hat das Problem bei der Teambesprechung wie folgt angesprochen: „Die Dokumentationen müssen besser werden." Einige Teammitglieder sagten daraufhin, dass ihre Dokumentationen in Ordnung seien. Schwester Renate äußert sich nicht dazu. Sie verändert ihr Verhalten nicht.

Wie hätte die Stationsleitung das Problem ansprechen können, damit eine Bearbeitung des Problems wahrscheinlicher geworden wäre?

120 Aufgabe: Sammeln Sie Probleme aus dem Alltag. Überlegen Sie, wie Sie die Kolleginnen so ansprechen könnten, dass sie sich nicht angegriffen, sondern unterstützt fühlen.

Tabelle 5: Unterstützende und abweisende Version eines Gesprächs

Situation: Schülerin Manuela (M) schaffte es nicht, alle Bewohner ihres Bereiches bis zum Dienstschluss zu versorgen. Schwester Christa übernimmt zwei ihrer Bewohner. Das Problem wird von der Stationsleitung (SL) angesprochen.	
Unterstützend	**Abweisend**
SL: Es gibt ein zeitliches Problem: Sie sind mit Ihren Bewohnern nicht durchgekommen. Schwester Christa hat zwei Ihrer Bewohner übernommen.	Sie haben viel zu lange gebraucht. Schwester Christa hat zwei Ihrer Bewohner übernommen. Es geht nicht, dass andere Ihre Arbeit machen.
M: Ich habe so lange für Frau X gebraucht. Sie hatte immer wieder eine unbequeme Stelle im Bett. Ich wollte, dass sie sich für die Nacht wohlfühlt.	Ich habe so lange für Frau X gebraucht. Sie hatte immer wieder eine unbequemeStelle im Bett. Ich wollte, dass sie sich für die Nacht wohlfühlt.
SL: Ja, Frau X ist sehr empfindlich. Wie können wir das Problem lösen? Wenn Sie wollen, können wir Frau X gemeinsam lagern und sehen, wo die Probleme auftreten.	Ich zeige Ihnen, wie man Frau X lagert. Dann machen Sie es so, wie ich es sage.
M: Ich habe so gelagert, wie ich es in der Schule gelernt habe.	Ich habe so gelagert, wie ich es in der Schule gelernt habe.
SL: Wir müssen bei nächster Gelegenheit darüber sprechen, wie Sie es gelernt haben. Ich bin sehr daran interessiert.	Wir machen es nach unserer Methode. Was Sie in der Schule lernen, taugt nicht immer für die Praxis.

11.2 Informieren

Die Effektivität der Arbeit im Team hängt davon ab, wie Informationen ausgetauscht werden. Analyse und Optimierung des Informationsflusses sind ein wesentlicher Bestandteil professioneller Arbeit und können nicht dem Zufall überlassen werden.

In Einrichtungen der Altenpflege gibt es einen institutionalisierten Informationsaustausch wie Pflegedokumentation und Übergabegespräche. Auch sonst werden ständig Informationen ausgetauscht. Um den Informationsfluss zu verbessern und mehr Transparenz zu schaffen, können Formalisierungen wie Check-Listen oder Info-Mappen gestaltet werden. Gemeinsame Anstrengungen hierzu führen zu einer bewussten Strukturierung und zur Reflexion der Arbeit.

Pflegedokumentation. Sie ist ein zentrales Kommunikationsmittel. Die sprachliche Gestaltung der Dokumentation setzt voraus, dass geklärt ist, was unter Pflege zu verstehen ist und wie die einzelnen Handlungen benannt werden sollen. Es wird beklagt, dass die psychosozialen Aspekte gegenüber den medizinischen vernachlässigt werden (Zegelin 1997). Wenn es Aufgabe der Altenpflege ist, den betreuten alten Menschen günstige Bedingungen zur Bewältigung ihrer Entwicklungsaufgaben zu bieten, sie zu begleiten und unterstützen, muss dies auch in der Pflegedokumentation ihren Niederschlag finden.

Die Wertschätzung der betreuten alten Menschen drückt sich auch in der Sprache der Pflegedokumentation aus. Wenn ein Mensch mit „ungepflegt" beschrieben wird, wirkt dies abwertend. Auch Beschrei-

Tabelle 6: Beispiel einer Dokumentation

22.6. 7:35 Uhr	Frau Müller hat schlecht geschlafen und wünscht, im Bett gewaschen zu werden. Ganzwäsche im Bett. Frau Müller beteiligt sich kaum am Waschvorgang. Sie spricht über ihren verstorbenen Ehemann und ist sehr traurig. Sie nimmt den Vorschlag auf, ihr Lieblingsgedicht vorgelesen zu bekommen und wird ruhig.
23.6. 7:30 Uhr	Frau Müller hat gut geschlafen. Ganzwäsche am Waschbecken. Frau Müller wäscht ihren Oberkörper allein. Sie spricht mit Freude über den bevorstehenden Besuch der Tochter.

bungen wie „Sie ist nicht kooperativ" sind wertend. „Sie lehnt Pflegemaßnahmen ab" drückt denselben Sachverhalt aus, ohne dass eine Abwertung damit verbunden ist. Diese Formulierung stellt den alten Menschen als jemand dar, der das Recht hat, über sich selbst zu verfügen.

Eine Beschreibung des konkreten Verhaltens vermeidet nicht nur Etikettierungen, sondern ist auch informativer. Unter „Er war aggressiv" kann man sich weniger vorstellen als unter der Beschreibung „Er hat beim Waschen um sich geschlagen." Anhand solcher Informationen kann das weitere Vorgehen besser geplant werden als nach pauschalen Etikettierungen.

Übergabegespräche. Beim Schichtwechsel finden jeweils Übergabegespräche statt. Die abgebende Schicht berichtet über den Zustand und das Befinden jedes einzelnen Bewohners und informiert darüber, was in der nächsten Schicht jeweils zu tun ist. Die Effektivität der Übergabe hängt davon ab, inwieweit die betreuten Menschen im Vordergrund stehen. Werden Pflegepläne oder pflegerische Veränderungen besprochen? Wird die psychische Situation des alten Menschen angesprochen? Wie war die Interaktion zwischen dem alten Menschen und der Altenpflegerin? Eine Altenpflegerin berichtet, dass der betreute alte Mensch in schlechter Stimmung war, sich über seine Einsamkeit beklagte. Nach einer humorvollen Bemerkung habe er gestrahlt und sei zufrieden gewesen. Das ist eine wichtige Information für den Spätdienst, denn die zuständige Altenpflegerin weiß nun, wie sich der Bewohner fühlt und kann sich entsprechend um ihn kümmern.

Subjektive Eindrücke der Pflegenden können wertvolle Informationen sein. Es muss dabei aber deutlich gemacht werden, dass der Eindruck subjektiv ist. Auch Gefühle, die der betreute alte Mensch bei den Pflegenden auslöst, können zum Verständnis beitragen. Es muss allerdings klar vermittelt werden, dass es sich um eigene Empfindungen handelt.

Für die, die ihren Dienst beenden, ist das Übergabegespräch eine Gelegenheit, noch einmal über ihre Erlebnisse während des Dienstes zu sprechen und sich damit zu entlasten. Diese Funktion ist für das Wohlbefinden der Mitarbeiterinnen sehr wichtig. Das kann jedoch dazu führen, dass Übergabegespräche sehr lange dauern. Es sollte gemeinsam erarbeitet werden, wie Übergabegespräche strukturiert werden können, damit der nötige Informationsaustausch gewährleistet und eine Entlastung der Mitarbeiterinnen möglich wird, ohne dass die Zeit überzogen wird.

Selbstverständlich sollte alles vermieden werden, was die Übergabe stören könnte. Im Altenheim müssen Bewohner und Angehörige über diese Zeiten informiert sein. Für den Telefondienst und Notfälle sollte jemand bestimmt werden, der diese Aufgaben übernimmt. Das sollte keine Schülerin sein, um Rückfragen zu vermeiden.

Die Stationsleitung, die die Übergabegespräche moderiert, hat darauf zu achten, dass diese pünktlich anfangen und aufhören und konzentriert durchgeführt werden. Um zu einem guten Abschluss eines Arbeitstages zu kommen, könnte eingeführt werden, dass positive Leistungen des Tages berichtet und hervorgehoben werden.

Stationsmappe. Um neue Mitarbeiter mit ihrem Bereich vertraut zu machen, ist es sehr nützlich, eine Stationsmappe anzulegen. Sie sollte folgende Inhalte haben:

- Die Station, der Wohnbereich: Anzahl der Zimmer, Zahl der Bewohner. Ein Plan mit allen Räumlichkeiten gibt einen Überblick.
- Personal: Stationsleitung, Vertretung, Altenpflegerinnen und Altenpfleger, Krankenschwestern und Pfleger, Helfer und Helferinnen, Zivildienstleistende, Stationshilfe. Mit Fotos kann sich der Neuling die Personen besser merken.
- Ansprechpartner für die jeweiligen Belange
- Pflegeverständnis und Arbeitsweise
- Stationsinterne Kürzel
- Tagesablauf: Zeiten für das Aufstehen, Waschen usw., Essenszeiten, Übergabezeiten. Beginn des Nachtdienstes …
- Wochenplan: Baden der Bewohnerinnen, Friseur, Veranstaltungen, Gottesdienste …
- Dokumentation
- Übersicht über standardisierte Pflegemaßnahmen
- Liste aller Dienstanweisungen, Infoschreiben …
- Spezielle Geräteeinweisungen

Am praktischsten ist es, für die Stationsmappe einzelne Blätter in einem Ordner anzulegen, die bei Veränderungen leicht auf den neuesten Stand gebracht werden können.

Aufgabe	Datum	erledigt
Leitbild des Hauses besprochen		
Durch die Einrichtung geführt		
Informationsmappe gezeigt		
Dokumentationssystem erklärt		
Unfallverhütungsvorschriften erläutert		
Verhalten im Not- und Brandfall besprochen		
Mit Angehörigen bekannt gemacht		
Mit behandelnden Ärzten bekannt gemacht		
…		
…		

Abb. 18: Checkliste zur Einarbeitung neuer Mitarbeiter (nach Lummer 2005, 57)

Formblätter. Der Informationsfluss kann durch Formblätter erleichtert werden, die einerseits die Informationsweitergabe sichern und andererseits Zeit sparen. So kann bei jedem Telefon ein Vordruck liegen, auf dem Spalten für Datum, Anrufer, gewünschtem Gesprächspartner vorgegeben sind und „Rückruf erwünscht" oder „ruft später wieder an" nur angekreuzt werden brauchen.

Checklisten. Sie erzeugen Transparenz und gewährleisten, dass alle Informationen weitergegeben werden. In Abbildung 18 sind als Beispiel einige Punkte einer Checkliste für die Einarbeitung neuer Mitarbeiter aufgeführt (Lummer 2005, 57). Mithilfe einer solchen Checkliste wird sichergestellt, dass der neue Mitarbeiter alle nötigen Informationen erhält.

Informeller Informationsaustausch. Der weitere Informationsaustausch geschieht informell. Eine Optimierung des Informationsflusses erfordert eine genaue Beobachtung:

- Wo gerät der Informationsfluss ins Stocken?
- Wo treten häufiger Missverständnisse auf?
- Wo wird durch Unklarheiten ineffektiv gearbeitet?

Hier ist anzusetzen, um mit den Betroffenen bessere Strategien zu erarbeiten.

121 Aufgabe: Überlegen Sie, wo in Ihrem Team Probleme bei der Informationsvermittlung auftreten.
- Was könnten die Ursachen dafür sein?
- Wie könnte der Informationsfluss verbessert werden?

122 Aufgabe: Überlegen Sie, wann Übergabegespräche zu lange gedauert haben.
- Was waren die Gründe dafür?
- Wie könnte man mit diesem Problem umgehen?

11.3 Anleiten

Das Anleiten von Schülern und Schülerinnen sowie unausgebildeter Pflegekräfte gehört zu den Aufgaben der ausgebildeten Altenpflegerinnen. Leider wurde diese Aufgabe in der Vergangenheit sehr vernachlässigt, deshalb fehlen in der Praxis Modelle zur Orientierung.

Michael, ein Zivildienstleistender, fing seinen Dienst an, als gerade eine Kollegin krank geworden war. Er wurde deshalb gleich am ersten Tag voll eingesetzt. Mittags bekam er die Aufgabe, einer Bewohnerin das Essen zu reichen. Er wurde nicht darüber informiert, dass diese Bewohnerin Probleme mit dem Schlucken hatte. Als sie das Essen wieder ausspuckte und nach Luft rang, glaubte Michael, dass sie in seinen Armen stürbe. Es war ein Schock für ihn. Niemand war da, mit dem er über seine Angst reden konnte. Für Michael war die Belastung sehr groß. Als er nach drei Monaten die Möglichkeit hatte, in den Fahrdienst zu wechseln, war er sehr froh, aus dem Dienst im Pflegebereich, der für ihn immer noch wie ein Albtraum war, wegzukommen.

Man glaubte, keine Zeit für eine Anleitung erübrigen zu können. Die vermeintliche Zeitersparnis führt jedoch zu einem sehr viel größeren Zeitaufwand. Wäre Michael angeleitet worden, hätte er nach kurzer Zeit effektiver arbeiten können und wäre wahrscheinlich länger als drei Monate geblieben. Ihm wäre viel seelische Not erspart geblieben. Es dient auch nicht der Professionalisierung der Altenpflege, wenn so getan wird, als könne jedermann ohne Anleitung Pflegetätigkeiten übernehmen.

Was brauchen neue Mitarbeiter? Michael hätte Informationen über die Bewohnerin bekommen müssen, über die Gefahr des Verschluckens, über Maßnahmen, was zu tun sei und wie er Hilfe rufen könne. (Spätestens da wäre klar geworden, dass man einem Neuling diese Aufgabe nicht hätte übertragen dürfen.) Aber das reicht nicht. Wenn jemand noch nie mit einem bettlägerigen Menschen zu tun hatte, muss er auch wissen, wie man jemanden aufrichtet und bequem zum Essen hinsetzt. Durch Erklärungen allein kann man solche Vorgänge nicht erlernen, sie müssen auch vorgemacht werden. Danach muss ein Einüben unter Kontrolle erfolgen. Wer etwas Neues tun muss, fühlt sich manchmal unsicher und möglicherweise verängstigt. Es hilft neuen Mitarbeitern, wenn sie gefragt werden, wie sie sich bei den einzelnen Pflegehandlungen gefühlt haben.

Für das Anleiten nicht ausgebildeter Mitarbeiter ist vorab zu klären, welche Arbeiten ihnen übertragen werden und wie die Anleitung aussehen soll. Eine Liste kann zusammengestellt werden. Für diese Tätigkeiten können entweder in einem Lehrbuch die entsprechenden Kapitel markiert oder eigene Leitfäden zusammengestellt werden. So können sich neue Mitarbeiter anhand des Materials auch eigenständig einen Überblick verschaffen.

Lernziele. Für jede Tätigkeit ist zuerst das Lernziel zu formulieren. Es beschreibt, was der Lernende nach der Anleitung können soll. Damit wird für ihn transparent, wohin es gehen soll, ein planvolles Vorgehen wird erleichtert. Solche Lernziele können lauten:

- Hilfestellung bei Mahlzeiten geben können
- Bettlägerige alte Menschen beim Aufsetzen und Aufstehen unterstützen können
- Eine Ganzkörperwaschung bei bettlägerigen alten Menschen durchführen können
- Beim Betten schwer behinderter alter Menschen mithelfen können

Es ist sinnvoll, mit dem neuen Mitarbeiter die Lernziele für einen bestimmten Zeitabschnitt, z. B. erste Woche, erster Monat festzulegen; das schafft Sicherheit für die Beteiligten.

Anleitungsschritte. Für die Anleitung ist es günstig, wenn sie in mehrere Schritte aufgeteilt wird (Quernheim 2009).

Schritt 1: Zuerst wird ein Überblick darüber gegeben, was zu dem Tätigkeitsablauf gehört. Beim Thema „Ganzkörperwaschung im Bett" könnte das so aussehen:

- Pflegeutensilien, Vorbereitung
- Das Einverständnis des alten Menschen einholen und ihn über die einzelnen Schritte informieren
- Waschvorgang
- Aufsetzen oder Drehen des alten Menschen
- Bedeutung des Waschens für das physische und psychische Wohlbefinden alter Menschen
- Aufräumen und Reinigen der benutzten Utensilien
- Dokumentation

Schritt 2: Es wird besonders dann erfolgreich gelernt, wenn die neuen Informationen mit schon vorhandenem Wissen in Verbindung gebracht werden können. Nach dem Überblick in Schritt 1 kann die Anleiterin nach Vorkenntnissen oder Erfahrungen fragen und sie mit dem Lernstoff in Zusammenhang bringen. Falls Kenntnisse vorhanden sind, ist auf notwendige Ergänzungen und eventuelle Unterschiede im Vorgehen hinzuweisen. Dabei ist zu betonen, dass es den alten Menschen dient, wenn sie von wechselnden Pflegekräften jeweils nach derselben Methode und in derselben Reihenfolge versorgt werden.

Schritt 3: Die einzelnen Schritte werden erläutert. Den „Waschvorgang" kann man wie folgt beschreiben:

- Auskleiden und Zudecken
- Reihenfolge des Waschens
- Wasserwechsel
- Spezielles Vorgehen: Waschen der Augen, des Intimbereiches, der Hautfalten

Durch das Besprechen des Punktes „Bedeutung für das physische und psychische Wohlbefinden" wird vermittelt, dass gerade „niedrige"

Tätigkeiten ganz wesentlich zum Wohlbefinden beitragen. Anhand der Bedürfnispyramide von Maslow kann ausgeführt werden, dass

- durch das Waschen und die Bewegung das körperliche Wohlbefinden gesteigert wird,
- die zuverlässige Durchführung das Gefühl der Sicherheit erhöht,
- die sorgfältige und rücksichtsvolle Durchführung Achtung und Wertschätzung vermittelt.

Schritt 4: Dem Lernenden wird Gelegenheit geboten, Fragen zu stellen. Die Anleiterin stellt Fragen zur Verständnissicherung. Das kann so formuliert werden: „Beschreiben Sie noch einmal das Vorgehen und erläutern Sie die Gründe dafür." Es ist wichtig, dass der Lernende die Vorgänge in seinen eigenen Worten darstellt. Weiter kann gefragt werden, ob der Lernende vorher etwas anders gemacht oder gelernt hat und ob er lieber etwas anders als besprochen machen würde.

Schritt 5: Der Lernende beobachtet die Anleiterin bei der Durchführung der Pflege. Dabei werden Beobachtungsaufträge und Arbeitsaufträge erteilt. Beobachtungsaufträge könnten sein: „Beobachten Sie, wie ich den alten Menschen aufsetze" oder „Beobachten Sie, an welchen Stellen ich den alten Menschen zum Umdrehen anfasse." Ein Arbeitsauftrag könnte sein: „Bereiten Sie alles vor, was wir brauchen." Auch unerwartete Störungen sind zu besprechen:

- Pflegekräfte, Angehörige oder Reinigungspersonal betreten das Zimmer.
- Der alte Mensch verweigert die Pflege.
- Der alte Mensch klagt über Unwohlsein oder Schmerzen.
- Der Bettnachbar benötigt Hilfe.

Schritt 6: Der Lernende erhält Gelegenheit, über seine Beobachtungen zu sprechen und Fragen zu stellen.

- Sind bei Ihnen Fragen aufgetaucht?
- Hat Sie bei der Durchführung etwas verunsichert?
- Haben Sie Anregungen, wie man etwas anders machen könnte?

Wenn alle Fragen geklärt sind, wird besprochen, welche Arbeiten der Lernende selbst ausführen kann.

Schritt 7: Der Lernende führt den ganzen Pflegevorgang oder Teile unter Aufsicht aus. Für den Fall, dass der Lernende unsicher wird, können Absprachen getroffen werden, wie er es mitteilt. Es ist auch sinnvoll, Absprachen zu treffen, wie die Anleiterin eingreift, falls der Lernende einen Fehler machen sollte.

Schritt 8: Der Lernende dokumentiert den Pflegevorgang.

Schritt 9: Nach Abschluss der Pflegehandlung oder zu einem späteren Zeitpunkt findet ein Nachgespräch statt. Die Anleiterin gibt Rückmeldung. Der Lernende nimmt Stellung dazu. Dabei muss er auch die Möglichkeit haben zu begründen, warum er etwas in einer bestimmten Weise ausgeführt hat. Er hat Gelegenheit zu berichten, wo er sich noch unsicher fühlt und weitere Anleitung oder Übung benötigt. Es sollen aber nicht nur Fehler, Schwächen und Unsicherheiten zur Sprache kommen, sondern auch das, was gut gelungen ist. Die Anleiterin ermutigt den Lernenden, über sein Erleben beim Pflegevorgang zu sprechen. Es wird verabredet, was noch geübt werden muss oder ob eine selbstständige Durchführung möglich ist.

Anleitungsprotokoll. Um die Anleitung systematisch durchzuführen, ist es nützlich, ein Anleitungsprotokoll zu erstellen. Hier kann eine Checkliste entworfen werden, auf der die Namen des neuen Mitarbeiters und der Anleiterin sowie die Lernziele vermerkt sind. Jeder Schritt der Anleitung kann abgehakt werden (siehe Abbildung 19).

Lernziel	Anleitungsstand			
	1	2	3	4 *)
– Ganzwäsche im Bett durchführen können	___	___	___	___
– Essen anreichen können	___	___	___	___
– Thrombosestrumpf anziehen können	___	___	___	___
…			___	___
…			___	___

*) 1. Pflegehandlung besprochen
2. Pflegehandlung gezielt beobachtet
3. Pflegehandlung unter Aufsicht durchgeführt
4. Pflegehandlung kann selbstständig durchgeführt werden

Abb. 19: Anleitungsprotokoll

Durch solche Protokolle wird für alle Teammitglieder ersichtlich, wo der neue Mitarbeiter steht. Man kann ihnen entnehmen, für welche Arbeiten er schon selbstständig eingesetzt werden kann und wo noch Anleitungsbedarf besteht.

123 **Aufgabe:** Formulieren Sie Lernziele für die Anleitung von Zivildienstleistenden.

124 **Aufgabe:** Formulieren Sie für die Pflegehandlung „Essen anreichen" die Anleitungsschritte 1 und 3.

125 **Aufgabe:** Erstellen Sie einen Anleitungstext zur Pflegehandlung „Waschen eines bettlägerigen alten Menschen".

11.4 Teambesprechungen

In den letzten Jahren wurden in den meisten Einrichtungen der Altenpflege regelmäßige Teambesprechungen eingeführt. Es gibt einige Gründe, die scheinbar dagegen sprechen. Zunächst ist es ein Zeitproblem. Wann findet sich ein Zeitpunkt, zu dem alle Mitglieder eines Teams abkömmlich sind? Es wurden auch andere Einwände vorgebracht. Es würde alles nur zerredet, es käme doch nichts dabei heraus. Einige hätten dabei ein Publikum für ihre Selbstdarstellungen. Das Ärgerliche wäre, dass diejenigen, die die schönsten Reden hielten, nicht die wären, die am besten arbeiten würden.

Es gibt allerdings auch eine Reihe von Gründen, die sich für die Durchführung regelmäßiger Teambesprechungen anführen lassen. Eine gute Altenpflege kann nicht von „oben" verordnet und per Dienstanweisung und Kontrolle gewährleistet werden. Wie wissenschaftliche Untersuchungen zeigen, werden Verhaltensänderungen eher durch Gruppendiskussionen erzielt als durch Anweisungen oder Belehrungen (Zusammenfassung bei French u. a. 1969). In der Praxis wird häufig beklagt, dass Pflegepläne ignoriert werden (Meifort 1997). Wie die Erfahrung zeigt, ist die Umsetzung eher gewährleistet, wenn Pflegeplanungen gemeinsam in einer Teambesprechung festgelegt werden. Die Beteiligung aller fördert ihre Verpflichtung, Ge-

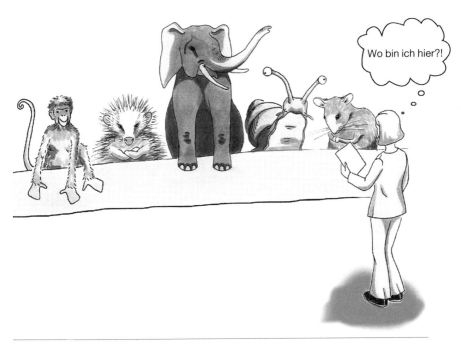

Abb. 20: Anne geht zur Teambesprechung

plantes auch in die Tat umzusetzen. Teamgespräche haben drei Funktionen. Sie dienen

- dem Informationsaustausch,
- der Lösung von Problemen und der Konsensbildung und
- der Bildung eines Teams.

Teambesprechungen sind nicht automatisch effektiv und zufriedenstellend. Trotz regelmäßiger Treffen kann es passieren, dass Probleme ungelöst bleiben, man nicht voran kommt und statt eines Miteinanders sich Grüppchen bilden. Manche ziehen sich zurück und verlassen innerlich das Team. Deshalb ist es notwendig, Teamgespräche sorgfältig zu planen.

Durchführung. Die im vorhergehenden Abschnitt beschriebenen Vorschläge für unterstützendes Verhalten gelten selbstverständlich auch für Teambesprechungen. Nur so lässt sich ein Klima schaffen, in dem keine Angst aufkommt und Kritik nicht als Bloßstellung und Blamage erlebt wird. Zusätzlich haben sich einige Regelungen für den Ablauf von Teambesprechungen bewährt. Dazu gehören der *äußere Rahmen*, *Gesprächsregeln*, eine *Schrittfolge zur Behandlung von Problemen* und ein *Protokoll*.

Äußerer Rahmen. Teambesprechungen werden gewöhnlich von der Stationsleitung einberufen. Wenn sich die Gespräche nicht verzetteln sollen, ist eine Tagesordnung nötig. Die Mitarbeiterinnen sollten die Gelegenheit haben, an der Tagesordnung mitzuwirken. Sie können der Stationsleitung die Punkte nennen, die ihnen wichtig erscheinen, oder es werden zu Beginn der Besprechung alle Punkte gesammelt, die diskutiert werden sollen, und nach Dringlichkeit geordnet. Wenn die Gespräche während der Teambesprechung vom Thema abgleiten, kann auf die Tagesordnung verwiesen werden.

Der Ort einer Dienstbesprechung ist wichtig. Es sollte gewährleistet sein, dass kein Telefon im Raum klingelt, dass weder Bewohner noch sonstige Personen die Besprechung stören können.

Die Gesprächsleiterin hat die Aufgabe, die Dienstbesprechung zu eröffnen und zu beenden. Wichtig ist es, zum Schluss die Ergebnisse festzuhalten. Auch die Vertagung eines Problems ist ein Ergebnis.

Gesprächsregeln. Sie werden eher eingehalten, wenn alle an ihrer Erarbeitung beteiligt waren. Sie können in großer Schrift aufgeschrieben und im Raum der Teambesprechung aufgehängt werden. Wenn dann im Eifer alles durcheinander geht, kann jemand auf die entsprechende Gesprächsregel verweisen. Die folgenden Regeln sollen als Beispiel dienen:

- Wir achten darauf, dass nur eine Person redet. Wir bemühen uns, niemanden zu unterbrechen.
- Wir sprechen nur für uns selbst, nicht für andere. Wir versuchen, „ich" statt „man" oder „wir" zu sagen.
- Alle Gesprächsbeiträge werden direkt an die Gruppe gerichtet, wir führen keine Seitengespräche.
- Wir trauen uns, unsere eigene Sicht der Dinge und unsere eigene Meinung zu sagen. Wir machen sie als unsere Meinung kenntlich.
- Wir sind mit Verallgemeinerungen und Interpretationen zurückhaltend.

- Wir sprechen bei einem Problem die Betreffende direkt an.
- Wir stellen Fragen und begründen, warum uns diese wichtig sind.
- Wir lassen uns Rückmeldung geben.
- Wir geben Rückmeldung.

Von Zeit zu Zeit sollte man fragen, gegen welche Regeln am häufigsten verstoßen wird und wie man dies vermeiden könnte.

Es ist in erster Linie die Aufgabe der Diskussionsleitung, die Gruppenprozesse im Auge zu behalten. Aber auch jedes einzelne Mitglied trägt Verantwortung für das Gelingen. Diejenigen, die unter einer Dauerrednerin leiden, könnten sie unterbrechen und darauf drängen, ihre eigene Sicht der Dinge darzustellen. Statt der Nachbarin etwas zuzuflüstern, könnte man den Einfall auch der Gruppe mitteilen. Auch Zustimmung zu einem Beitrag kann geäußert werden, nicht nur Kritik.

Problemlösung. Wie können Probleme effizient behandelt werden? Die folgenden sechs Schritte helfen, Probleme effektiv zu bearbeiten (siehe Kap. 6).

1. Problem beschreiben: Worum geht es genau? Welche Personen sind beteiligt? Wer ist betroffen? Was kann im Moment behandelt werden? Was sollte verschoben werden? Jeder sollte seine Sicht der Dinge formulieren können, ohne dass er von anderen korrigiert oder bewertet wird. Schon gar nicht sollte es Schuldzuweisungen geben. In dieser Phase wird noch keine Ursachenforschung betrieben, und es werden auch keine Lösungen genannt.
2. Ziele festlegen: Was soll erreicht werden? Wie sähe es aus, wenn das Problem gelöst wäre? Wer hätte Vorteile, wer Nachteile? Können sich alle auf ein Ziel einigen? Gibt es Zielkonflikte? Die verschiedenen Ziele werden auf eine Tafel o. ä. geschrieben. Das Team entscheidet sich für ein Ziel oder eine Zielreihenfolge.
3. Ursachen klären: Wie ist es dazu gekommen, dass etwas so läuft, wie es läuft? Was könnten die Ursachen sein? Welche Umstände erschweren eine Lösung? Welche Hindernisse müssten beseitigt werden? Jeder muss die Möglichkeit haben, seine Erklärungen für ein Problem darstellen zu können.
4. Lösungen entwickeln: Verschiedene Handlungsmöglichkeiten werden zusammengetragen. Sie können auf einer Tafel, einem Flipchart o. ä. aufgelistet werden, damit wird der Arbeitsfortschritt sichtbar.

Außerdem wird die Diskussion strukturiert, bei Wiederholungen kann auf die Tafel verwiesen werden. Wenn keine neuen Möglichkeiten mehr genannt werden, wird dieser Punkt beendet. Anschließend werden Vor- und Nachteile der einzelnen Lösungen abgeschätzt und eine Entscheidung getroffen. Wenn das noch nicht möglich ist, wird vereinbart, welche Informationen noch eingeholt werden müssen. Wenn die Besprechung zu turbulent war, kann eine Pause zum Überdenken vereinbart werden. Jeder Beschluss wird an der Tafel protokolliert.

5. Umsetzen in die Praxis: Es wird durchgespielt, wie die gefundene Lösung in die Praxis umgesetzt werden kann. Es werden konkrete Aufgaben verteilt.
6. Bewerten: Es wird ein Zeitraum festgelegt, nach dem die beschlossene Lösung überprüft werden soll. Damit ist gewährleistet, dass nicht an einer falschen Entscheidung festgehalten wird. Dieses Vorgehen hat auch günstige psychologische Effekte. Diejenigen, die die Entscheidung nicht für optimal halten, wissen, dass sie überprüft und gegebenenfalls korrigiert wird.

Beispiel für eine Teambesprechung zum Thema „Dekubitusprophylaxe". Bisher wurden auf der Pflegestation Dekubitusmatratzen eingesetzt. Der Pflegedienstleiter schlägt eine andere Methode vor: Die gefährdeten Bewohner sollen in regelmäßigen Abständen umgelagert werden.

1. Problem beschreiben: Es handelt sich in erster Linie um einen Sachkonflikt: Welche von zwei zur Wahl stehenden Methoden ist die bessere?
2. Ziel festlegen: Es soll die Methode ausgewählt werden, die zu den besseren Resultaten führt (Nutzen für die alten Menschen) und die praktikabel ist (Nutzen für die Pflegenden).
3. Ursachen klären: Eine Ursachenklärung ist hier nicht notwendig.
4. Lösungen entwickeln: Die Lösungsmöglichkeiten sind schon vorgegeben. Sie müssen bewertet werden. Dazu können Vor- und Nachteile für jede Methode aufgelistet werden (siehe Tabelle 7).

   Die Vorteile des Lagerns überwiegen. Es wird überlegt, wie hoch der zeitliche Mehraufwand in der Praxis ausfallen würde und ob er zu bewältigen wäre. Es wird festgestellt, dass das Lagern durchgeführt werden kann. Das Team entscheidet sich für die Methode des Lagerns.

Tabelle 7: Vor- und Nachteile von Methoden zur Dekubitusprophylaxe

	Vorteile	Nachteile
Dekubitusmatratze	wenig Zeitaufwand	Motorengeräusch stört Bewohner Körpergefühl geht verloren Verletzungsgefahr für die Pflegenden
Lagern	regelmäßige Aktivierung mehr Sozialkontakt bessere Kontrolle der Haut	mehr Zeitaufwand

5. Umsetzen: Es wird festgelegt, zu welchen Zeitpunkten das Lagern durchgeführt wird und wer dafür zuständig ist.
6. Bewerten: Es wird beschlossen, die neue Methode zunächst für einem Zeitraum von drei Monaten zu prüfen. Folgende Punkte sollen in dieser Zeit beobachtet werden:

- Treten neue Dekubiti auf?
- Wie entwickeln sich schon vorhandene Dekubiti?
- Wie erleben die Bewohner die neue Methode?
- Wie erleben die Altenpflegerinnen die neue Methode?
- Wie wirkt sich der vermehrte Zeitaufwand in der Praxis aus?

Nach der Bewertung der Erfahrungen wird die Methode des Lagerns beibehalten, oder es wird ein neuer Lösungsversuch unternommen.

Protokoll. Es ist sehr nützlich, ein Protokoll zu erstellen, das an alle Teammitglieder verteilt wird. Niemand kann dann später sagen, er habe von nichts gewusst. Im Protokoll müssen alle Beschlüsse sowie die Verteilung der Aufgaben und der Zeitplan festgehalten werden. Anhand der Protokolle können frühere Beschlüsse nachgesehen werden, das erspart im Zweifelsfalle viel Zeit. Außerdem können Entwicklungen besser verfolgt werden. Die Aufgabe, das Protokoll zu schreiben, kann reihum verteilt werden, oder es meldet sich jemand freiwillig. Ist eine Stationssekretärin vorhanden, kann ihr die Aufgabe übertragen werden.

126 **Aufgabe:**
- Denken Sie an gut gelaufene Teambesprechungen. Überlegen Sie, warum sie zufriedenstellend abliefen. Was war hilfreich? Was ist erreicht worden?
- Denken Sie an Teambesprechungen, die unbefriedigend verliefen. Was war belastend? Warum ist nichts dabei herausgekommen?

127 **Aufgabe:** Stellen Sie der Gruppe ein Problem vor, das Sie haben.
- Schildern Sie den Sachverhalt.
- Begründen Sie, warum Sie eine Änderung wünschen.
- Formulieren Sie das von Ihnen angestrebte Ziel.

11.5 Gewalt in der Altenpflege

Niemand, der in der Altenpflege eine Arbeit aufnimmt, sei es als ungelernte Kraft, als Schülerin oder als ausgebildete Altenpflegerin, hat vor, alte Menschen zu vernachlässigen oder zu misshandeln. Jeder möchte liebevoll mit den von ihm betreuten alten Menschen umgehen und ihnen das Leben so angenehm wie möglich machen. Wie kommt es dazu, dass trotz aller guten Vorsätze Gewalt in den verschiedensten Ausformungen vorkommt? Betreute alte Menschen werden beschimpft, gedemütigt, geschlagen, sie werden nicht ausreichend gepflegt, ihre Bewegungen werden eingeschränkt, ihre Bedürfnisse werden nicht befriedigt. In diesem Abschnitt soll es nicht um die spektakulären Fälle der physischen Gewalt bis zu Tötungen gehen, sondern vor allem um psychische Gewalt und Vernachlässigung, die im Pflegealltag häufiger vorkommen und gar nicht immer als solche wahrgenommen werden.

Wie bei den pflegenden Angehörigen, die gewalttätig werden, gibt es auch bei den professionellen Pflegekräften nicht nur eine Ursache für Vernachlässigungen und Misshandlungen. Diese finden in einer bestimmten Beziehung und in einer bestimmten Situation statt. Wie diese zusammenwirken können, soll anhand eines Beispiels ausgeführt werden.

Schülerin Stefanie, im zweiten Ausbildungsjahr, arbeitet seit sechs Wochen auf der Pflegestation. Die Stationsleitung hat ihr mitgeteilt, dass sie zu langsam arbeite. Das werde sich in der Beurteilung nieder-

schlagen. Stefanie bemüht sich, so zu arbeiten, wie sie es in der Schule gelernt hat. Auf diese Weise schafft sie das Arbeitspensum nicht, das man ihr zugeteilt hat. Auf der Station herrscht ein Klima der Konkurrenz. Jede will schneller, besser und tüchtiger als die anderen sein. Wenn Stefanie ein Problem ansprechen wollte, bekam sie zu hören, dass andere solche Probleme nicht hätten. Unterschwellig wurde vermittelt, dass jemand, der nicht zurechtkommt, nicht für die Altenpflege geeignet sei. Stefanie hat sich vorgenommen, sich anzustrengen und zu beeilen, um die geforderten Arbeiten leisten zu können.

Frau Breuer macht sich beim hinüber Heben vom Bett in den Rollstuhl steif. Beim Waschen macht sie nicht mit, im Gegenteil, sie wehrt sich. Sie verschränkt die Arme, auch beim Anziehen. Stefanie wird allmählich ungeduldig. Schließlich fängt sie an zu schimpfen: „Wie hängen Sie herum? Wie soll ein Mensch das mit Ihnen aushalten können." Zwischendurch geht Stefanie zu einer anderen Bewohnerin, um ihr beim Anziehen zu helfen. Frau Groß möchte etwas anderes anziehen, als ihr hingelegt wurde. Stefanie erfüllt ihr freundlich ihre Wünsche. Zurück zu Frau Breuer. Stefanie will ihr das Gebiss einsetzen, Frau Breuer kneift den Mund zusammen. Stefanie schiebt ihr die Zähne ziemlich heftig hinein. Frau Sauer hat geklingelt, sie muss urinieren. Stefanie geht ungern zu Frau Sauer. Diese schimpft sehr häufig, dass Stefanie sie ungeschickt anfasse. Sie schlägt dabei auch um sich. Als Stefanie mit dem Steckbecken kommt, hat Frau Sauer in das Bett gemacht. Stefanie vermutet, Frau Sauer habe das mit Absicht getan, um sie zu ärgern und schreit sie an: „Sie schreckliche alte Person!" Beim Wäschewechsel packt sie Frau Sauer grob an. Als diese um sich schlägt und ihr wehtut, haut ihr Stefanie auf die Finger.

Stefanie lag sehr daran, die an sie gestellten Erwartungen zu erfüllen. Da niemand sonst mit dem Arbeitspensum Probleme zu haben schien, sah sie es als ihr eigenes Versagen an, dass sie nicht fertig wurde. Sie fühlte sich sehr unter Druck, weil ihr eine schlechte Beurteilung drohte. All ihre Anstrengungen wurden jedoch durch das Verhalten von Frau Breuer und Frau Sauer zunichte gemacht. Durch die beiden Bewohnerinnen erlebte sie Misserfolge. Die Wut, die in ihr hochstieg, entlud sich in Beschimpfungen und Schlägen.

Manchmal hört man von Altenpflegerinnen zum Thema Gewalt, dass jeder selbst seine Grenzen sehen und aufhören müsse, wenn er den Belastungen nicht gewachsen sei. Man könne erwarten, dass jeder selbst wisse, wann der Zeitpunkt gekommen sei. Gewalt wird damit zum Problem der einzelnen Person gemacht.

Da Gewalt immer in einem System stattfindet, ist eine solche Betrachtungsweise unangemessen. Wenn Schülerin Stefanie nicht unter Druck gewesen wäre, hätte sie kaum so emotional reagiert. Wenn ihre Langsamkeit Problem lösend angesprochen worden wäre, hätte sie sich anders damit auseinandersetzen können. Wenn auf der Station Offenheit geherrscht hätte, wäre sie sich nicht als einzige Versagerin vorgekommen. Wenn die betreuten alten Menschen alle kooperativ und freundlich gewesen wären, hätte Stefanie nicht den Impuls verspürt, sie zu beschimpfen, sie grob anzufassen und zurückzuschlagen. (Damit soll nicht den alten Menschen eine Mitschuld aufgebürdet werden. Die Ausbildung in der Altenpflege soll ja dazu führen, mit solchen Situationen ohne Gewalt umgehen zu können.)

Personen zu ändern ist oft nicht möglich. Alte Menschen, die ihr Leben lang unfreundlich waren und schnell aus der Haut fuhren, kann man nicht zu sanften, freundlichen Wesen umziehen. Trotzdem haben sie ein Recht auf angemessene Pflege. Man kann auch nicht die Persönlichkeit einer professionellen Pflegekraft grundlegend verändern. (Bei einer sachlichen Auseinandersetzung könnte sie jedoch zu dem Ergebnis kommen, dass sie für die Altenpflege nicht geeignet ist.) Ändern kann man die Situation. Ändern kann man auch die Bewertung einer Situation. Hier ist anzusetzen.

Schülerin Stefanie fühlt sich unter Druck. Sie bewältigt die aufgetragenen Arbeiten nicht und befürchtet eine schlechte Beurteilung. Dieser Druck ließe sich auf verschiedene Weise mindern:

- Die Arbeit könnte reduziert werden. Möglicherweise ist es jedoch nicht zuviel Arbeit. Dann müsste herausgefunden werden, warum Stefanie so lange braucht und ob man dies ändern könnte.
- Es sollte nicht mit einer schlechten Beurteilung gedroht werden. Auch hier ist so, dass eine schlechte Note möglicherweise gerechtfertigt ist. In einem solchen Falle wären konkrete Vorschläge zu machen, wie sie zu besseren Leistungen kommen könnte.
- Sie könnte besser angeleitet werden, um ihre Arbeit bewältigen zu können.
- Sie könnte besser über Krankheiten informiert werden, um Widerstände der alten Menschen nicht als eine persönliche Kränkung zu erleben.
- Es könnte emotionale Unterstützung geboten werden, um mit den Belastungen besser fertig zu werden.

Die in den obigen Abschnitten gegebenen Empfehlungen zum Informieren und Anleiten sowie die Empfehlungen zur Unterstützung im Team dienen immer auch der Prävention von Gewalt. Die folgenden Empfehlungen helfen zusätzlich, mit Belastungen, die zu Gewalt führen könnten, besser umzugehen.

- Es sollte ein Klima der Offenheit angestrebt werden, das es erleichtert, Probleme ohne Furcht vor Verurteilungen besprechen zu können. Dazu können Gesprächsrunden im Team hilfreich sein, etwa zu folgenden Themen: „Was irritiert mich bei alten Menschen besonders?" „Was kann ich schlecht ertragen?" „Welche Situationen belasten mich besonders?" „Was macht mir Angst?" Zum einen entschärft das Sprechen über die eigenen Probleme den Druck, zum anderen erlebt man, dass auch andere nicht perfekt sind.
- Unterstützung kann auf verschiedene Art gewährt werden. Wenn Probleme entstehen, ist es sehr hilfreich, wenn man unmittelbar „Dampf ablassen" kann. Das kann ein kurzes Gespräch zwischen Tür und Angel sein, die Gelegenheit für einen kurzfristigen Rückzug aus einer angespannten Situation oder die Möglichkeit, bei der Übergabe darüber zu sprechen. Wenn Ansprechpartner vorhanden sind, können Probleme bewältigt werden, ohne dass es zu Gewalt kommt.
- Supervision hilft, Spannungen reduzieren und Probleme durch andere Bewertungen oder durch Umstrukturierungen zu entschärfen.

Wenn hier über Möglichkeiten der Prävention durch Unterstützung gesprochen wird, so heißt das nicht, dass Gewalt in irgendeiner Form zu tolerieren wäre. Es muss für alle Beteiligten klar sein, dass keinerlei Vernachlässigung oder Misshandlung geduldet wird. Wenn beobachtet wird, dass eine Kollegin in irgendeiner Weise alte Menschen vernachlässigt oder misshandelt, so muss dies angesprochen werden. Hier ist wie beim Ansprechen von Angehörigen vorzugehen: Die Beobachtungen sind mitzuteilen. Einfühlendes Verstehen hilft dem Betroffenen, sich mit selbst auseinander zu setzen. Das bedeutet nicht, dass Gewalt akzeptiert wird.

Im folgenden Fallbeispiel reagiert eine Altenpflegeschülerin sehr spontan auf das herabsetzende Schimpfen einer Kollegin. Sie beginnt das Gespräch mit „Lastern".

Manuela hört, wie die Altenpflegehelferin Frau Hasselmann eine Bewohnerin anbrüllt: „Halt die Schnauze!"

Manuela: Du darfst doch als Altenpflegerin die Bewohner nicht so anbrüllen! *(Moralisieren)*
Frau Hasselmann: Ich brülle, damit sie mich verstehen, verstehst du das? Oder seid ihr noch nicht so weit in der Schule?
Manuela: Ich finde, dass du ein Problem hast. Du kannst dich nicht mit positiven Gefühlen auf alte Menschen einstellen. *(Diagnostizieren)*
Frau Hasselmann: Das ist nicht wahr. Du hast ja keine Ahnung, wie die Altenpflege an die Substanz gehen kann.
Manuela: Du fühlst dich sehr belastet. *(Einfühlendes Verstehen)*
Frau Hasselmann: Ja, die Arbeit nagt sehr an mir. Und das ewige Getratsche und Gehetze bei den anderen.
Manuela: Darüber bist du sehr wütend. *(Einfühlendes Verstehen)*
Frau Hasselmann: Das kannst du wohl glauben. Supervision wäre mal angebracht. Ich werde mit der Heimleiterin darüber sprechen.
Manuela: Du bist froh, dass du einen Weg siehst. *(Einfühlendes Verstehen)*
Frau Hasselmann: Es war echt o.k., dass du mich angesprochen hast. Und das, obwohl ich dich nicht gerade herzlich empfangen habe, als du hier angefangen hast.

Das Gespräch beginnt mit gegenseitigen Vorwürfen. Frau Hasselmann verteidigt sich gegen die Altenpflegeschülerin Manuela. Diese verändert ihr Gesprächsverhalten. Sie geht auf die Gefühle ein, die sie bei Frau Hasselmann vermutet: „Du fühlst dich sehr belastet." Frau Hasselmann fühlt sich verstanden. Damit hat sie es nicht mehr nötig, sich zu verteidigen und zu rechtfertigen. Frau Hasselmann wendet sich ihrer eigenen Person zu, sie spricht aus, was ihr zu schaffen macht. Als sie weiter auf Verständnis trifft, kann sie ihren Fehler zugeben und ihre Energien der Problemlösung zuwenden.

128 **Anregung zur Selbstreflexion:**
- In welchen Situationen werden Sie leicht ärgerlich oder wütend?
- Wann haben Sie das Gefühl, dass eine Situation für Sie unerträglich ist?

129 **Aufgabe:** Tragen Sie Beobachtungen aus Ihrer Praxis zusammen, die unter eine Kategorie von Gewalt fallen.

- Was könnten die Ursachen dafür sein?
- Wie könnte die Situation verändert werden?

130 **Aufgabe:** Sie erleben, wie eine Altenpflegerin eine Bewohnerin sehr grob anfasst. Überlegen Sie, wie Sie die Kollegin auf dieses Verhalten ansprechen könnten.

- Teilen Sie ihr mit, wie schwer es Ihnen fällt, über das Problem zu sprechen.
- Teilen Sie Ihre Beobachtungen mit.
- Teilen Sie mit, dass Sie die Belastungen der Kollegin sehen (Einfühlendes Verstehen).

11.6 Supervision

Die Berufszufriedenheit hängt sehr stark von der erlebten Unterstützung durch das Team ab. Nicht immer reichen Teambesprechungen aus, um Möglichkeiten und Grenzen zu klären. Für soziale Berufe besteht die Forderung, zumindest von Zeit zu Zeit Supervision in Anspruch zu nehmen. Darunter versteht man eine Praxisberatung durch einen Fachmann, den Supervisor. Im geschützten Raum kann die eigene Arbeit reflektiert werden. Es können Wertvorstellungen und Normen diskutiert, eigene Einstellungen und Vorurteile bewusst gemacht, Emotionen und Bedürfnisse geäußert, emotionale Verstrickungen geklärt, Konflikte ausgetragen und Lösungsmöglichkeiten entwickelt werden (Hirsch 2002).

In der Altenpflege wird die Supervision am häufigsten in der Form der *Teamsupervision* durchgeführt. Mitarbeiterinnen der unterschiedlichen Berufsgruppen einer Einheit (Station, Wohnbereich, ambulanter Dienst ...) nehmen zusammen an der Supervision teil. Beziehungen im Team oder Probleme mit betreuten alten Menschen (Fallsupervision) können im Mittelpunkt stehen.

Hirsch (2002, 171–175) beschreibt eine Supervisionssitzung: Ein Mitglied des Teams, eine junge Altenpflegerin, schildert aufgeregt eine Situation aus dem Wohnbereich. Eine schwer gehbehinderte Bewohnerin, Frau M., wurde, als sie mit dem Rollstuhl zum Essen fahren wollte, von einer dementen Bewohnerin, Frau H., behindert. Frau M. hatte sich schon öfter über die „Verrückten" beschwert, die auch schon in ihr Zimmer gekommen wären und sich in ihr Bett gelegt hätten. Frau M. schrie Frau H. an. Als diese nicht aufhörte, schlug Frau M zu. Dann kam noch Frau S. hinzu und schimpfte, dass Verrückte auf geschlossene Stationen gehörten. Die Situation eskalierte.

Der Supervisor fragte nach Eindrücken und Gedanken der übrigen Teilnehmer. Durch deren Aussagen wurden die Probleme deutlich, die entstehen, wenn demente alte Menschen, die noch gut gehen können, und andere, die körperlich behindert sind, zusammenleben. In einem Rollenspiel wurde die Situation nachgespielt. Alle Beteiligten fühlten sich dabei verunsichert, verängstigt und hilflos. Es wurde versucht zu erarbeiten, woher die Gefühle der Hilflosigkeit und der Ärger auf die Bewohnerinnen kommen könnten. Im Anschluss daran wurden Handlungsstrategien erarbeitet und die einzelnen Schritte zu ihrer Umsetzung festgelegt. Man wollte in Zukunft getrennte Aktivitäten für die körperlich behinderten und für die dementen alten Menschen anbieten.

Institutionelle und individuelle Vorraussetzungen für eine Supervision. Supervision ist nur dann sinnvoll, wenn entsprechende strukturelle Voraussetzungen gegeben sind. Arbeitsabläufe können in der Supervision hinterfragt und verändert werden, eine schlechte Personalausstattung kann damit nicht behoben werden. Supervision kann nicht funktionieren, wenn sie zur Beschwichtigung der Mitarbeiter durchgeführt werden soll. Gemeinsames Arbeiten an einer Lösung ist nicht möglich, wenn, statt sachliche Argumente vorzubringen, aus einer Machtposition heraus entschieden wird. Es muss die Bereitschaft vorhanden sein, jeden, unabhängig von seiner Position, anzuhören und ernst zu nehmen. Ein Klima der Konkurrenz, wo jeder versucht, den anderen zu übertreffen, ist keine gute Ausgangsbasis für gemeinsame Anstrengungen. Es muss ein Mindestmaß an Vertrauen in die Kolleginnen vorhanden sein, um sich öffnen zu können.

Die Gestaltung der Beziehungen zu den betreuten Menschen setzt die Bereitschaft voraus, sich auch mit der eigenen Person auseinander zu setzen. Es gehört zur professionellen Pflege, sich selbst in der Interaktion wahrzunehmen und damit das eigene Selbst-Bewusstsein zu erweitern. Es gehört auch dazu, über das eigene Denken, das eigene Erleben und Fühlen sowie das eigene Handeln in der Supervision zu sprechen. Eine Haltung wie „Ich seh' mir das an und halte mich raus" blockiert die gemeinsame Arbeit. Die Supervision kann Anstöße geben und Unterstützung bieten, aber so wenig wie Altenpflegerinnen für die von ihnen betreuten Menschen handeln können, so wenig kann ein Supervisor Lösungen präsentieren und die Verantwortung für die Mitarbeiterinnen übernehmen.

131 **Anregung zur Selbstreflexion:** Überlegen Sie, wo Sie gern Hilfe hätten. Wie könnte diese Hilfe aussehen? Was hindert Sie daran, diese Hilfe einzufordern?

132 **Anregung zur Gruppenarbeit:** Wie könnte ein Klima geschaffen werden, das die Forderung nach Hilfe erleichtert?

Günther, U., Sperber, W. (2000): Handbuch für Kommunikations- und Verhaltenstrainer. Ernst Reinhardt, München/Basel, Kapitel 6

Hirsch, R. D. (2002): Supervision, Teamberatung, Balintgruppe. Professionalisierung in der Altenarbeit. 2. Aufl. Ernst Reinhardt, München/Basel

Hirsch, R. D. (1997): Aggression und Gewalt. In: Buijssen, H., Hirsch, R. D. (1997): Probleme im Alter. Diagnose, Beratung, Therapie und Prävention. Beltz, Weinheim, 365–391

Lummer, C. (2005): Praxisanleitung und Einarbeitung in der Altenpflege. Schlütersche, Hannover

12 Grenzen der Machbarkeit

Auch wenn es viele Möglichkeiten gibt, die Altenpflege durch Ausbildung und Fortbildung, durch Veränderung von Strukturen und Arbeitsbedingungen sowie Unterstützung der einzelnen Mitarbeiterinnen zu verbessern, alles kann man nicht in den Griff bekommen. Wie können Altenpflegerinnen bei der Belastung, die die tägliche Arbeit mit sich bringt, bei den Widersprüchen, die sie aushalten müssen, bei dem Gefühl, eigentlich mehr für die alten Menschen tun zu müssen, ihr eigenes physisches und psychisches Wohlbefinden erhalten? Wie kann eine Balance gefunden werden zwischen den Ansprüchen, die an die Pflege gestellt werden und den Begrenzungen, denen sie unterworfen ist? Wie können Grenzen gezogen werden, ohne Gefahr zu laufen, das Mögliche nicht zu tun?

12.1 Die Persönlichkeit des alten Menschen

Die alten Menschen sind in anderen Umwelten aufgewachsen als die sie betreuenden Altenpflegerinnen. Für frühere Generationen stellten sich andere Aufgaben, es wurden andere Ziele verfolgt. Unsere heutige Vorstellung von einem unabhängigen und selbstbestimmten Leben kann in Konflikt mit den Lebensentwürfen alter Menschen kommen. Gerade für die heute pflegebedürftigen Frauen wurde in erster Linie Anpassung und Unterordnung gefordert. Von ihnen ist zu hören: „Es muss eben so sein." Sie lassen sich Entscheidungen abnehmen: „Sie wissen schon, was richtig ist." Solche Aussagen können die Pflege im Augenblick erleichtern, bürden den Altenpflegerinnen jedoch viel Verantwortung auf.

Selbstständigkeit ist nicht unbedingt das Ziel der betreuten Menschen. So kann eine Frau schon immer angestrebt haben, sich in ihrem Leben verwöhnen lassen. Selbstständig zu handeln, eigene Entscheidungen zu treffen und sich anzustrengen, war nie ihr Ziel. Sie wird mit der Erwartung, möglichst viel selbst zu tun, nichts anfangen können. Frauen, die in ihrem Leben hart arbeiten mussten, haben möglicherweise das Ziel, sich endlich einmal auszuruhen und gar nichts zu tun. Sie werden nicht begeistert sein, wenn sie gemeinsam kochen sollen. Anderen wiederum tut es gut, wenn sie weiterhin das tun können, was sie schon immer getan haben; sie haben Freude daran, bei häuslichen Tätigkeiten mitwirken zu können.

Unabhängig von ihren Lebensentwürfen können alte Menschen mit ihrem Leben und der aktuellen Situation zufrieden sein oder nicht. Altenpflegerinnen erleben, dass alte Menschen jammern und klagen, mit ihrem Schicksal hadern und gehässig über andere reden. Es fällt den Altenpflegerinnen dann manchmal nicht leicht, die Tendenz zum Moralisieren zu unterdrücken, wie etwa: „Sehen Sie sich mal andere Leute an. Denen geht es noch viel schlechter, aber die sind nicht so verbittert." Die Altenpflegerinnen sind jedoch nicht für das Leben der betreuten Menschen verantwortlich, sondern diese sind es selbst, auch für ein Scheitern. Es ist nicht Aufgabe der Pflegenden, nun alles zum Guten zu wenden, das wäre eine maßlose Überforderung. Für die Pflegenden ist es hilfreich, wenn sie ihre eigenen Grenzen erkennen und akzeptieren können. Das heißt nicht, dass sie sich zurückziehen sollten. Sie können weiterhin eine gute Pflege anbieten und ihren Anteil leisten. Sie können etwas geben, aber nehmen müssen es sich die betreuten Menschen schon selbst.

Frau Schad wohnte einige Monate in einer Seniorenwohnanlage der Kleinstadt, in der sie seit ihrer Geburt lebte. Sie hatte öfter Schwindelanfälle und fiel hin. Einmal war sie auf der Straße bewusstlos geworden. Ihre Tochter, die einige Kilometer entfernt wohnte, rief die Mutter regelmäßig an, um sich nach ihrem Befinden zu erkundigen. Als sie sich eines Tages nicht meldete und nicht bei Bekannten zu finden war, ließ die Tochter die Wohnung durch den Hausmeister öffnen. Frau Schad lag bewusstlos im Bad. Während des anschließenden Krankenhausaufenthaltes löste die Tochter die Wohnung in der Seniorenwohnanlage auf und organisierte die Übersiedlung auf die Pflegestation eines Altenzentrums in einem nahegelegenen Dorf. In der Kleinstadt, in der Frau Schad lebte, gab es kein Pflegeheim.

Frau Schad, die noch wenige Monate zuvor sich selbst und andere Menschen versorgt hatte, bekam jetzt alles abgenommen. Bisher war sie viel unterwegs gewesen, um ihre Einkäufe zu tätigen und ihre Freundinnen zu besuchen. Nun wurde angeordnet, dass sie das Altenzentrum nicht allein verlassen sollte. Wo hätte sie auch hingehen sollen? Das Altenzentrum lag im Wald, zu Fuß wäre nur eine Neubausiedlung ohne Geschäfte zu erreichen gewesen. Öffentliche Verkehrsmittel gab es keine. Für Taxifahrten in ihre Kleinstadt fehlte ihr das Geld; sie war es auch nicht gewohnt, sich solchen Luxus zu gönnen. Frau Schad nahm wohl an den angebotenen Aktivitäten der Einrich-

tung teil, saß aber, die meiste Zeit zur Untätigkeit gezwungen, allein in ihrem Zimmer und weinte, weil sie sich nutzlos und isoliert vorkam.

Frau Schad hatte sich ohne weiteres den Wünschen ihrer Tochter, der die Sicherheit der Mutter am Herzen lag, untergeordnet. Ihr Leben lang hatte sich Frau Schad den Anordnungen anderer gefügt und damit auch keine Verantwortung für ihr Leben übernommen. Dass sie allein über ihren Aufenthalt bestimmen könnte, kam ihr gar nicht in den Sinn. Auch der Einrichtung schrieb sie die Macht zu, über sie verfügen zu können. So war Frau Schad unglücklich, aber nicht in der Lage, selbst eine Veränderung herbeizuführen. Sie sah sich als Opfer und hatte auch kein Bedürfnis zu klären, wer mit welchem Recht und mit welchen Interessen über sie verfügte. Aber selbst wenn sie ihre Situation klarer gesehen hätte, hätte sie sich nicht den Entscheidungen ihrer Tochter widersetzt. Die Altenpflegerinnen können das Problem nicht für Frau Schad lösen. Sie können es nur mildern, indem sie ihr möglichst viel Beschäftigung anbieten, z.B. Mithilfe im hauswirtschaftlichen Bereich. Es bleibt jedoch für sie das Dilemma, dass sie dann ihrerseits Frau Schad Entscheidungen abnehmen.

133 Aufgabe:
- Beschreiben Sie einen betreuten Menschen, der mit seinem Leben und seiner Situation zufrieden ist. Wie würden Sie Ihre Beziehung zu diesem Menschen beschreiben?
- Beschreiben Sie einen Menschen, der unzufrieden ist. Wie gestaltet sich Ihre Beziehung zu diesem Menschen?

134 Anregung zur Selbstreflexion:
- Welche Einstellungen betreuter alter Menschen können Sie sehr schwer tolerieren?
- Wo haben Sie am stärksten den Impuls, belehrend und erzieherisch auf alte Menschen einzuwirken?

12.2 Altern, Sterben und Tod

In der gerontologischen Forschung hat zur Zeit das Konzept der „Kompetenz" eine herausragende Bedeutung (Baltes/Baltes 1989). In der Literatur zum Altern wird man nicht müde zu kritisieren, dass bei der Beschreibung des Alterns die Defizite zu sehr herausgestellt würden. Man müsse weg davon, die Mängel zu betrachten, es gelte vielmehr, die vorhandenen Kompetenzen wahrzunehmen und Ausfälle zu kompensieren. Altenpflegerinnen können mit den Vorschlägen zur Steigerung und Erhaltung von Kompetenz nicht in jedem Fall etwas anfangen. Die Betreuung alter Menschen durch professionelle Pflegekräfte beginnt in der Regel erst, wenn die Fähigkeiten so nachgelassen haben, dass Kompensationen nicht mehr möglich sind. Besonders auf den Pflegestationen drängt sich ein anderes Bild des Alterns auf. Trotz aller Anstrengungen werden die betreuten alten Menschen nicht gesünder und aktiver. Manchmal gelingen kleine Fortschritte. Die Rückschritte, das Zurückfallen in den vorangegangenen Zustand und Verschlechterungen sind jedoch abzusehen. Alle Bemühungen, alle Anstrengungen können den Verfall des Körpers und des Geistes nicht aufhalten.

Die Phase des Lebens, die die Altenpflegerinnen begleiten, ist die des Rückzuges aus der Aktivität und Weltverbundenheit hin zu Sterben und Tod. Sie erleben häufig eine Passivität, die für sie oft schwer auszuhalten ist (Koch-Straube 2003).

> *Frau Weingärtner zog in ein Altenheim, als die Pflege zuhause nicht mehr zu leisten war. Zunächst waren von dort aus aufwändige medizinische Behandlungen, auch kleinere Operationen, nötig. Außer der Tochter und den Enkelkindern kamen auch Freundinnen zu Besuch. Doch dann zog sich Frau Weingärtner immer mehr in sich zurück. Auch zur Tochter und zu den Enkelkindern nahm sie keinen Kontakt mehr auf. Nur das ein Jahr alte Urenkelkind zog sie noch zurück ins Leben. Frau Weingärtner starb ein halbes Jahr nach ihrer Übersiedlung in das Altenheim.*

Beim Rückzug der alten Menschen kommen bei den Pflegenden Gefühle der Hilflosigkeit auf. Um diese nicht übermächtig werden zu lassen, wird versucht, für alle Situationen eine Gebrauchsanweisung zu entwickeln. Auch die Vorschläge in diesem Buch können den Eindruck vermitteln, man könne für alle Lebenslagen ein passendes Wort parat haben. Doch das Ende des Lebens bleibt ungewiss. Diese Unsicherheit müssen wir ertragen. Die Angst vor dem Tod ist uns angeboren, sonst würden wir nicht achtsam mit dem Leben umgehen. Der Tod eines Menschen bedeutet immer auch einen Verlust für die Überlebenden. Auch wenn das Verhältnis nicht eng war, löst das Ende eines Menschen Trauer aus.

Die Altenpflegerinnen erleben bei den betreuten alten Menschen und ihren Angehörigen existentielle Ängste. Sie sind auch selbst davon betroffen. Ihre Aufgabe ist es, das Leiden, die Ungewissheit, die Angst und die Trauer nicht zu verleugnen, dabei aber nicht davon überflutet zu werden und selbst Gefühle der Hilflosigkeit und der Ohnmacht zu entwickeln. Sie müssen sich abgrenzen können, um in der Lage zu sein, sich anderen einfühlsam zuwenden zu können.

135 **Anregung zur Selbstreflexion:** Welche Gedanken kommen Ihnen, wenn Sie einen alten Menschen betreuen, der kaum noch Kontakt zu seiner Umwelt hat und die meiste Zeit des Tages vor sich hindöst?

136 **Anregung zur Gruppenarbeit:** Was könnte bei einem Menschen, der sichtlich nur noch abbaut, als „Erfolg" in der Pflege gewertet werden?

137 **Anregung zur Gruppenarbeit:** Wie gestalten Sie in Ihrer Einrichtung den Abschied von einem verstorbenen alten Menschen?

12.3 Reflexion des beruflichen Handelns: Die eigenen Grenzen

Ein großer Teil der Pflege ist nicht unmittelbar sichtbar. Eine gelungene Kommunikation gilt als selbstverständlich und wird nicht als Verdienst der Alterpflegerinnen angesehen. Probleme hingegen werden wahrgenommen und als Misserfolg gewertet. Zuwendung wird von betreuten alten Menschen nicht immer gedankt, es fehlt oft an Rückmeldung. Stattdessen erleben die Altenpflegerinnen trotz aller Anstrengungen ständiges Nörgeln oder unerfüllbare Ansprüche. Wenn demente Menschen die Pflege verweigern und depressive Menschen bei jedem Vorschlag mit „Ja, aber ..." reagieren, wird das eigene

Bemühen abgewiesen. Ohne sichtbare Erfolge entsteht leicht das Gefühl, dass Anstrengungen wenig sinnvoll sind.

Es sind nicht nur die Verweigerungen der betreuten alten Menschen, die ein Gefühl der Bodenlosigkeit entstehen lassen, es sind auch die eigenen Ansprüche, die manchmal unmöglich zu erfüllen sind. Deshalb sind besonders die Forderungen an sich selbst zu prüfen. In der Literatur zur Altenpflege werden nicht selten Forderungen gestellt und Idealbilder entworfen, die nur zum Scheitern, zumindest zu einiger Verwirrung führen können. Wenn etwa im Zusammenhang mit „Essen anreichen" von „Gegenseitigkeit und Wechselseitigkeit" gesprochen wird (Kuratorium Deutsche Altenhilfe 1996), ist unklar, wie dies realisiert werden soll. Wie soll man sich das Ideal der Gegenseitigkeit und Wechselseitigkeit mit hilfsbedürftigen alten Menschen vorstellen? Forderungen dieser Art verstärken das Gefühl, Ziele nie erreichen zu können.

Ähnlich steht es mit dem Konzept der „Ganzheitlichkeit", das häufig propagiert wird. Es gibt unterschiedliche Ansätze der Ganzheit (Richter 1998). Mit dem biopsychosozialen Modell beispielsweise wird gefordert, auch die Psyche der alten Menschen in der Pflege zu berücksichtigen. Das ist nicht falsch. Es werden allerdings Vorschläge gemacht, die die Altenpflegerinnen überfordern und den alten Menschen nichts nützen. So wird z. B. empfohlen, pseudopsychologische Diagnosen zu stellen, wie „chronisch geringes Selbstwertgefühl", „beeinträchtigte Anpassung" oder „ungelöste Traumen" (Sowinski/Behr 2002). Was ist eigentlich ein „chronisch geringes Selbstwertgefühl"? Wann liegt es vor? Was soll bei „chronisch geringem Selbstwertgefühl" getan werden? Die Altenpflegeausbildung bietet weder die theoretischen Grundlagen noch die Vermittlung entsprechender diagnostischer Verfahren oder Psychotherapien zur Behandlung. Die Altenpflegerinnen bleiben ratlos. Zudem wird bei dieser Art der Diagnosestellung „über" einen alten Menschen geredet, es wird ein psychischer Defekt festgestellt. Es wird geurteilt, ohne dass dies für den alten Menschen einen Nutzen hätte.

Auch der Forderung, immer den „ganzen" Menschen im Blick zu haben, ist nicht nachzukommen. Die Wahrnehmung des „ganzen" Menschen ist eine Illusion. In jeder Beziehung wird immer nur ein Teil des anderen wahrgenommen, jede Interaktion bezieht sich nur auf wenige Aspekte der Gesamtpersönlichkeit beider Teilnehmer.

Im Zusammenhang mit der Ganzheitlichkeit wird auch die Symmetrie der Rollen der Betreuer und der Betreuten betont. Beide sollen sich als ganze Person in die Beziehung einbringen. Das lässt sich allenfalls in intimen Zweierbeziehungen und in der Familie realisieren, nicht jedoch in einer professionellen Beziehung. Eine Altenpflegerin wird in der Praxis auch nicht erwarten, dass die betreuten Menschen sich mit den psychischen, biologischen und sozialen Aspekten ihrer Person befassen, sie selbst als ganze Person wahrnehmen. Sie wird das wahrscheinlich auch gar nicht wollen. Es können keine Familienbeziehungen hergestellt werden, noch nicht einmal Beziehungen wie unter Freunden sind denkbar. Partnerschaftliche Beziehungen sind in der Altenpflege nicht zu realisieren, eine Forderung danach würde unweigerlich zum Versagen führen.

Auch andere Konzepte wie „Kundenorientierung" haben Nachteile (Schmitt 1997). Die „Kunden" sollen als gleichwertige Verhandlungspartner ernst genommen werden. Sie bekommen eine „Dienstleistung" angeboten. Soweit dieses Konzept dazu führt, dass die „Dienstleistungen" genauer benannt werden und der „Kunde" als ein Mensch mit berechtigten Forderungen gesehen wird, ist es nützlich. Kundenorientierung würde jedoch voraussetzen, dass alte Menschen bewusst aus einem Angebot auswählen können. Altenpflege kann jedoch nicht nur als Angebot an Dienstleistungen verstanden werden, sondern bedeutet Fürsorge, auch wenn diese nicht ausdrücklich angefordert wird. Bei dementen oder depressiven alten Menschen übernehmen die Altenpflegerinnen ohnehin Verantwortung, hier reicht das Konzept der Kundenorientierung nicht aus, um die Beziehung zu beschreiben. Wollte sich eine Altenpflegerin daran orientieren, bekäme sie Schwierigkeiten, ihr Handeln zu begründen.

Konzepte wie Ganzheitlichkeit oder Kundenorientierung sind formuliert worden, um die Bedürfnisse der betreuten Menschen in den Mittelpunkt der Altenpflege zu stellen. Soweit sind sie nützlich. Sie bieten den Pflegenden jedoch wenig Hilfe, weil die gut klingenden Bezeichnungen bei der Konkretisierung im Alltag zu unlösbaren Widersprüchen führen.

Was können wir tun? Wir können die Beziehung zwischen betreuten Menschen und Pflegenden als eine Interaktion zwischen Hilfsbedürftigen und professionell Hilfe Gebenden beschreiben. Wie kann diese Beziehung gestaltet werden? Da die großen Konzepte wenig konkrete Hilfe bieten, scheint es sinnvoller, Veränderungen in kleinen Schritten zu planen und ihre Praxistauglichkeit rational zu prüfen. Dazu sollen einige Empfehlungen gegeben werden. Sie haben nicht den Anspruch, vollständig zu sein.

Grenzen beachten. In verschiedenen Untersuchungen hat es sich gezeigt, dass bei Altenpflegerinnen in ambulanten Diensten die Berufszufriedenheit höher ist als bei denen, die in stationären Einrichtungen arbeiten (Kuhlmey 1999). Die genau umschriebenen Aufgaben im ambulanten Dienst erlauben es den Pflegenden, alles zu tun, was in diesem Rahmen möglich ist. Das führt dazu, dass sie mit ihrer Arbeit zufrieden sein können. In stationären Einrichtungen, wo die betreuten Menschen stärker auf die Altenpflegerinnen angewiesen sind, haben diese das Gefühl, nie genug zu tun. Um dieses Gefühl zu überwinden, ist es wichtig zu klären, was grundsätzlich möglich ist.

Eine Begrenzung besteht in der Beziehung zu den betreuten Menschen. Es ist eine Arbeitsbeziehung. Professionelle Pflegekräfte sind weder Familie noch Freunde, Nachbarn, Bekannte usw. Es wäre zum Scheitern verurteilt, solche Beziehungen aufbauen zu wollen. Eine professionelle Beziehung kann jedoch so gestaltet werden, dass sich der betreute Mensch verstanden und wertgeschätzt fühlt. Damit wird ein Beitrag zum Wohlbefinden der alten Menschen geleistet.

Wenn Ziele nicht erreicht werden, kann es daran liegen, dass die falschen Strategien gewählt wurden. Es ist aber auch möglich, dass unangemessene Ziele formuliert wurden. Altenpflegerinnen können weder die Persönlichkeit noch das soziale Verhalten der von ihnen betreuten Menschen verändern. Hilfreicher wäre der Versuch, die betreuten alten Menschen so zu akzeptieren, wie sie sind, das heißt z.B., gegebenenfalls auch zu akzeptieren, dass sie nicht an der Integration in den Wohnbereich oder den angebotenen Aktivitäten interessiert sind. Auch wenn alte Menschen, statt sich anzustrengen, nur jammern, wäre es eine nicht zu erfüllende Aufgabe für die Pflegenden, die Erziehung zu anderen Bewältigungsstrategien in Angriff zu nehmen. Alten Menschen hilft es mehr, wenn versucht wird, aus ihrem Blickwinkel zu sehen. Die Altenpflegerinnen können auf diese Weise mehr Verständnis entwickeln.

Verstehen und Wertschätzen. Statt pseudopsychologische Diagnosen über hilfsbedürftige Menschen zu stellen, kann Interesse für sie gezeigt und mit ihnen geredet werden. Man kann zuhören, in die Welt der alten Menschen folgen, versuchen, sie zu verstehen. Wenn ein alter Mensch sein Zimmer nicht mehr verlassen möchte, ist es nützlich zu fragen, warum er sich so verhält, statt ohne Klärung zu versuchen, ihn zu aktivieren. Wie erlebt er seine Situation? Wie fühlt er sich? Was sind seine Bedürfnisse? Einfühlendes Verstehen sowie die Bildung von Hypothesen bei unverständlichem Verhalten helfen, mit den Augen des anderen zu sehen. Der Andere fühlt sich wahrgenommen und vielleicht auch verstanden. In diesem Sinne können sich die Pflegenden auf eine Augenhöhe mit den betreuten Menschen begeben. Wenn die betreuten Menschen erleben, dass man sich die Mühe macht, sie zu verstehen, fühlen sie sich auch wertgeschätzt.

Die eigene Person beachten. Trotz aller Bemühungen werden dennoch Abneigungen gegen betreute Menschen bestehen bleiben. Wie ist damit umzugehen? Sehr häufig wird in der Altenpflege über fehlende Zeit geklagt. Man würde sich gern mehr mit den alten Menschen befassen, aber leider gehe das nicht. Auch wenn es so erlebt wird, ist es nicht immer der Zeitmangel, der eine intensivere Betreuung verhindert. Manchmal steht dahinter: „Ich ertrage es nicht lange, immer dieselben Geschichten, das Jammern, das Anklagen, die Überheblichkeit, die Passivität …". Ein längeres Aushalten würde eine Überforderung bedeuten. Der Hinweis auf die fehlende Zeit ist häufig ein Schutzwall, der aufgebaut wird, um die eigene Begrenzung nicht wahrnehmen zu müssen. In solchen Fällen hilft es, sensibel mit sich selbst umzugehen, das eigene Unvermögen wahrzunehmen und zu sagen: „Ich kann Frau Schmitz nicht länger als wenige Minuten ertragen." Wenn die eigenen Grenzen so akzeptiert werden, kann hinzugefügt werden: „Aber die wenigen Minuten, die ich sie aushalte, will ich ihr so oft wie möglich schenken" (Schützendorf 2008). Wird so gedacht, ist mehr Zuwendung für die betreuten Menschen möglich, ohne die eigenen Belastungsgrenzen zu überschreiten.

Wenn auch hinter dem Argument „Dazu haben wir keine Zeit" andere Ursachen versteckt werden, bedeutet das nicht, dass die Bedingungen, unter denen Altenpflege ausgeführt wird, keine Rolle spielen. Man braucht Zeit, um sich einem Menschen zuwenden zu können und offen für ihn zu sein. Eine angemessene Arbeitsplatzgestaltung ist eine notwendige Bedingung für eine gute Altenpflege, allerdings keine hinreichende.

Altenpflegerinnen müssen damit zu leben, dass nie ein Zustand erreicht wird, der alle über längere Zeit zufrieden stellt. Immer wieder ist eine Balance zu finden zwischen den Bedürfnissen der betreuten Menschen, den Gegebenheiten der Situation und den eigenen Grenzen. Das Akzeptieren von Grenzen hilft, die gegebenen Möglichkeiten auszunutzen. Wenn die Forderungen nach dem Unmöglichen aufgegeben werden, kann das Mögliche getan werden.

Koch-Straube, U. (2003): Fremde Welt Pflegeheim. Eine ethnologische Studie. 2. Aufl. Robert Bosch Stiftung (Hrsg.), Reihe Pflegewissenschaft. Huber, Bern

Schützendorf, E. (2008): Das Recht der Alten auf Eigensinn. Ein notwendiges Lesebuch für Angehörige und Pflegende. 4. Aufl. Ernst Reinhardt, München/Basel

Literatur

Bachmair, S., Faber, J., Hennig, C., Kolb, R., Willig, W. (2001): Beraten will gelernt sein. Ein praktisches Lehrbuch für Anfänger und Fortgeschrittene. 4. Aufl. Psychologie Verlags Union, München

Baltes, M. M., Baltes, P. B. (1986): The Psychology of Control and Aging. Erlbaum, Hillsdale, New York

–, Zank, S. (1994): Psychologische Interventionsmöglichkeit im Altenheim. In: Kruse, A., Wahl, H.-W. (1994), 147–175

Baltes, P. B., Baltes, M. M. (1989): Optimierung durch Selektion und Kompensation. Ein psychologisches Modell erfolgreichen Alterns. Zeitschrift für Pädagogik 35, 85–105

Bartholomeyczik, S. (1997): Nachdenken über Sprache – Professionalisierung der Pflege? In: Zegelin, A. (1997), 11–21

Baumann, U., Mitmansgruber, H., Thiele, C., Feichtinger, L. (2002): Übergang ins Seniorenheim. Eine Herausforderung für Senioren und für Psychologen. In: Maercker, A. (2002), 283–318

Beck, A. T., Rush, A. J., Shaw, B. R., Emery, G. (2001): Kognitive Therapie der Depression. 2. Aufl., Urban u. Schwarzenberg, München

Becker, W., Meifort, B. (1997): Altenpflege – eine Arbeit wie jede andere? Ein Beruf fürs Leben? Berichte zur beruflichen Bildung, Heft 200. Bertelsmann, Bielefeld

Benz, C. (1999): Ambulant vor stationär: Kommunikation und Interaktion in der Krankenpflege. Marhold, Berlin

Blimlinger, E., Ertl, A., Koch-Straube, U., Wappelshammer, E. (1996): Lebensgeschichten. Biografiearbeit mit älteren Menschen. Vincentz, Hannover

Buijssen, H. P. (1996): Die Beratung von pflegenden Angehörigen. Beltz, Weinheim

– (1997): Senile Demenz. Eine praktische Anleitung für den Umgang mit Alzheimer-Patienten. 2. Aufl. Beltz, Weinheim

–, Hirsch, R. D. (1997): Probleme im Alter. Diagnose, Beratung, Therapie, Prävention. Beltz, Weinheim

Bundesministerium für Familie, Senioren, Frauen und Jugend (Hrsg.)(1996): Personalsituation in der Altenpflege in der Bundesrepublik Deutschland. Kohlhammer, Stuttgart

Chase, P., O'Pourke, S., Smith, L., Sutton, C., Timperley, T., Wallace, C. (2001): Effective Business Communication in New Zealand. 2. Aufl. Pearson Education, New Zealand

Christiansen, I. (2001): Problemlösungen durch Pflegemanagement. Pflegedokumentation, Siegen
Daatland, S. D., Herlofson, K., Motel-Klingebiel, A. (2002): Methoden und Perspektiven international vergleichender Alternsforschung. In: Motel-Klingebiel, A., Kelle, U. (2002), 221–248
Diagnostisches und Statistisches Manual Psychischer Störungen, DSM-IV (1996). Hogrefe, Göttingen
Dieck, M. (1987): Gewalt gegen ältere Menschen im familiären Kontext. Zeitschrift für Gerontologie 20, 305–313

Eberhardt, T., Plattner, A. (1999): Verhaltenstherapie bei Morbus Alzheimer. Hogrefe, Göttingen
Edelmann, W. (2000): Lernpsychologie. 6. Aufl. Psychologie Verlags Union, Weinheim
Elfner, P. (2008): Personzentrierte Beratung und Therapie in der Gerontopsychiatrie. Ernst Reinhardt, München/Basel
Ernst, H. (2002) Ein neuer Blick auf das eigene Leben. Psychologie heute 29, Heft 6, 20–26

Feil, N. (2002): Validation. 9. Aufl. 2010. Ernst Reinhardt, München/Basel
– (2004): Validation in Anwendung und Beispielen. 6. Aufl. Ernst Reinhardt, München/Basel
Fischer, L. (1981): Aggressivität als Daseinstechnik in Altenpflegeheimen. Zeitschrift für Gerontologie 14, 459–468
Flammer, A. (2001): Einführung in die Gesprächspsychologie. Huber, Bern
Forgas, J. P. (1987): Sozialpsychologie. Eine Einführung in die Psychologie der sozialen Interaktion. Psychologie Verlags Union, München
French, J. P., Israel, J., As, D. (1969): Ein Experiment über die Beteiligung in einer norwegischen Fabrik. Interpersonelle Dimensionen der Entscheidungsfindung. In: Irle, M. (1969), 487–514

Gereben, C., Kopinitsch-Berger, S. (1998): Auf den Spuren der Vergangenheit. Anleitung zur Biografiearbeit mit alten Menschen. Maudrich, Wien
Gernhardt, R. (2001): Was gibt's denn da zum Lachen. Diana Verlag, München
Goll, H., Sonneck, G. (1995): Was sind psychosoziale Krisen? In: Sonneck, G. (1995), 31–37
Gordon, T. (2002): Die neue Beziehungskonferenz. Effektive Konfliktbewältigung in Familie und Beruf. Heyne, München
Görgen, T., Kreuzer, A., Nägele, B., Krause, S. (2002): Gewalt gegen Altere

im persönlichen Nahraum: Wissenschaftliche Begleitung und Evaluation eines Modellprojektes. Bundesministerium für Familie, Senioren, Frauen und Jugend(Hrsg.), Kohlhammer, Stuttgart

Gräßel, E. (1998): Belastung und gesundheitliche Situation der Pflegenden. 2. Aufl. Hänsel-Hohenhausen, Egelsbach

Günther, U., Sperber, W. (2000): Handbuch für Kommunikations- und Verhaltenstrainer: Psychologische und organisatorische Durchführungen von Trainingsseminaren. 4. Aufl. 2008. Ernst Reinhardt, München/Basel

Hautzinger, M. (2002): Depressive Störungen. In: Maercker, A. (2002), 141–165

Havighurst, R. J. (1972): Developmental Tasks and Education. 3. Aufl. McKay, New York

Heeg, S. (2000): Bauliches Milieu und Demenz. In: Wahl, H.-W., Tesch-Römer, C. (Hrsg.)(2000), 233–241

Hirsch, R. D. (1997): Aggression und Gewalt. In: Buijssen, H. P., Hirsch, R.D. (1997), 365–391

– (1999): Lernen ist immer möglich. Verhaltenstherapie mit Älteren. 2. Aufl. Ernst Reinhardt, München/Basel

– (2002): Supervision, Teamberatung, Balintgruppe. Professionalisierung in der Altenarbeit. 2. Aufl. Ernst Reinhardt, München/Basel

–, Bruder, J., Radebold, H. (Hrsg.) (2000): Aggression im Alter. Bonner Schriftenreihe „Gewalt im Alter" Bd. 7, Bonn

Hoefer, K. (1995): Gewalt in der häuslichen Pflege. Pflegende Angehörige zwischen Aufopferung und Aggression. Blumhardt, Hannover

Imhof, M. (2003): Zuhören. Psychologische Aspekte auditiver Informationsverarbeitung. Vandenhoeck & Ruprecht, Göttingen

Irle, M. (Hrsg.)(1969): Texte aus der experimentellen Sozialpsychologie. Luchterhand, Neuwied

Jakob, A., Busse, A., Riedel-Heller, S. G., Pavlicek, M., Angermeyer, M. C. (2002): Prävalenz und Incidenz von Demenzerkrankungen in Alten- und Altenpflegeheimen im Vergleich mit Privathaushaltungen. Zeitschrift für Gerontologie und Geriatrie 35, 474–481

Koch-Straube, U. (2003): Fremde Welt Pflegeheim. Eine ethnologische Studie. 2. Aufl. Robert Bosch Stiftung (Hrsg.), Reihe Pflegewissenschaft, Huber, Bern

Krohwinkel, M., (1993): Der Pflegeprozess am Beispiel von Apoplexiekranken: Eine Studie zur Erfassung und Entwicklung ganzheitlich-rehabilitie-

render Prozesspflege. Nomos Verlagsgesellschaft Baden-Baden (Schriftenreihe des Bundesministers für Gesundheit, Bd. 16)
Kruse, A. (1994): Die psychische Situation pflegender Frauen. Zeitschrift für Gerontologie 27, 42–51
–, Wahl, H.-W. (1994): Altern und Wohnen im Heim: Endstation oder Lebensort. Huber, Bern
Kuhlmey, A. (1999): Gesundheit am Arbeitsplatz: Chancen und Risiken des Pflegealltags. In: Zimber, A., Weyerer, S. (1999), 305–311
Kuratorium Deutsche Altenhilfe, KDA (1996): GeroCare Newsletter 5, www.kda.de/gerocare/gc5-d.htm

Langfeldt-Nagel, M., (2006): Psychologie in der Altenpflege. Ernst Reinhardt, München/Basel
Lehr, U. (2006): Psychologie des Alterns. 11. Aufl. UTB, Quelle & Meyer, Heidelberg
Lind, S. (2001): Strategien zur Betreuung von Demenzkranken: Lebensgeschichtliche Elemente nutzen. Pflegepraxis 2, 106–108
Linden, M., Gilberg, R., Horgas, A. L., Geiselman, B. (1999): Die Inanspruchnahme medizinischer und pflegerischer Hilfe im hohen Alter. In: Mayer, K. U., Baltes, P. B. (1999), 475–495
Lotze, E. (2003): Humor im therapeutischen Prozess. Mabuse, Frankfurt
Lummer, C. (2005): Praxisanleitung und Einarbeitung in der Altenpflege. Pflegequalität sichern, Berufszufriedenheit verstärken. 2. Aufl. Schlütersche, Hannover

Maercker, A. (Hrsg.)(2002): Alterspsychotherapie und klinische Gerontopsychologie. Springer, Berlin
Maslow, A. H. (1999): Motivation und Persönlichkeit. (Original: 1954) Rowohlt, Reinbek bei Hamburg
Mayer, K. U., Baltes, P. B. (1999): Die Berliner Altersstudie. 2. Aufl. Akademie Verlag, Berlin
Meifort, B. (1997): Berufsbildung, Beschäftigung und Karrieremöglichkeiten von Frauen in der Altenpflege in der Bundesrepublik Deutschland. Bundesministerium für Familie, Senioren, Frauen und Jugend, Bonn
Mitterauer, M., Sieder, R. (1991): Vom Patriarchat zur Partnerschaft. 5. Aufl., C.H. Beck, München
Motel-Klingebiel, A., Kelle, U. (Hrsg.) (2002): Perspektiven der empirischen Alter(n)ssoziologie. Leske u. Budrich, Opladen
Mötzing, G., Wurlitzer, G. (2006): Leitfaden Altenpflege. 3. Aufl. Urban u. Fischer, München

O'Rourke, S. (2001): Listening. In: Chase, P. u. a. (2001), 284–309
–, Sutton, C., Walker, J. (2001): Interpersonal and non-verbal communication. In: Chase, P. u. a., (2001), 30–61

Quernheim, G. (2009): Spielend anleiten. Hilfen zur praktischen Pflegeausbildung. 3. Aufl., Urban u. Schwarzenberg, München

Richard, N. (1994): Integratives validierendes Arbeiten. In: Wächtler, C. u. a. (1994), 215–224
Richter, D. (1998): Ganzheitliche Pflege – Trauen sich die Pflegenden zuviel zu? In: Pflege 11, 255–262
Rogers, C. R. (2009): Eine Theorie der Psychotherapie, der Persönlichkeit und der zwischenmenschlichen Beziehungen. Ernst Reinhardt, München/Basel

Sachweh, S. (2000): „Schätzle, hinsetze." Kommunikation in der Altenpflege. 2. Aufl. Lang, Frankfurt
– (2002): „Noch ein Löffelchen?": effektive Kommunikation in der Altenpflege. Huber, Bern
Schmitt, R. (1997): Sprachpflege, Abgänge und andere Verstrickungen – Über einige metaphorische Modelle des Helfens. In: Zegelin, A. (1997), 183–195
Schulz von Thun, F. (1981): Miteinander reden 1: Störungen und Klärungen. 46. Aufl. Rowohlt Taschenbuch, Reinbek bei Hamburg
Schütze, Y., Tesch-Römer, C., Borchers, C. (1999): Sechs Lebensgeschichten aus der Berliner Altersstudie. In: Mayer, K. U., Baltes, P. B. (1999), 135–149
Schützendorf, E. (1999): Der Liebe Last. Fischer, Frankfurt
– (2008): Das Recht der Alten auf Eigensinn. 4. Aufl. Ernst Reinhardt, München/Basel
Secord, P. F., Backman, C. W. (1964): Social Psychology. 2. Aufl. McGraw-Hill, New York
Smith, J., Baltes, M. M. (1997): Profiles of Psychological Functioning in the Old and the Oldest Old. Psychology and Aging 12, 458–472
–, Fleeson, W., Geiselman, B., Settersten, R., Kunzmann, U. (1999): Wohlbefinden im Alter. Vorhersagen aufgrund objektiver Lebensbedingungen und subjektiver Bewertung. In: Mayer, K. U., Baltes, P. B. (1999), 497–523
Sonneck, G. (1995): Krisenintervention und Suizid-Verhütung. Ein Leitfaden für den Umgang mit Menschen in Krisen. Facultas, Wien
–, Etzersdorfer, E. (1995): Krisenintervention und Umgang mit akut Suizidgefährdeten (für den eiligen Leser). In: Sonneck, G. (1995), 15–27
Sowinski, C., Behr, R. (2002): Bundeseinheitliche Altenpflegeausbildung. Kuratorium Deutsche Altenhilfe, KDA, Köln
Staudinger, U. M., Freund, A. M., Linden, M., Maas, J. (1999): Selbst, Per-

sönlichkeit und Lebensgestaltung im Alter. Psychologische Widerstandsfähigkeit und Vulnerabilität. In: Mayer, K. U., Baltes, P. B. (1999), 321–350
Steimel, R. (2004): Individuelle Angehörigenschulung: eine effektive Alternative zu Pflegekursen. 2. Aufl., Schlütersche, Hannover
Stuhlmann, W. (1997): Beratung der Angehörigen. In: Wächtler, C., Gutzmann, H. (1997), 69–92

Tenzer, E. (2003): Das dritte Lebensalter: Manche können es genießen. Psychologie heute 4, 46–51

Urlaub, K. H. (1988): Krisen, Konflikte und Überforderungsstrukturen in familiären Pflegebedingungen. Deutscher Paritätischer Wohlfahrtsverband, DPWV, Wuppertal

Wächtler, C., Gutzmann, H. (1997): Demenzen: frühzeitig erkennen, aktiv behandeln, Betroffene und Angehörige effektiv unterstützen. Thieme, Stuttgart
–, Hirsch, R. D., Kortus, R., Stoppe, G. (Hrsg.) (1994): Demenz – die Herausforderung. Ramin, Singen
Watzlawick, P. (2007): Menschliche Kommunikation. 11. Aufl. Huber, Bern
Weber, W. (2000): Wege zum helfenden Gespräch. 12. Aufl. Ernst Reinhardt, München/Basel
Wilz, G., Adler, C., Gunzelmann, T. (2001): Gruppenarbeit mit Angehörigen von Demenzkranken. Ein therapeutischer Leitfaden. Hogrefe, Göttingen
Wojnar, J. (2000): Möglichkeiten der Beeinflussung von aggressiven Demenzkranken. In: Hirsch, R. D. u. a. (2000), 221–231

Zegelin, A. (Hrsg.) (1997): Sprache und Pflege. Ullstein, Berlin
Zimber, A., Weyerer, S. (1998): Stress in der stationären Altenpflege: Arbeitsbedingungen und Arbeitsbelastungen in Heimen – eine Verlaufsstudie. Schriftenreihe „vorgestellt" Bd. 64. Kuratorium Deutsche Altenhilfe, KDA, Köln
–, Weyerer, S. (Hrsg.) (1999): Arbeitsbelastung in der Altenpflege. Verlag für angewandte Psychologie, Göttingen

Sachverzeichnis

Aggression, aggressives Verhalten 15, 36f, 166, 171, 175, 184–187, 192, 204
Alltagstheorien 36–38, 184
Angst 123, 129, 140–142, 148–150, 156, 162, 167, 184, 194, 241f
Anleiten, Anleitung 135, 138–144, 193f, 219–224
–, Anleitungsprotokoll 223
–, Anleitungsschritte 221
Arbeitsbeziehung 190, 245
Argumentieren 100–105
Aufmerksamkeit, Zuwendung der 86
Aufnahme (Umzug) in eine Einrichtung der Altenpflege 31, 149f, 156–159

Baby-Sprache 50f
Bedürfnis 16, 21–24, 110, 115, 141, 157f, 171, 185f
Bedürfnispyramide 21f, 24, 141, 157f, 222
Begriffe 46–48
Belastung 18–20, 148–150, 152, 175, 178f, 182, 196, 204, 208, 233
Beobachtungslernen s. Lernen am Modell
Beraten 16, 84, 87f, 144–147, 196, 204
Beratungsgespräch s. Beraten
Berliner Altersstudie 20, 53, 178
Beziehung, Gestaltung der (s.a. Arbeitsbeziehung, Pflegebeziehung) 49, 236, 244f
Biografiearbeit 160–162
Botschaft 58f, 62, 64, 69, 134
Brainstorming 112

Checkliste 159, 218, 223

Dement, Demenz 20, 23, 35, 108f,
163–175, 184–186, 192f, 196, 204
Depression, depressiv 31, 91, 108, 149, 166, 177–183, 244
Dokumentation, dokumentieren 48, 171, 215
Du-Botschaft 97f

Echtheit 97f
Emotionale Unterstützung 137, 140f, 144f, 195–198, 206
Empfänger 58f, 63, 65f, 70, 72, 77
Einstellung 41–44, 189
Entschlüsseln 58–60, 62, 70
Entwicklungsaufgaben 18, 21, 31, 171, 173
Erklären, Erklärung, 25f, 36–39
Erklärungssysteme 36, 41f
Erlernte Hilflosigkeit 31f, 152
Erwartungen 42, 44, 85

Fachsprache 48
Familienbeziehungen 199–201
Fassade 65–67, 211, 215
Feed-back s. Rückmeldung
Frustration 184, 186

Ganzheitlichkeit 243f
Gedächtnis 163f, 168
Gefühle 44, 52, 55, 88f, 97f
Generalisieren s. Verallgemeinern
Gesprächslaster 76, 81, 90, 233
–, Bagatellisieren 76, 79, 80f
–, Diagnostizieren 76, 79, 80, 234
–, Dirigieren 76, 80f, 89, 146
–, Examinieren 76, 78, 81
–, Moralisieren 76–78, 80, 234, 239
Gesprächsregeln 226f
Gewalt durch Angehörige 202–206
– durch Pflegepersonal 230–234
–, Prävention von 233

Sachverzeichnis

Grenzen, abgrenzen 15, 56, 98f, 152, 175, 183, 185, 187, 205, 238f, 242–246

Humor 93–96
Hypothese 170, 245

Ich-Botschaft 98f, 137, 168, 187, 205, 210
Illusion der Alternativen 65f
Information, informieren 24, 32, 40–43, 46f, 132–135, 138, 151, 154f, 191–193, 215–219, 221
Inkongruent 64f
Institution 49f
Intervention 25f
Ist-Zustand 106

Kategorien 47, 171
Kategorienbildung 46
Kategoriensysteme 46f
Kausalität 101
Killerphrasen 120, 127
Kommunikation in Institutionen 49
–, nonverbale 54–57
Kommunikationsanalyse 60–74
Kommunikationsmodell 58, 62f
Kommunikationsprozess 58f, 62f
Kompetenz 241
Konflikte 116, 127, 166
–, Beziehungskonflikte 116, 118
–, innere 116
–, Interessenskonflikte 116f
–, Sachkonflikte 116, 118
–, Zielkonflikte 116, 167, 227
–, zwischenmenschliche 116
Konfliktlösungsstrategien 118–126, 210
Kontrolle, persönliche 31, 109
Körpersprache 55, 185
Krankenschwester-Wir 50
Krise 148–152, 175
–, traumatische 148f

–, Veränderungskrise 149f, 152
Kundenorientierung 47, 244

Laster s. Gesprächslaster
Lebenszufriedenheit 19f
Lernbedingungen 15
Lernen 14f, 27–32, 138–140, 142, 221
– als Wissenserwerb 138–140
– am Modell 138f
– durch Konsequenzen 28–33, 139
Lerngeschichte 39, 142, 152, 184
Lernprozess 16, 27, 34, 135f, 140f
Lernumwelt 14f, 32
Lernziele 15, 220
Löschung 29f

Machtposition 49
Menschenbild 13–16
Mimik 55
Misshandlung 202f, 204f, 230
Motiv 44, 141
Motivation, motivieren 141f

Nachricht 58f, 68–71
Nachrichtenquadrat (s.a. Vier Seiten einer Nachricht) 62–64, 67, 132f
Nonverbal 54–57, 64, 86, 168

Objektivität 44

Paraphrasieren 86f, 173
Paraverbal 54f, 64
Personwahrnehmung 44
Pflegebeziehung 46–48
Pflegesprache 46–48
Psychologie 25–28, 31, 33, 44
–, Humanistische 15

Rolle 49, 61, 243
Rückmeldung 135–137, 142

Schlussfolgern, Schlussfolgerung 101–104

Schweigen 64, 66–68
Selbstbild 19f
Selbstverwirklichung 21f, 24
Senden, Sender 58f, 63–70, 72, 77, 85, 87f
Sprache 15, 43f, 215
–, älterer Menschen 52–54
–, Beziehungsgestaltung durch 47, 49
–, Bildung abstrakter Konzepte durch 47
–, denken durch 46
– der Pflegenden 48–51
–, Gestaltung durch 46f
–, Strukturieren durch 47
Stationsmappe 217
Sterben 241
Stereotype 41–44
Stimmungen 43f
Strafe, strafen 29f, 34, 140
Subjektiv, Subjektivität 27, 44f, 103, 216
Supervision 233, 235–237
Synergie 208–210, 212f

Team 13, 208–214, 233, 235
Teambesprechungen 224–229
Theorie 26
Türöffner 86

Übergabegespräch 216f
Ursachen, Ursachenklärung 25f, 36, 38f, 101f, 106f, 110f, 115, 169f, 184f, 227

Validation 171, 173–175
–, integrative 174f
Verallgemeinern 101
Verantwortung 107f, 146f, 167, 179, 232, 237f, 244
Verhalten 15, 25–39
– beeinflussen, verändern (s. a. Lernen) 27–35, 224

– erklären 36–39
Verhaltensmodifikation 33–35
Verhaltenstherapie 32
Vernachlässigung 202, 204f
Verschlüsseln 58f
Verständnissicherung 139, 222
Verstärken, Verstärker, Verstärkung 28–31, 33f, 39, 110f, 139, 180
Verstehen 24, 27, 45f, 55, 64, 71, 84, 88–91, 169–171, 245
–, Einfühlendes 88–91, 146, 151, 156, 172, 174, 186, 197, 233f, 245
Vier Ohren, Modell der 71
–, Appell-Ohr 69f, 76f
–, Beziehungs-Ohr 69–74, 77–79, 127, 129, 132, 146, 210
–, Sach-Ohr 69–71, 77, 127–129, 132
–, Selbstoffenbarungs-Ohr 69–71, 77, 88, 90, 129f, 132
Vier Seiten einer Nachricht (s. a. Nachrichtenquadrat) 60–64, 67
–, Appell 60–64, 66, 68f, 72, 96, 127, 132, 134f
–, Beziehung 60–64, 67–69, 72–74, 126–130, 133, 135, 146, 210
–, Sachinhalt (Sachaspekt, Sachebene) 62–64, 68, 72f, 77, 127–130, 132, 135, 146
–, Selbstoffenbarung 62–64, 67f, 72f, 127, 130, 133, 146
Vorerfahrungen 41f, 71
Vorhersagen 26
Vorurteile 41–44

Wahrnehmung, wahrnehmen 40–45, 94, 102, 243

Ziele 15, 22, 26, 36, 93, 106, 109f, 113, 115f, 141f, 144, 194, 227f
Zuhören 84–87, 157, 159, 161f